运动学 × 解剖学 × 超声技术

关节功能障碍
——原因及运动疗法

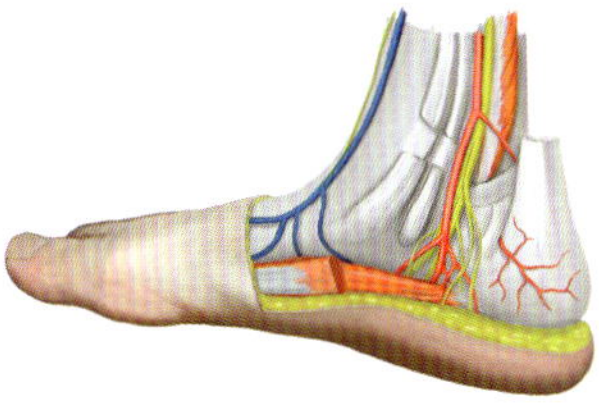
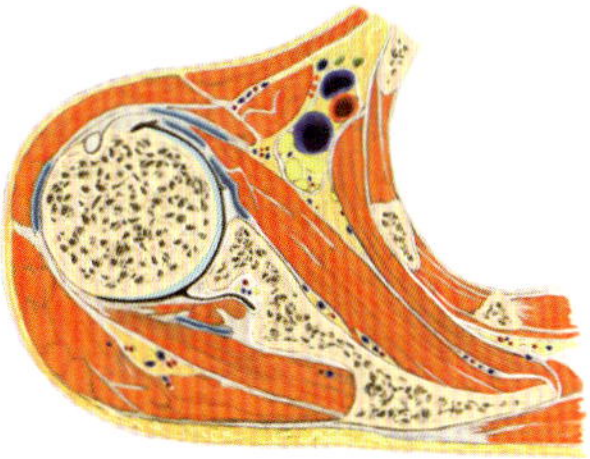
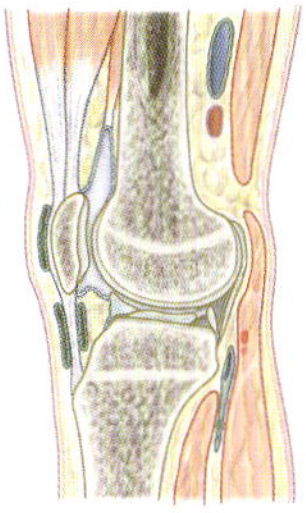

编著 [日] 工藤慎太郎
主译 张震　方毅
主审 郭瑞君

北方联合出版传媒（集团）股份有限公司
辽宁科学技术出版社
沈 阳

Authorized translation from the Japanese Journal, entitled
関節機能障害を「治す！」理学療法のトリセツ
ISBN 978-4-260-04621-3
编集：工藤 慎太郎
Published by IGAKU-SHOIN LTD., TOKYO Copyright© 2023

图书在版编目（CIP）数据

关节功能障碍：原因及运动疗法 / (日) 工藤慎太郎编著；张震，方毅主译. -- 沈阳：辽宁科学技术出版社，2025. 8. -- ISBN 978-7-5591-4284-9

Ⅰ. R684

中国国家版本馆CIP数据核字第20251TM048号

出版发行：辽宁科学技术出版社
（地址：沈阳市和平区十一纬路25号　邮编：110003）
印 刷 者：辽宁新华印务有限公司
经 销 者：各地新华书店
幅面尺寸：185mm × 260mm
印　　张：13
字　　数：300 千字
出版时间：2025 年 8 月第 1 版
印刷时间：2025 年 8 月第 1 次印刷
出 品 人：陈　刚
责任编辑：赫　昊
封面设计：袁　舒
版式设计：袁　舒
责任校对：黄跃成

书　　号：ISBN 978-7-5591-4284-9
定　　价：228.00 元

投稿热线：024-23284363
邮购热线：024-23284502
E-mail:lnkj_hehao@163.com
http://www.lnkj.com.cn

编者名单

编著

工藤慎太郎　（森之宫医疗大学包容性医学研究所 教授）

编者（按编写顺序排序）

工藤慎太郎　（森之宫医疗大学包容性医学研究所 教授）

荒川高光　（神户大学研究生院保健学研究科康复科学方向 副教授）

森田龙治　（大角骨科医院康复科）

川村和之　（国际医学技术专门学校物理治疗系 系主任）

河西谦吾　（加纳综合医院康复科 科主任）

摄影师

畑中美月　中村美沙岐　山本纮之　丹羽裕之　清水笙太　加藤雄太

作者简介

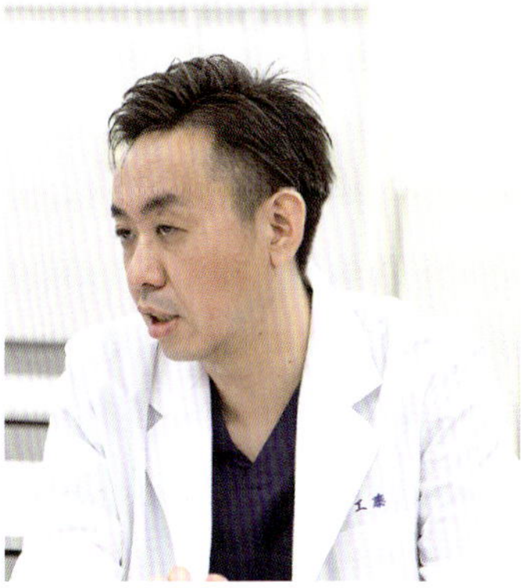

工藤慎太郎

森之宫医疗大学包容性医学研究所 教授。

2003年毕业于日本平成医疗专门学院物理治疗系。先后于井户田整形外科康复科、日本国际医学技术专门学校任教员，自2014年开始担任森之宫医疗大学讲师。2016年于铃鹿医疗科学大学研究生院完成博士课程，自2021年开始担任现职，并成为基于形态学与运动学的物理治疗研究会（MKPT研究会）代表。

工藤教授的研究领域为足部生物力学、运动系统疾病应用解剖学、基于客观动作分析的运动疗法开发。其通过超声构建体像，依托融合动作分析与信息工程相关专业知识，尝试研究与临床的融合。

审译者名单

主　译

张　震　方　毅

主　审

郭瑞君

副主译

张云飞　齐　迹

译者名单

卞东林　中国医科大学附属第一医院

方　毅　中国医科大学附属第一医院

黄　崑　中国医科大学附属第一医院

齐　迹　中国医科大学附属第一医院

杨国春　中国医科大学附属第一医院

杨普旭　中国医科大学附属第一医院

张云飞　中国医科大学附属第一医院

张　震　辽宁省肿瘤医院暨大连理工大学附属肿瘤医院

花效伟　北京外国语大学

主译简介

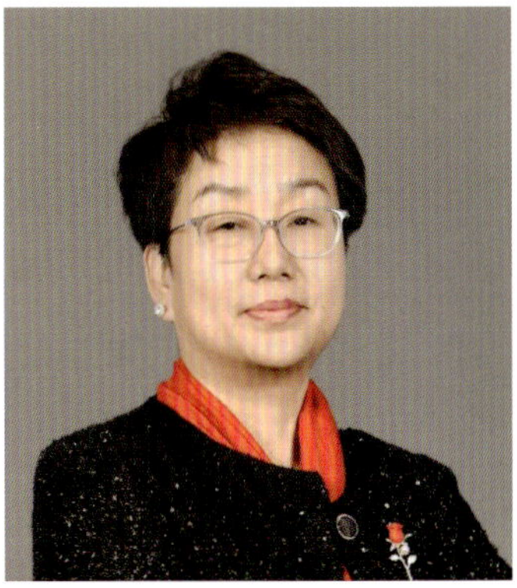

张震

辽宁省肿瘤医院暨大连理工大学附属肿瘤医院超声科主任，三级教授，主任医师，博士生导师，博士后合作导师。政协沈阳市皇姑区第十六届委员，沈阳市高层次人才/辽宁省人才库人才，带领团队获得中国医科大学“职工创新工作室”称号。

主持国家自然科学基金项目4项，省市及院校级课题6项，以通讯作者发表SCI论文33篇。获得实用新型专利14项，获得省级科技进步奖2等奖、市级以上科技进步奖等10项。主编专著1部（《消化系统急症的超声诊断》），参编专著5部，主译肌骨康复相关图书1部。

申请并主持研发新技术多项，并实现临床应用和技术转化，包括泪腺穿刺与面神经、外周神经及涎腺弹性成像技术的新应用和肌肉衰减综合征以及眼部神经的检测等方面。擅长：危急重症超声诊断，浅表器官（甲状腺、乳腺）及肌骨超声诊断与介入治疗，肌骨、外周神经超声诊断与介入治疗，神经松解术，甲状腺良恶性肿瘤、浅表包块、乳腺肿瘤及子宫肿瘤的消融治疗，以及胰腺、肝脏、网膜、浅表肿物等介入穿刺诊断与囊肿/脓肿抽液硬化、置管引流等。

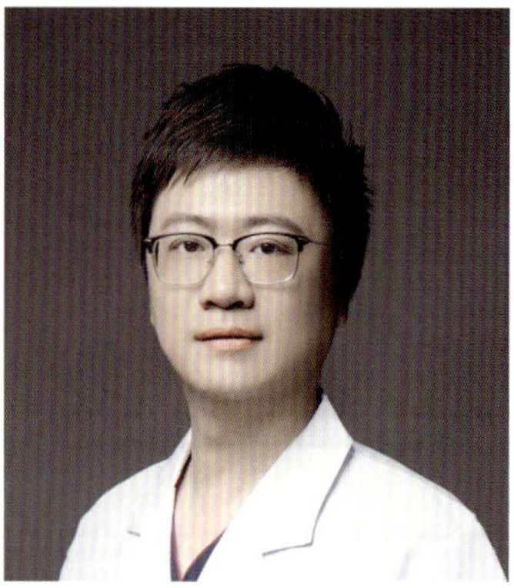

方毅

中国医科大学附属第一医院超声科，副教授，副主任医师，医学博士，硕士研究生导师。

中国超声医学工程学会肌骨超声专业委员会青年委员，中国研究型医院学会肌骨及浅表超声专业委员会委员，辽宁省红十字基金会超声医学专家委员会副主任委员，辽宁省基层卫生协会浅表与介入超声专业委员会委员等。

主要从事肌骨、腹部及浅表器官超声诊断工作。以第一作者发表中英文文章10余篇，主持及参与省级课题2项。

主审简介

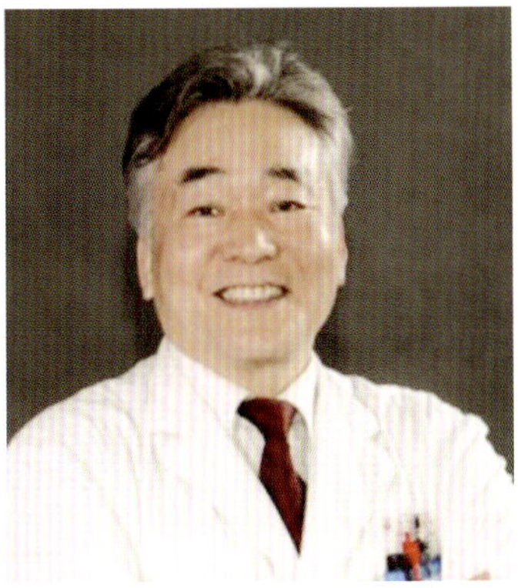

郭瑞君

首都医科大学附属北京朝阳医院超声医学科原主任，主任医师，教授。中国研究型医院学会肌骨及浅表超声专业委员会主任委员，中国中医药信息学会超声医学分会会长，中国康复医学会肌骨康复专业委员会主任委员，中国超声医学工程学会肌骨超声专业委员会名誉主任委员，北京中西医结合学会影像专业委员会主任委员，全国康复医学肌骨超声协作组组长，全国临床超声应用协作组组长（筹建）。曾任中华医学会超声医学分会第七、八届全国委员，现任《中国超声医学杂志》常委、《中国医学影像技术》杂志编委、《中华超声影像学杂志》编委、《中华医学超声杂志（电子版）》编委。

1986年从事超声工作，曾于1998年12月至2000年12月在美国托马斯杰斐逊大学医学院师从世界超声前联合会主席Dr Goldberg及美国肌肉骨骼超声学会主席Dr Nazarian研修肌肉骨骼系统超声，在美国迈阿密大学医学院研修血管超声。1994年开始致力于肌肉骨骼超声研究与实践，为肌骨超声在中国的推广及深入做出突出贡献。2008年从事手术中超声及腹腔镜超声工作，2013年开展肺超声及危重症超声工作，2015年开始致力于超声在康复医学、疼痛医学、中医学等交叉学科的发展，成立全国康复医学肌骨超声协作组，并担任组长。2021年提出临床超声、新超声理念，并推动急危重症超声在超声医学科的启动和发展。主编、主译专著10部，参编专著12部，发表论文逾百篇，其中SCI论文15篇。

原书序

20年来的变与不变

自我成为物理治疗师，已经20年了。遥想20年前，运动系统物理治疗的话题还是“动力链”。那时我们似乎每天都在观察患者与运动员的动作——步行、跑步、跳跃、投球，并用着较今日而言像素极低的相机进行记录。每当临床工作结束，我们就一边揣摩那难以理解的影像，一边接受前辈们的指导，直到时针划过深夜0点。

尽管时代变迁，我仍坚信运动系统物理治疗的真谛在于“治愈”。而要治愈功能障碍，需要的则是知识，是技术，是为了掌握知识和技术而不懈努力的意志。然而，这三点却难以向他人传授。要想传递这些信息，需要制作准确的操作指南。如果操作指南编写得当，复杂的手法和评估就可以被重现。

以治疗关节功能障碍为目标，这是一本出自专家之手的指南

现代医疗高度发展，细分化现象显著，想成为精通各领域的全才几乎不可能。当然，我们需要能够处理不同领域问题的通才，但亦需要专才——他们精通于特定的领域，起着牵引作用，并孕育出了崭新的方法，这亦是铁一般的事实。通过科学的方法证明这些事实，我们才能得到一本有说服力的说明书。当然，这本说明书也会随着科学的发展而不断进步。

参与本书编写的诸位物理治疗师，有的活跃于急性期与恢复期的临床工作中，有的在整形外科诊所专门研究康复医学，有的以徒手治疗为中心进行钻研，有的志在开发最为先进的物理治疗法，有的专门从事解剖学的研究。各领域的物理治疗师站在各自专业的角度上相互研讨，汇编出了这本针对各关节功能障碍的物理治疗指南。出于“治愈”关节功能障碍的目标，我们将拥有多种才能的专家们的知识与经验“齐聚一堂”，本书正可谓是多元与包容的产物。

融通运动学、解剖学及超声技术，把握疏松结缔组织

本书的一大特长，在于通过运动学及解剖学判断引发关节功能障碍的结构，并借助超声成像装置将治疗该结构的运动疗法予以可视化。此外，本书亦关注关节周围的疏松结缔组织，从组织学的角度分析发生关节功能障碍的机制。

从物理治疗法的角度出发，以肌肉、关节囊及韧带作为治疗对象时，人们偏向于认为其治疗效果平缓且不影响自然愈合。但从关节功能障碍的角度来看，若将目光投向关节周围的疏松结缔组织，我们便能发现针对该组织进行物理治疗法，不仅很有可能获得即时效果，并且能够降低治疗的侵入性。我确信，除了传统的牵伸和肌力训练，本书将成为临床物理治疗师的“新武器”，帮助他们更好地与患者共同对抗病痛。存在于关节周围的疏松结缔组织分布如何？其机能是什么？对该组织的治疗又能产生什么效果？我们今后要解开的谜团不在少数。若本书能够激起读者对这些未知的兴趣，将是一大幸事。

编写本书的计划，是在我任会长期间的基于形态学与运动学的物理治疗研究会（MKPT研究会）上历经多番讨论而产生的。我对参与MKPT研究会运营的所有同袍深表感谢。同时，医学书院的金井真由子女士不仅回应了执笔者们的“任性”要求，还一直为我们提供宝贵的建言。此外，幸而能与值得信赖的编者共事，我才能将本书打磨至此，这让我深感骄傲。最后，我要向爱子圭一郎、苍士以及爱妻美知献上感谢，我忙于工作而疏于照顾家人，是他们默默地支持着我。

工藤慎太郎

2022年12月

主审序

康复医学是现代医学的重要分支，是一门专注于“帮助患者恢复、维持或改善身体、认知和心理功能”的医学学科，旨在“最大限度地提高个体生活自理能力和生活质量”，使其能够回归家庭、社会和工作。它不仅是疾病治疗的延续，更是现代医学体系中与预防医学、临床医学并列的重要组成部分。

超声技术在康复医学中的应用正日益广泛，它不仅是一种重要的诊断工具，也在治疗和监测康复过程中发挥着独特的作用，推动了康复医学向更精准、更高效的方向发展。

作为超声科医生，我想重点说明一下超声的优势和特点。超声可视化技术巧妙地将“解剖结构成像”与“功能信息评估”结合，成为一种强大且无辐射的临床诊断工具。其具有以下优势和特点：（1）解剖成像——结构可视化基础。利用高频声波（超声波）穿透人体组织。声波在不同组织界面（如软组织-液体、软组织-骨骼）发生反射（回声）。接收器捕捉这些回声信号，根据回声强度（亮度）和时间（深度）构建二维或三维图像。（2）功能成像：超越结构，评估生理。超声不仅能看“形态”，还能评估“工作状态”。比如，多普勒超声评估血流动力学，超声弹性成像评估组织硬度，超声造影评估微循环灌注等。（3）超声可视化与解剖/功能成像的协同优势。可实现“一站式”评估——在同一检查中，既能清晰显示解剖结构，又能实时评估其功能状态；实时交互性——操作者可根据看到的解剖结构和初步功能信息，即时调整扫描策略，有针对性地进行功能评估（如发现肿块后立即进行血流和弹性成像）；引导介入治疗——实时可视化确保穿刺或治疗精准到达目标解剖结构，并可即时评估治疗效果（如消融后造影评估无灌注区）；安全无辐射——特别适合需要反复检查以监测病情或疗效的患者。

本书将运动学、解剖学和超声技术融为一体，把控疏松结缔组织，对关节功能障碍的原因进行多角度探究，并进行精准化和微创化的物理治疗，解决了以肌肉、关节囊及韧带作为治疗对象时偏向于认为其治疗效果平缓且不影响自然愈合的问题。而针对疏松结缔组织进行物理治疗，很有可能获得即时效果，并且降低治疗的侵入性。

本书的翻译出版，展示了康复运动学的基础和治疗的发展前沿，同时有利于该领域的多学科进一步合作发展，为从事这方面的临床工作者提供了指导。

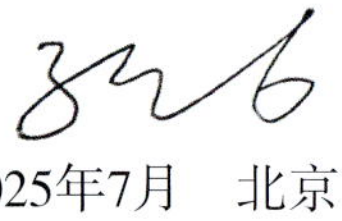

2025年7月　北京

目录

第1篇

理解运动系统的功能障碍与结构损坏

第1章 掌握运动系统物理治疗所需的运动学及相关疾病知识

◆ 运动系统疾病的特征是，患者因为疼痛而感到困扰

痛觉会限制人们的行为和动作，进而制约人们的社会活动以及日常活动。为了避免疼痛，人们会减小运动幅度或停止运动。当这种尝试仍不能减缓疼痛且该疼痛对日常生活造成影响时，人们便会奔赴医疗机构接受诊断。归根结底，大多数患者的需求，无外乎祛除社会活动及日常活动中所产生的疼痛。

通过分解引起疼痛的动作，便可明确**关节的运动与功能障碍**的关系。一个动作由多个关节的运动所构成，因此通过细究疼痛来源，便可查明是哪些关节运动引发了疼痛。同时，由于某种功能障碍而导致疼痛产生的情况亦不少见。即便患者通过静养治愈了炎症，若未能消除功能障碍（如挛缩或肌无力），病症则多会复发。治疗师应通过明确疼痛与功能障碍的关系并改善其症状，以达到治疗疼痛的目的。

◆ 关节的运动

关节的运动包含关节运动与骨运动，其中**关节运动**包含屈曲、伸展等运动，而**骨运动**则包含滚动、滑动和自旋（▶图1–1）。通过组合骨运动，便可形成屈曲、伸展以及内旋、外旋等关节运动。当发生滚动运动时，滚动方向会产生**压应力**，其反方向会产生**拉伸应力**。此外，当发生滑动运动或自旋运动时，位于骨与骨之间的结构中会产生**剪应力**（▶图1–2）。这样集中力学应力，会导致结构受损，关节功能无法正常发挥。

◆ 关节的功能障碍

关节是复数骨骼组成的连接形式之一，其功能包括灵活性等。正常的关节具有**灵活性**和**稳定性**。当灵活性与稳定性都维持平衡时，关节内不会产生异常应力，因此不会引发问题。然而，当二者任意一方平衡被打破，便会立即引发异常关节运动，正常的关节功能则会失效（▶图1–3）。

因此，适用物理治疗的关节功能障碍，其病因或源于关节灵活性，或源于

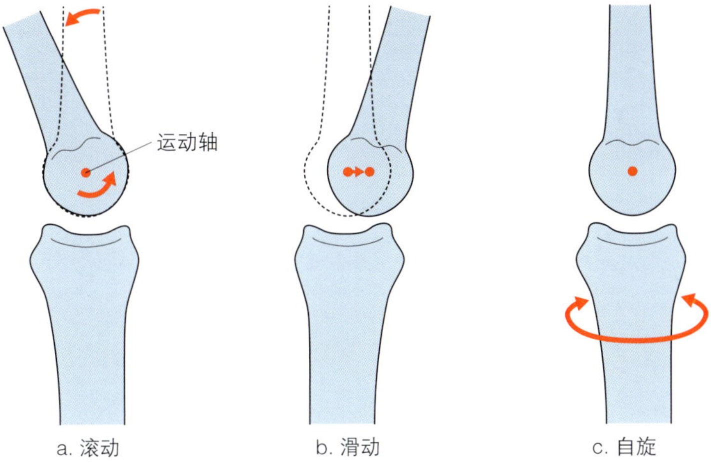

▶图1-1　骨运动

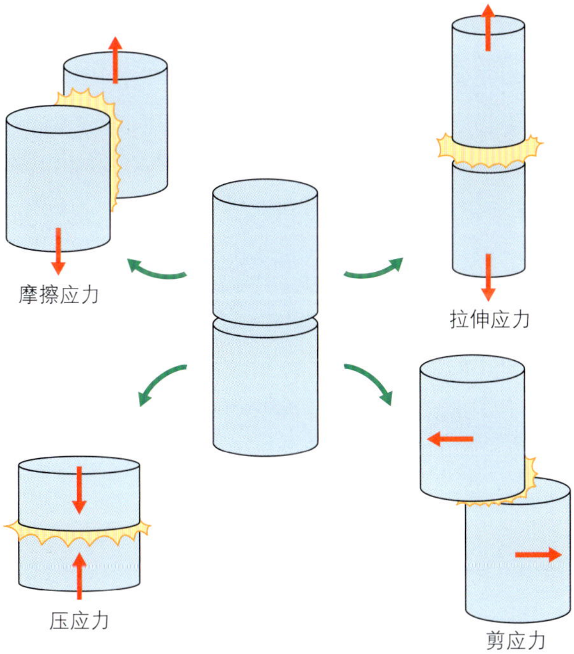

▶图1-2　关节中的应力

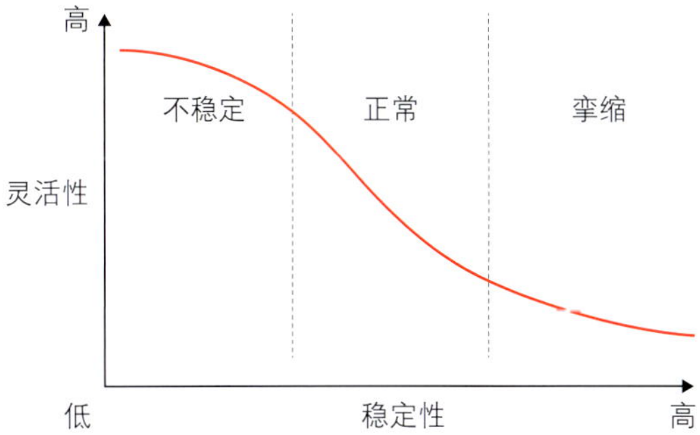

▶图1-3　灵活性与稳定性的平衡

关节稳定性，须利用物理治疗评估其实际问题所在。

1 当灵活性降低时，要分析伸展性和滑动性的下降

组成关节的结构或是横跨关节的肌肉以及周边结构的**伸展性**或**滑动性**下降，会导致关节**灵活性**降低。这种状态会相应导致关节活动度受限，当运动幅度达到最大限制范围时多会产生疼痛，特别是随年龄增长以及过度使用所导致的关节硬化、外伤或术后恢复及静止状态大多会导致此问题。关于引起灵活性降低的结构及其判断方式，详见▶**图1-4**。

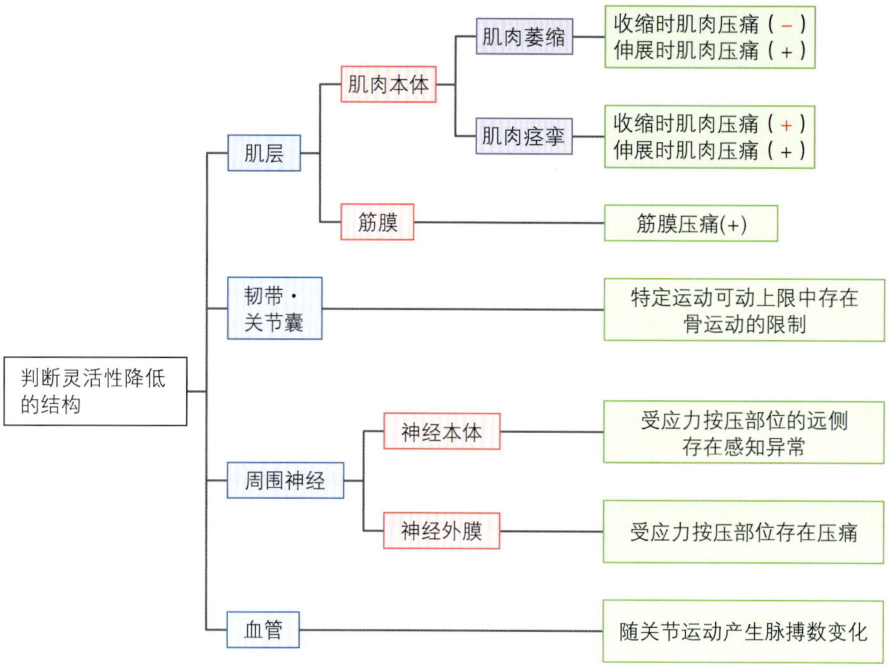

▶图1-4　引起灵活性降低的结构及其判断方式

（1）肌肉本体与筋膜的伸展性

肌肉的伸展性，可大致分为**肌纤维的伸展性**和包裹骨骼肌或肌纤维的**筋膜的伸展性**。此外，肌纤维的伸展性还可分为形态学变化以及功能性变化。前者包含肌节长度缩短、肌节数量减少等情况，即肌肉萎缩；后者则包括由于肌肉持续性收缩引发的肌肉痉挛。不同情况下，需要治疗的部位（如需要治疗**筋膜**还是**肌肉本体**）以及疗法（如需要**伸展**还是**缓和**）皆不相同，因此须通过物理治疗判明该部位的实际状态。

压痛点是物理治疗中重要的判断依据。肌节长度缩短时多伴随着肌纤维以及筋膜松弛，此时若出现压痛感，则应考虑是否为肌肉痉挛所致。伸展肌肉可能导致肌纤维形态学萎缩，但要与肌筋膜疼痛综合征做区分，则只能依靠触摸肌肉时的感觉。此外，多数情况下肌筋膜疼痛综合征和肌肉痉挛并存，需要治疗师根据治疗前后压痛点及活动度的变化进行判断。

（2）韧带与关节囊的伸展性

大多数韧带与关节囊都是连续性结构，本书将以此判断。韧带与关节囊的伸展性降低，会大幅限制关节运动。**韧带**的功能在于限制特定的关节运动，其胶原纤维沿着一定方向密集分布，以此限制关节朝着**特定方向**运动。**关节囊**是包裹关节的纤维性囊膜，其伸展性降低时，朝向**任何方向**的关节运动都会受限。

韧带与关节囊是组成关节的结构，在挛缩治疗中，该结构伸展性降低是致命性功能障碍。同时，该结构的功能障碍将影响患者关节功能的正常发挥，因此对其进行准确的判断与预防十分重要。特别是关节长期固定或不活动会引发问题，因此在判断病情时，要十分重视**听取患者的现病史**。

由于韧带与关节囊位于皮肤与肌肉的深层，因此当排除了皮肤与肌肉的问题点后，若仍存在伸展性降低的状况，一般认为关节囊和韧带处发生了挛缩。此时，须通过感知**骨运动**（滚动、滑动及自旋）幅度大小来判断关节囊的伸展性，而非通过屈曲、伸展类关节运动判断。

（3）周围神经的伸展性

周围神经自脊髓而出，控制肌肉和关节，并向肢体远端延伸。因此，神经的伸展性及滑动性亦可影响关节的灵活性。一般认为，神经的伸展性与肌肉类似，分为神经束（**神经纤维**）以及包裹神经的膜（主要为**神经外膜**）两部分。神经纤维组织伸展性弱，一般认为维持其滑动性的部分为神经上膜。特别是当神经上膜与其周边结构之间的滑动性受到影响时，神经的滑动性会受影响，关节运动时神经被拉伸，其灵活性受阻。同时，神经外膜的知觉由延伸其中的神经纤维决定，神经外膜若受压迫或受拉伸应力则会产生神经性疼痛（▶**图1–5**）。

物理治疗通过判断神经的压痛（**Tinel征**）进行诊断。另外一个判断指标则是通过改变关节体位伸展神经，观察症状是否会复现。

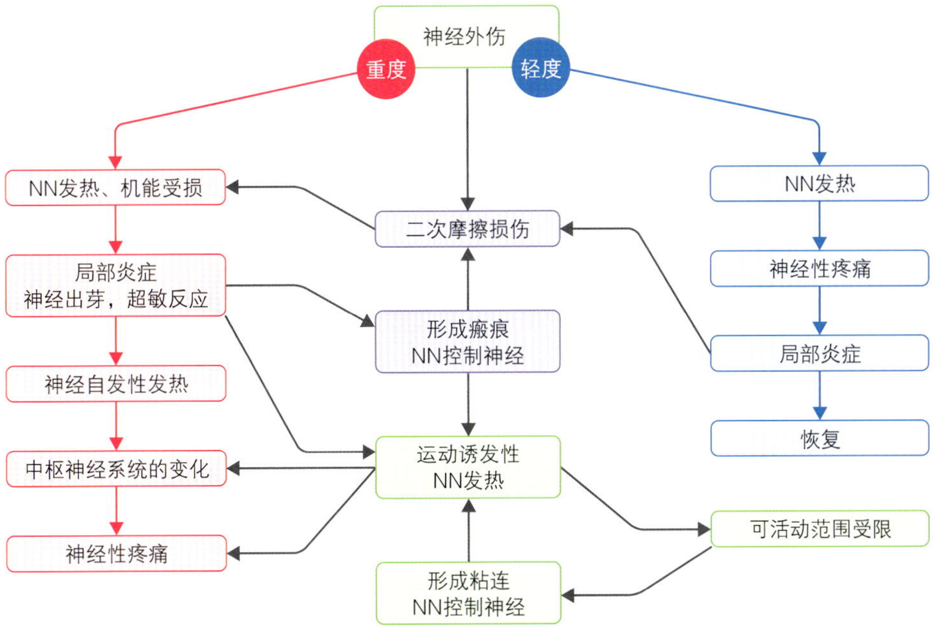

▶**图1–5　神经外伤发病机制**

NN：神经鞘神经（nervi–nervorum）

（Bove MG，et al：The nervi nervorum：Missing link for neuropathic pain? Pain Forum 6：181–190，1997より）

（4）血管的灵活性

血管由动脉和静脉构成，正常情况下其活动度不会受限。但外伤或侵入式手术等可导致血管及其周边结构的灵活性受限，关节运动时血管拉伸，其灵活性受限。此外，血管的伸展及压迫可导致血管半径减小，血液流动则会受阻。该症状若慢性化，则会由于结构中氧含量降低导致细胞损伤，进而引发结构损伤。

2 当稳定性降低时，要分析结构损坏和肌力下降

韧带及关节囊等关节组成结构损坏，以及维持关节在正中位置的肌群肌力下降，会降低关节的稳定性。该情况下关节灵活性过高，患者多在运动时伴随疼痛。此外，若此状态成为常态，会导致特定肌肉负担增加而发生过度使用，因此，也会导致其灵活性降低。下面将通过以下4点介绍引发稳定性降低的结构特点以及判断方法。

（1）关节囊的稳定性作用

关节囊通过封闭关节使其腔内产生负压，借此辅助关节保持在正中位置（**sealing结构**）。一般认为，除发生关节脱臼等外伤情况外，关节腔内负压能够维持稳定，发挥其稳定性作用。

（2）韧带的稳定性作用

关节囊的部分增厚形成韧带。其在伸展运动中产生张力，于关节运动的上限范围内限制骨运动。判断关节运动在运动上限范围的制动效果与有无稳定感的指标，主要有**终末感**（end feel）与**恐惧感**（apprehension）两项。

（3）肌肉的稳定性作用

在各类肌肉中，远离体表，位于关节附近的肌肉对关节的稳定性至关重要。此类肌肉中**Ⅰ类肌肉纤维**较多，**活动单位较小**（●**表1-1**），即靠近关节的肌肉**抗疲劳性高**，其在**运动初期**发挥作用，是维持动态稳定性的结构。同时，在关节附近延伸的肌肉，从形态上看几乎都与关节囊相连接，因此附着在关节囊上的肌肉的张力左右着关节囊的张力。

要活动多个关节，需要关节的**深层肌肉**［**动态稳定器**（**dynamic stabilizer**）］和赋予关节运动扭矩的表层肌肉共同作用。若仅进行单纯的肌力检查，其结果易受上述二者的影响，因此判断动态神经肌肉的功能有一定难度。

本书编者团队活用超声技术判断肌肉功能，并通过肌肉物理治疗实施后的疼痛感与稳定性，进而判断动态神经肌肉的稳定性。

●表1-1　肌肉纤维的种类及其特征

肌肉纤维种类	Ⅰ类 慢肌 氧化型 红肌	Ⅱa类 快肌 氧化型 红肌	Ⅱb类 快肌 糖解型 白肌
抗疲劳性	高	中等	低
收缩速度	慢	快	快
ATPase活性	低	高	高
肌质网	少	多	多
线粒体	多	多	少
糖原	少	中等	多
中性脂肪	高	中等	低
毛细血管数量	多	多	少
肌肉纤维直径	小	中等	大

（4）神经的稳定性作用

关节的**位置觉与运动觉**，以及肌肉力觉与关节的稳定性相关。要将上述各类感觉传递到脊髓，则需要依赖周围神经的功能。因此，须判断关节的深感觉。但需注意以下例外情况，即可判断不属于神经本体的损伤而呈现功能性不稳定的情况。这种病例通常情况下进行深感觉检查不呈阳性。

临床诊断中，治疗师会通过患者单腿独立试验以及操作试验的结果判断受试人神经系统的功能情况。然而操作试验反映的是全身的运动功能，其是否反映神经系统的功能尚不明确，即通过临床诊断判断神经系统的功能存在困难。

借助康复超声（RUSI）技术，解决判断关节功能的难题

判断关节功能的方法众多，但都基于体表触诊或终末感等**主观判断**。此外，也有方法通过徒手治疗等方式观察病症是否减轻，推定发生功能障碍的结构。因此，治疗师需要掌握以下4种技术，即**触诊与操作关节的技术**、**软化僵硬结构的技术**、**活动目标结构的技术**以及**促进目标肌肉收缩的技术**。同时，治疗师必须掌握**解剖学技术**，这是掌握上述4种技术知识的基础。

然而，将上述操作过程传达给其他的物理治疗师及作业治疗师十分困难，也难以传达给以主治医师为首的医疗团队。在过去，单个患者都由特定的物理治疗师进行治疗，但时至今日，诊疗机制日渐完善，单位患者由多位治疗师治疗的情况也在增多。同时，随着物理治疗师的专业性增强，其他种类的医疗人员专业性也在提升，当今医疗机制所需要的，是跨领域的医疗人员通力合作，治疗患者，助力其回归社会。

在这样的时代中，继续提供难以理论说明的治疗大有问题。要解决此问

题，便需要借助物理治疗的“可视化”。近年来的超声技术，使将物理治疗师的高超技术传递给以医师为首的其他领域医疗人员成为现实，超声设备将跨领域人员的切实合作化为可能。

总而言之，借助**康复超声**（RUSI）技术的疗法，将实现运动系统治疗“可视化”，该技术是运动系统物理治疗深化的标志。

第2章 掌握运动系统物理治疗所需的解剖学及相关疾病知识

◆ 掌握运动系统物理治疗的前提是熟知组织学知识

要掌握运动系统解剖学，其要点是从微观的组织学入手，其后再进一步学习宏观的结构（解剖学）。其原因是如果治疗师无法从组织学层面进行把握，**便无法判明徒手治疗患者时的感觉（抗拒感、紧绷感、收缩感）**。

本节笔者是具有临床经验的物理治疗师，专业领域为宏观解剖学。临床诊疗中，治疗师徒手获得的感觉是仅具有宏观解剖学知识者无法了解的信息，唯有从组织学层面出发，才能断言肉眼观测的结果与徒手获得的感觉相符。人体这一治疗对象时刻都在变化，治疗师自然需要生理学方面的知识，但考虑到人体结构原理，笔者认为组织学层面的知识尤为重要。

◆ 疏松结缔组织所处位置

其次重要的是疏松结缔组织所处位置（▶图2-1）。在能够提升治疗效果的部位中，**疏松结缔组织**的优先度极高。因此，把握好运动系统以及构成其周边结构的**关节**、**骨骼肌**、**周围神经**、**血管**之中何处存在疏松结缔组织颇为重要。

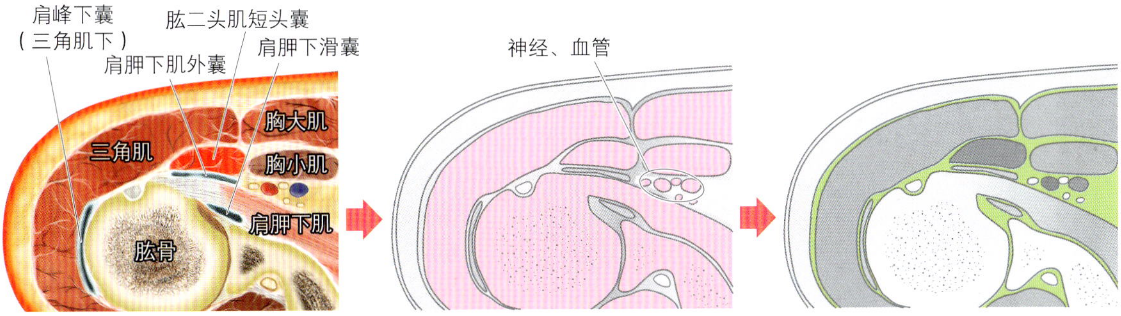

▶图2-1　肩关节前面解剖图

［左图：飒田季央：片麻痺の肩関節痛．工藤慎太郎（编著）：運動療法の「なぜ？」がわかる超音波解剖．p29，図3-6，医学書院，2014より］

至于为何疏松结缔组织的优先度如此之高，是因为在徒手治疗中，很难通过其他组织来提升治疗效果。但需要注意，骨骼肌出于生理性反应可能发生变化。同时，长期来看，其他组织也可能发生变化。因此，本书并不是在宣称“通过治疗疏松结缔组织就能判断所有疾病”，也不会主张“只需治疗疏松结缔组织即可”。

事实证明，通过超声技术将包含疏松结缔组织的部位可视化，再徒手施以正确的治疗操作，被治疗的各类病症都出现好转迹象。现阶段笔者认为，“**作为徒手治疗的对象，疏松结缔组织优先度最高**”。

◆ 略微转换解剖学的视角

以往的运动系统物理治疗，一般首先从解剖学视角确定骨骼肌的起点、终点以及神经控制情况，再对细微结构加以判断，将观测到的生理学变化以及生物化学变化作为依据，展现其治疗效果。一般认为，其治疗效果多在生理学、生物化学层面。虽然治疗师们认同解剖学的重要性，但也会产生以下思考——仅有解剖学的知识难以提升治疗效果，以及不能判明治疗效果如何。

因此在本节，笔者提倡略微转换视角，即从“骨骼肌的起始点在何处”这一以往的解剖学视角，转换为“**骨骼肌周围何处存在疏松结缔组织**”这一视角。至于为何如此提倡，是因为通过这一**视角转换**，可以判明治疗的对象，通过对其进行正确的徒手操作，提升实际治疗效果。

疏松结缔组织既存在于骨骼肌之中，也存在于肌肉周围、周围神经以及血管之中。但本节并不主张“因为治疗对象是神经，因此本疗法就是在徒手治疗包括轴突的神经组织”，也并非宣称“因为治疗对象是血管，所以本疗法意欲通过刺激内皮改变血流，进而改善血液状况”。

本书的目的只在于提倡“**将疏松结缔组织作为治疗对象**”。

1 通过学习组织学来了解运动系统物理治疗的依据

人体在细胞水平上可分为四类组织，即**上皮组织**、**结缔组织**、**肌肉组织**与**神经组织**。本节将解说上述各类组织的特征以及其与运动系统疾病的关系。

（1）上皮组织

上皮组织主要由细胞构成，细胞在基底膜上呈致密排列状（▶图2-2）。上皮组织除位于体腔以及体内，亦分布于面向血液的区域。

当上皮组织受损时，首选治疗方案是促进细胞分裂。可以认为，由于该组织基本上由细胞构成，因此当细胞增多时该组织便会得到恢复。然而，**上皮组织几乎不存在于运动系统之中**，因此，针对运动系统的损伤以及障碍，即使促进细胞新陈代谢，也无济于事。

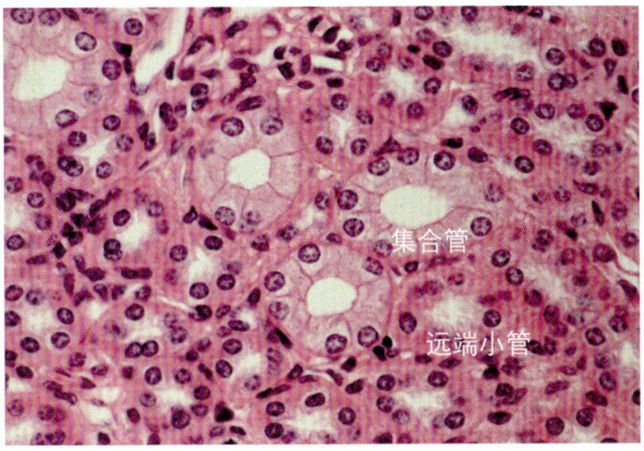

a. 肾皮质

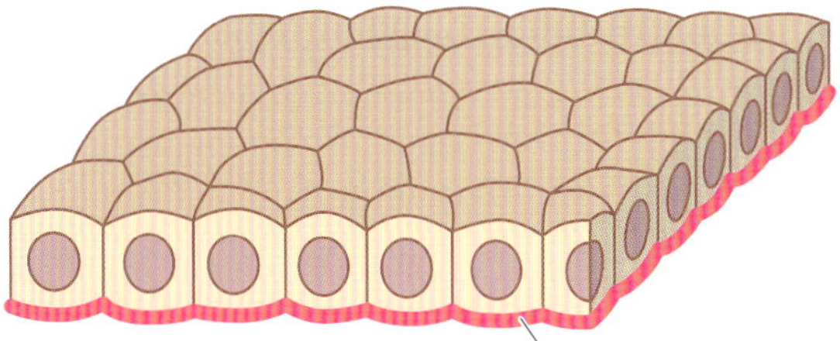

b. 上皮组织（单层立方上皮）

▶图2-2　上皮组织示例

（2）结缔组织

结缔组织富含细胞周边的细胞间质（**纤维与基质**）。其可细分为固有**结缔组织**、**软骨组织**、**骨组织**与**血液组织**四类。

当结缔组织受损时，治疗要点在于**生成细胞间质**，以及**复原细胞周边的状况**。出于生成纤维与基质的目的，可以考虑刺激细胞的疗法，但要注意纤维过多时亦会产生问题。在疏松结缔组织中，重要的是基质。

（3）肌肉组织

肌肉组织是专门发挥收缩功能的细胞集群。其包括**平滑肌**、**心肌**、**骨骼肌**等。

运动系统与骨骼肌相关，但能否通过徒手治疗直接对其细微结构造成影响难以确定。徒手治疗导致的骨骼肌变化，基本上属于生理学或生物化学反应的范畴。

但需注意，骨骼肌的肌肉纤维之间及其周围存在结缔组织。在这些结缔组织中，判断疏松结缔组织所在十分重要。

（4）神经组织

神经组织是专门传递兴奋感的细胞集群。其中**中枢神经与周围神经**的组成结构不同。运动系统中主要存在的神经组织为周围神经，但徒手治疗能对神经细胞以及髓鞘产生什么程度的影响尚不明确。

但需注意，周围神经的周围存在结缔组织。在这些结缔组织中，判断疏松结缔组织所在十分重要。

2 与运动系统物理治疗相关的结缔组织

运动系统中存在较多的结缔组织，为**固有结缔组织**、**软骨组织**和**骨组织**。

固有结缔组织（▶图2-3）

固有结缔组织位于各器官之间，其作用是保护器官及维持器官位置。该组织可细分为以下3类。

a. 疏松（纤维性）结缔组织

该组织之中不仅细胞呈分散分布状，纤维亦呈分散状。组成此组织的大部分物质为**基质**，其组成细胞则以**成纤维细胞**为主。该细胞可形成纤维，当其被激活，处于易形成纤维的状态时，则成为**肌成纤维细胞**。

纤维主要由**胶原纤维**组成，**弹性纤维**也存在于疏松结缔组织各处。

基质的主要成分为一种被称为**蛋白聚糖**的糖胺聚糖。

【需观察的部位】**皮下组织、黏膜下组织、滑膜、神经外膜、血管外膜、各腺系膜、小叶间结缔组织、肌鞘、部分筋膜。**

> 笔记
> **胶原纤维**
> **（collagen fiber）**
> 一般被称为“胶原蛋白”，但与普通胶原蛋白不同，其结构具有高抗张力性，即便施以张力该结构也不会伸长。

b. 致密（纤维性）结缔组织

该组织主要由**胶原蛋白**组成。其结构中仅能观察到形成纤维的成纤维细胞以及胶原纤维，几乎观察不到血管。

【需观察的部位】

- **胶原纤维呈线性延伸：腱、韧带。**
- **胶原纤维在平面交叉：部分筋膜、腱膜。**
- **胶原纤维在空间交叉：角膜、巩膜、白膜、白线。**

c. 网状结缔组织

该组织由较细胶原纤维的网状纤维及位于其中的网状细胞组成，呈网状。该网状结构中可容纳多种物质。

【需观察的部位】**脂肪组织、骨髓、淋巴器官。**

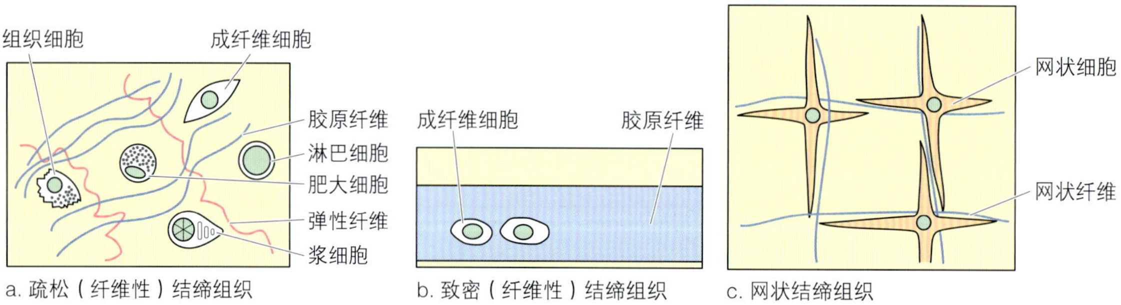

▶图2-3　固有结缔组织

3 运动系统物理治疗适用的治疗对象与治疗策略

■治疗策略1：短期策略——恢复疏松结缔组织的基质。

■治疗策略2：长期策略——避免刺激成纤维细胞，防止形成过多胶原纤维。

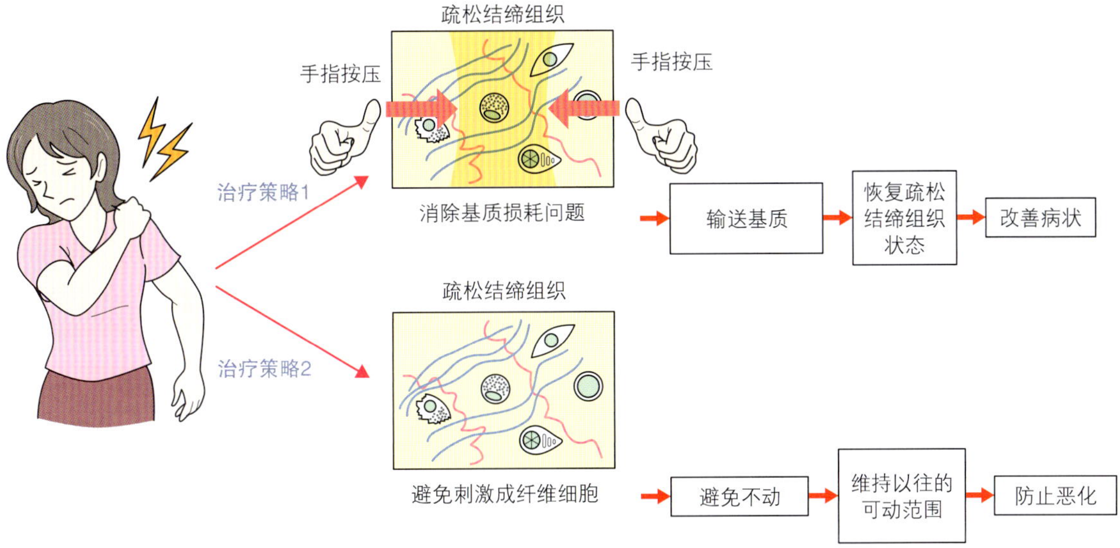

上述两种治疗策略，在处理运动系统活动度受限问题特别是在治疗占其大部分组成的结缔组织时，十分重要。

运动系统的治疗对象主要为结缔组织（骨组织、软骨组织及固有结缔组织）。结缔组织中细胞疏松分散，因此促进细胞分裂的手段并无作用。

（1）结缔组织（运动系统）的结构决定了其难以治愈

治疗师应该都经历过棘手的受损软骨及结缔组织（腱及韧带）治疗案例。棘手的原因在于“治疗对象是结缔组织”。

治疗结缔组织时，即便为生成细胞而促进细胞分裂，若不同时生成其周边的纤维与基质，便无法治愈病症。而要生成纤维，则需要成纤维细胞被激活，成为肌成纤维细胞方可实现。

至于生成纤维需要多少时间，由于难以将细胞层级上腱与韧带的修复同器官整体的修复相提并论，因此笔者比较了器官整体修复所需时间。以几乎全部由上皮组织组成的表皮为例，只需1周左右时间，分裂的细胞就能覆盖被切开的皮肤**表皮**部分。然而损伤的**腱与韧带**完全生成纤维则需要2～3个月，要完全恢复为受损前状况则需数月。因此，由致密结缔组织构成的器官，只有纤维生成完毕才能得以恢复，因此会耗费大量时间。

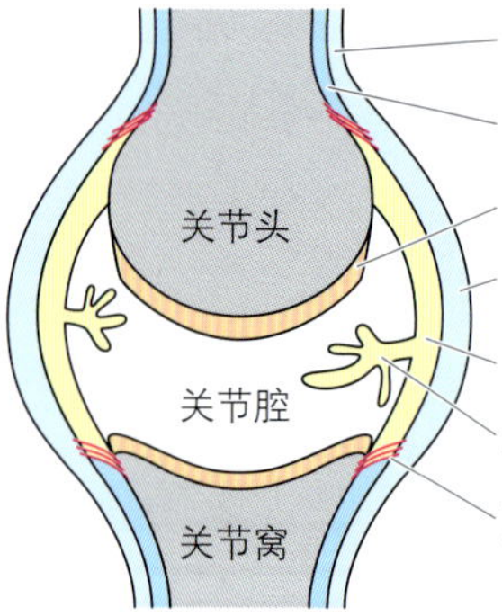

▶图2-4　滑膜关节的构造

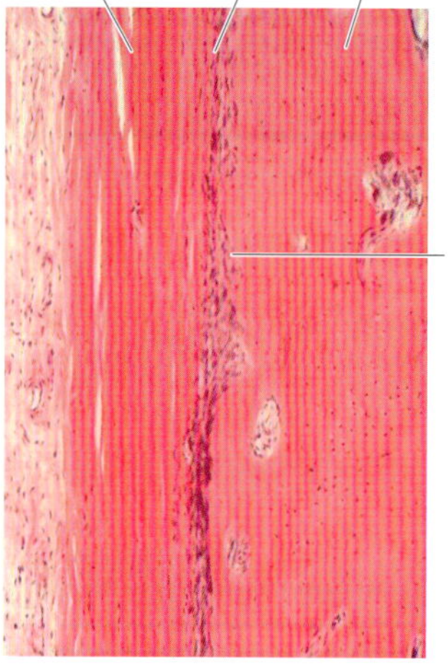

▶图2-5　骨膜

骨组织能够快速治愈的理由

绝大部分结缔组织都难以修复，然而骨组织却能够快速治愈。其理由如下。

骨表面存在骨膜，骨膜深层为**生发层**（▶图2-4）。**骨祖细胞**位于生发层，其分化后成为成骨细胞（▶图2-5）。成骨细胞是参与生成骨的细胞，即生成骨骼的细胞存在其周边，而非骨组织内部。

骨骼是人体钙质富集处，骨吸收和骨生成每时每刻都在重复发生，即**成骨细胞**（功能为**形成骨骼**）与**破骨细胞**（功能为**吸收骨骼**）并存。参与生成骨骼的细胞存在于骨组织周围而非其内部，因此骨折易于治愈。

相比之下，其他结缔组织（固有结缔组织、软骨及血液）中细胞本就稀少，且参与修复的细胞不在该组织周围分布，因此其治愈耗费时间。

（2）以疏松结缔组织为治疗对象的理由

结缔组织中细胞稀少，因此促进细胞分裂对组织整体修复并无益处。致密结缔组织周边纤维密布，生成纤维需要大量时间。疏松结缔组织主要由基质组成，其中纤维与细胞皆分布稀少。

这种情况下，若疏松结缔组织受损，一般认为存在以下两种模式。

①疏松结缔组织的细胞与纤维受损。

②疏松结缔组织的基质发生改变。

存在于疏松结缔组织中的细胞主要是成纤维细胞。一般认为，受损的成纤维细胞开始分裂后，能够较早变成受损前状态。分裂生成的成纤维细胞分化为肌成纤维细胞以填补受损部分，其主要生成胶原纤维，进而逐渐修复疏松结缔组织。但此时基质便会相对减少，即此状态类似于上述第②项的情况。

a. 疏松结缔组织的细胞与纤维受损的情况（①）

以遭受外伤或术后产生此情况为例。此时临床术语为“**粘连**”，粘连即是指“疏松结缔组织中胶原纤维过度增加”的状态。一般认为，骨科医师在术中感到“粘连严重”，指其欲从深层将皮肤、筋膜、肌肉进行剥离时，所遇到的“**无法从其他的器官上进行剥离**”即“**填充于器官与肌肉之间的组织中胶原纤维过度增加**”的状态。以此为基础进行思考，则会发现进行徒手治疗的治疗师无法完成“剥离粘连”作业。若是徒手便能进行修复，则相当于治疗师徒手切断了过度增加的胶原纤维，即徒手便能撕裂腱与腱膜，这绝无可能。

针对①的情况，通过切断多余的胶原纤维，再徒手进行恢复的做法难以实现。然而，治疗师却会在临床中做出“剥离粘连”的操作。“粘连”这一术语，完全不同于解剖学或病理学中习得的术语。此术语仅用于临床操作，因此欲通过徒手方式整复“粘连”这一状况绝无可能。因此处理此情况需要溯回一步，即采取防止**胶原纤维过度生成的治疗策略**。要防止产生的成纤维细胞分化为活跃的肌成纤维细胞，即防止胶原纤维过度生成，其要点在于**避免静止状态**，即设法预先保证灵活性，提升各组织之间的滑动性并予以保持十分重要。这一操作是治疗师们长久以来为保持活动度而锻炼出的技巧，即**治疗策略2：长期策略——避免刺激成纤维细胞，防止形成过多胶原纤维**。

b. 疏松结缔组织的基质发生了异变的状况（②）

一般认为，疏松结缔组织的基质即蛋白聚糖呈一定黏性的液态状。存在疏松结缔组织的部位受损时，与其说该液体也处于“受损”状态，不如说其“移动到了其他部位”，即“在疏松结缔组织中出现了局部基质减少的部位”。

而基质减少则会引发纤维相对增多的问题。这是因为**组织由细胞及细胞间质**构成，而**细胞间质由纤维与基质**构成。

下图为患者的病症处超声成像（▶**图2-6**）。由图像可知，产生疼痛的部位以及灵活性降低的部位中，水分含量降低（**高回声**），即高回声区域（白色部分）基质减少。

基质相对减少等价于胶原纤维相对增多，由此导致灵活性降低。

存在疏松结缔组织的皮下组织内部以及肌肉与其之间，有大量血管及周围神经延伸分布。笔者认为，在疏松结缔组织中延伸分布的周围神经内部，疏松结缔组织的基质相对减少，灵活性降低，由此引发疼痛。此想法虽在解剖学层面上存在难以说明的部分，但患者病症处的超声成像无疑佐证了此观点。

对灵活性降低的部分即基质减少的部分施以治疗，可提高该处水分含量，恢复其灵活性。伴随着灵活性恢复，疼痛也会减轻。笔者认为，这是由于位于血管及周围神经周边的结缔组织在肌肉及其之间延伸。笔者推测，基质相对减少、灵活性降低部位的胶原纤维，会拉拽神经及血管周边，由此引发异常感以及疼痛感（▶**图2-7**）。

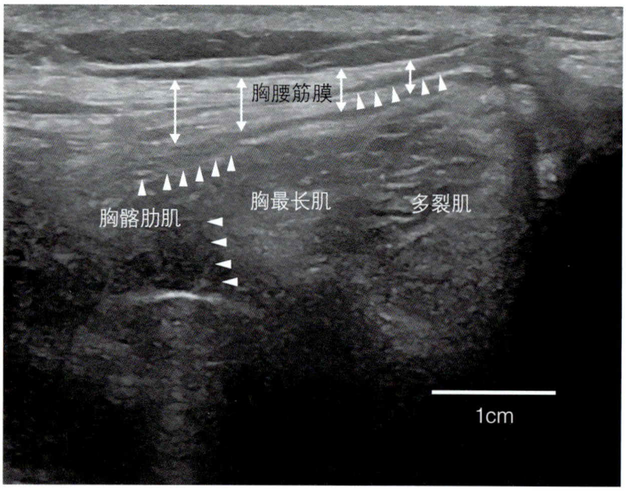

▶图2-6　慢性腰痛患者的胸腰筋膜，超声成像

胸腰筋膜向外增厚，达到5mm左右。胸最长肌与胸髂肋肌的边界亮度增高而变得模糊

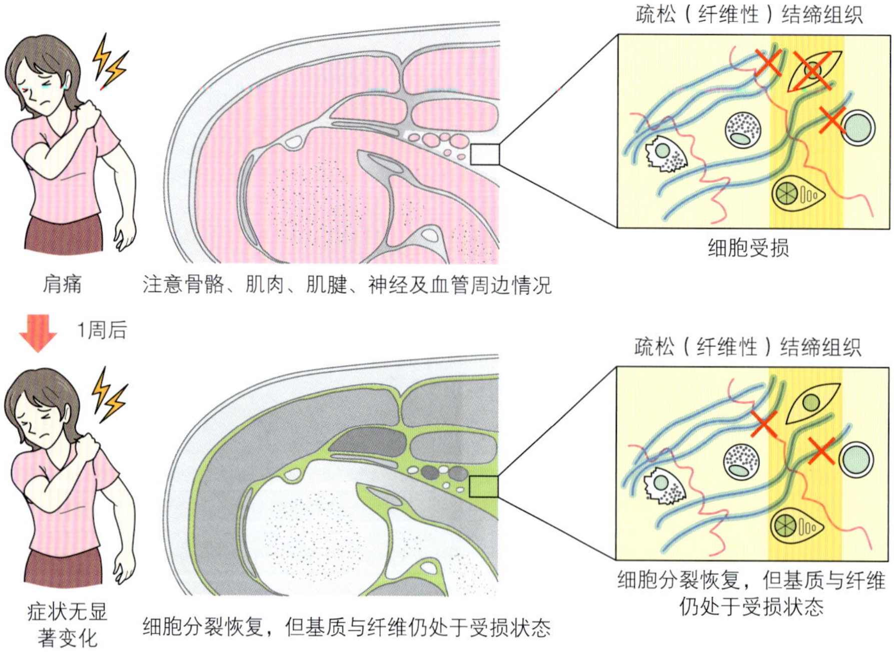

▶图2-7　肌肉、神经及血管周边情况与病症相关联

笔者将上述基质减少且灵活性下降的状态称为“**基质损耗**（matrix depletion）”。Stecco在提倡治疗筋膜（fascia）的领域颇有威望，其提出以下两种病理状态：**纤维化**（fibrosis），即与致密结缔组织的组成及结构重组相关的状态；**致密化**（densification），即与疏松结缔组织的变化以及组织组成物量与质的变化、筋膜黏性变化相关的状态。本文为进一步明确治疗对象，提倡使用“基质损耗”这一术语。

通过徒手治疗改善肌肉、神经及血管周围的状况，并利用超声技术将改善状况可视化，表现为病症处超声成像所显示的高回声有所改善。究其原因，笔者推测是因为病灶处基质减少且灵活性下降，陷入了“基质损耗”状态。

综上所述，徒手治疗的策略，可总结为“将受转移影响而局部减少的基质归位”，即治疗策略1。

4 存在疏松结缔组织的器官的结构

以上述知识为背景，本节将重新审视关节、肌肉、皮肤、周围神经及血管的结构。

（1）关节

关节（**滑膜关节**）是维持灵活性的骨连接结构。其中**纤维膜**（关节囊纤维层）为骨膜中连续延伸的纤维层，属于**致密结缔组织**。而**滑膜属于疏松结缔组织**，存在于关节囊的内层（▶图2-4）。

滑膜覆盖关节腔，其内容纳滑液。**滑膜囊**由容纳滑液的滑膜覆盖而成，关节囊属于滑膜囊的一种。滑膜囊不仅包含组成关节的滑膜，在关节囊外亦存在。

需注意，使用徒手疗法通过手指感知并治疗时，**滑膜囊这一部位至关重要**。滑膜作为构成关节的一部分，保证其灵活性亦不可忽视。但判断其灵活性的基准，在于活动关节时或治疗时感受到的关节活动度之抵抗感与通过手指所得的感触不同。通过手指感知，可恢复关节囊外滑膜囊的灵活性，因此此结构需重视。

a. 滑膜囊

在肌肉与腱连接通过骨、软骨及韧带时，于其中存在的小型囊体即为滑膜囊。其为滑膜所包裹，其中容纳滑液。

b. 关于滑膜的组织学

滑膜属于疏松结缔组织，其表面细胞呈并列分布，与上皮组织相似。但不同的是，其细胞间隙之中嵌有纤维与基质。其组成细胞包括**A细胞**（源于巨噬细胞，作用为维持滑液的恒定性）与**B细胞**（与成纤维细胞相似，一般认为其为肌成纤维细胞，易产生胶原蛋白，亦分泌基质）。

滑膜囊内毛细血管及螺旋状的细动脉发达分布，淋巴管也在该结构深层网状交织。周围神经亦密布其中，存在以下3种感受器，即游离神经末梢（感受疼痛）、克劳泽终球（Kurause，感受机械刺激、敏感）及帕奇尼小体（Vater-Pacini，感受压力）。

由上可知，当滑膜囊中基质相对减少时，不仅会引发灵活性下降问题，也会造成循环功能与感知功能异常。其治疗策略的要点为，向滑膜囊中输送基质。

（2）骨骼肌周边

肌肉细胞（**肌肉纤维**）聚集成为肌束（▶图2-8），**肌束**聚集成为肌肉。**筋膜**（**肌外膜**）为结缔组织，其包裹肌肉。**包裹肌束的肌束膜与包裹肌肉的筋膜的一部分均属于疏松结缔组织**。

治疗上述疏松结缔组织时，需要通过徒手操作输送基质。但需注意，不同部位的筋膜发达程度各有差异，厚度也不同。其原因可能是致密结缔组织转化为腱膜，因此不可笼统地将所有筋膜列为治疗对象。

（3）周围神经

周围神经中存在**神经内膜**、神经束膜及神经外膜。其中神经内膜存在于**神经纤维**（附着于轴突上髓鞘中）附近；神经束膜包裹神经束，而**神经束**则由附着在神经内膜上的神经纤维集合而成；**神经外膜**包裹神经，而神经（▶图2-9）则由神经束聚集而成。

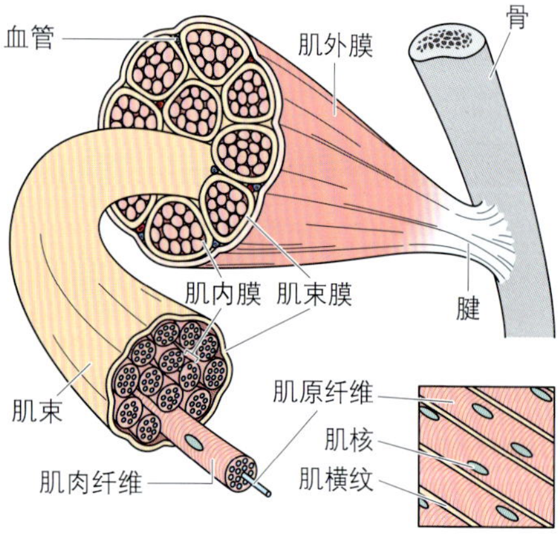

▶图2-8　骨骼肌的结构
神经附着于每条肌原纤维上，控制其收缩与舒张

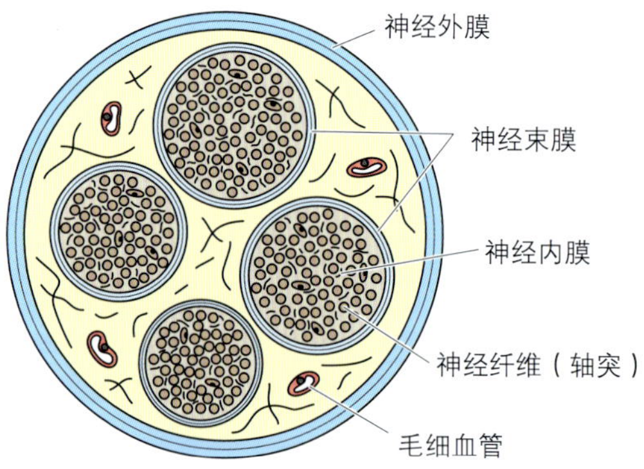

▶图2-9　周围神经的结构

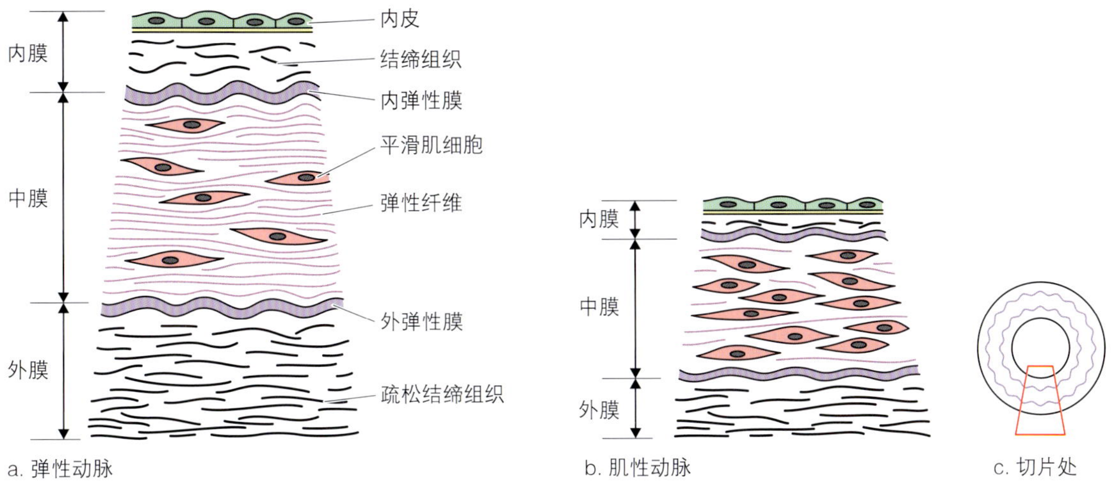

▶图2–10　动脉的结构

周围神经的神经外膜与神经束膜是连续性疏松结缔组织，二者间毛细血管密布。

该神经周边的疏松结缔组织，即治疗对象。

神经外膜属于疏松结缔组织，其中分布着**神经鞘神经**（nervi–nervorum）。

（4）血管

动脉与静脉基本上结构一致（▶图2–10）。

血管结构分为3层，分别为内膜、中膜及外膜。其中**内膜**包含内皮，**中膜**中存在大量弹性纤维及平滑肌细胞，而**外膜**由疏松结缔组织组成。动脉的外膜中自主神经密布，亦存在感觉神经。上述二者被称为**微血管神经**（nervi–vasorum），但需注意，外膜中也存在大量滋养动脉的微小血管。

治疗血管时，需将**血管外膜**列为治疗对象。该治疗效果不止于血管本身，也可能对自主神经系统及感觉神经产生疗效。

5 结缔组织筋膜的实态

从局部来看，任何肌肉的周围都存在筋膜。筋膜由**疏松结缔组织**构成，与其相连的疏松结缔组织中分布有**滑膜囊**、**周围神经**及**血管**。

事实上，在肌肉、周围神经及血管周边，胶原纤维的朝向会发生改变，呈秩序分布状。肉眼即可确认类似膜的结构。然而因为每个器官周边的结构均属疏松结缔组织，因此在显微镜下难以明确分辨各处界限（▶图2–11），即疏松结缔组织中组成筋膜的胶原纤维与周围神经及血管周边疏松结缔组织中的胶原纤维呈连续分布。

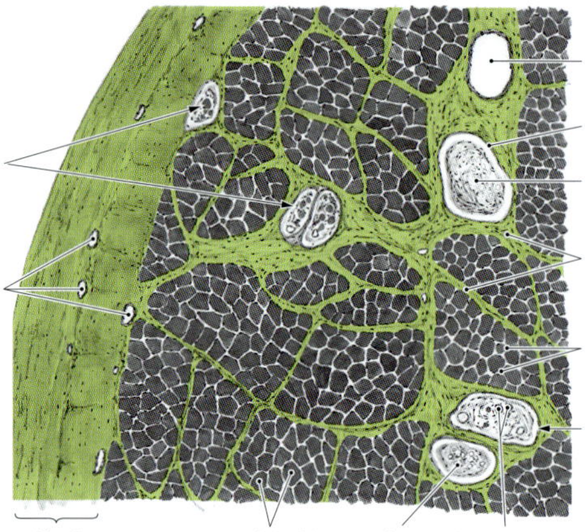

▶图2-11　肌肉纤维与疏松结缔组织的分界

筋膜与“云”类似

笔者认为，位于肌肉之间的筋膜，与周围神经外膜、血管外膜及滑膜囊相连。因此通过肉眼观察并移动后，能够在直观上理解。这点与“云”类似：因为云内部包含着冰晶等物质，从地面上远眺能够直接辨识其形状；然而，欲探究其中的微小结构时，就会发现云与其周围相连，并无界限。

理解筋膜结构的难点在于疏松结缔组织中的筋膜、周围神经的外膜、血管外膜及滑膜囊皆由疏松结缔组织中变更朝向的胶原纤维所组成，越是微小的结构，其与周围的界限越模糊。

疏松结缔组织中基质减少引发的问题

可以推测，当肌肉周边疏松结缔组织中的基质相对减少，陷入基质损耗（matrix deple）的状态时，不仅会降低灵活性，还会在运动时发生拉拽周围神经及血管的问题，这是因为基质损耗处的胶原纤维与其附近的周围神经及血管相连，导致后者伸展性下降。而在被拉拽的神经及血管的外膜中，分布着微小的神经（神经的神经、血管的神经）。这些神经受疏松结缔组织中基质损耗的影响，会丧失原有的灵活性，患者会有异常感。

因此，依据解剖学证据支持，治疗策略1“恢复疏松结缔组织的基质”，具有最值得期待的治疗效果。

以往治疗策略的疗效判断仅依赖指尖的感受，而采取此治疗策略后，可通过超声将治疗效果可视化。其最大的益处在于，可通过肉眼直接把握治疗效果。

参考文献

[1] Abraham DJ, et al: New developments in fibroblast and myofibroblast biology: implications for fibrosis and scleroderma. Curr Rheumatol Rep9(2): 136–143, 2007.

[2] Driskell RR, et al: Understanding fibroblast heterogeneity in the skin. Trends Cell Biol25(2): 92–99, 2015.

[3] Mia MM, et al: The pro–fibrotic properties of transforming growth factor on human fibroblasts are counteracted by caffeic acid by inhibiting myofibroblast formation and collagen synthesis. Cell Tissue Res363(3): 775–789, 2016.

[4] Liu X, et al: Type Ⅰ collagen induces mesenchymal cell differentiation into myofibroblasts through YAP–induced TGF–β1 activation. Biochimie150: 110–130, 2018.

[5] Schulz JN, et al: New developments on skin fibrosis—Essential signals emanating from the extracellular matrix for the control of myofibroblasts. Matrix Biol68–69: 522–532, 2018.

[6] Hubbard TJ, et al: Ankle ligament healing after an acute ankle sprain: an evidence–based approach. J Athl Train43(5): 523–529, 2008.

[7] Weiss JA, et al: Evaluation of a new injury model to study medial collateral ligament healing: primary repair versus nonoperative treatment. J Orthop Res9(4): 516–528, 1991.

[8] Pearce CJ, et al; ESKKA–AFAS Ankle Instability Group: Rehabilitation after anatomical ankle ligament repair or reconstruction. Knee Surg Sports Traumatol Arthrosc24(4): 1130–1139, 2016.

[9] 井原秀俊: 靭帯・関節包　損傷の修復. 越智隆弘 (総編) , 中村利孝, 吉川秀樹 (編): 運動器の生物学と生体力学　最新整形外科大系1. pp.140–147, 中山書店, 2008.

[10] Allen MR, et al: Periosteum: biology, regulation, and response to osteoporosis therapies. Bone35(5): 1003–1012, 2004.

[11] Karner CM, et al: Glucose metabolism in bone. Bone115: 2–7, 2018.

[12] Yi SJ, et al: Bone remodeling: histone modifications as fate determinants of bone cell differentiation. Int J Mol Sci27; 20(13), pii: E3147. 2019.

[13] Poussa M, et al: The osteogenic capacity of free periosteal and osteoperiosteal grafts. A comparative study in growing rabbits. Acta Orthop Scand50(5): 491–499, 1979.

[14] Wang T, et al: Osteogenic differentiation of periosteal cells during fracture healing. J Cell Physiol232(5): 913–921, 2017.

[15] Dekoninck S, et al: Stem cell dynamics, migration and plasticity during wound healing. Nat Cell Biol21(1): 18–24, 2019.

[16] Soundararajan M, et al: Fibroblasts and mesenchymal stem cells: Two sides of the same coin? J Cell Physiol233(12): 9099–9109, 2018.

[17] Stempien–Otero A, et al: Molecular networks underlying myofibroblast fate and fibrosis. J Mol Cell Cardiol97: 153–161, 2016.

[18] Darby IA, et al: The myofibroblast, a key cell in normal and pathological tissue repair. Cell Mol Life Sci73(6): 1145–1157, 2016.

[19] Jun JI, et al: Resolution of organ fibrosis. J Clin Invest2; 128(1): 97–107, 2018.

[20] Coelho NM, et al: Contribution of collagen adhesion receptors to tissue fibrosis. Cell Tissue Res365(3): 521–538, 2016.

[21] Zhao S, et al: Reduction of intraarticular adhesion of knee by local application of rapamycin in rabbits via inhibition of fibroblast proliferation and collagen synthesis. J Orthop Surg Res11: 45, 2016.

[22] Sasabe R, et al: Effects of joint immobilization on changes in myofibroblasts and collagen in the rat knee contracture model. J Orthop Res35(9): 1998–2006, 2017.

[23] Jiang S, et al: Endoplasmic reticulum stress dependent ROS production mediates synovial myofibroblastic differentiation in the immobilization–induced rat knee joint contracture model. Exp Cell Res15; 369(2): 325–334, 2018.

[24] Young RA: The ground substance of connective tissue. J Physiol16(5–6): 325–350, 1894.

[25] Vernon S: The importance of ground substance in surgical concepts. Am J Surg92(3): 361–369, 1956.

[26] Beachley V, et al: Extracellular matrix particle–glycosaminoglycan composite hydrogels for regenerative medicine applications. J Biomed Mater Res A106(1): 147–159, 2018.

[27] Stecco C: Functional Atlas of the Human Fascial System. p.98, Churchill Livingstone, 2015.

[28] Iwanaga T, et al: Morphology and functional roles of synoviocytes in the joint. Arch Histol Cytol63: 17–31, 2000.

[29] 藤田尚男, 藤田恒夫 (原著) , 岩永敏彦, 他 (改訂): 標準組織学 総論 第6版. 医学書院, 2022.

[30] Hromada J: On the nerve supply of the connective tissue of some peripheral nervous system components. Acta Anat55: 343–351, 1963.

[31] Lincoln J, et al: Innervation of normal human sural and optic nerves by noradrenaline– and peptide–containing nervi vasorum and nervorum: effect of diabetes and alcoholism. Brain Res632(1–2): 48–56, 1993.

[32] Witter K, et al: How many layers has the adventitia? —Structure of the arterial tunica externa revisited. Anat Histol Embryol46(2): 110–120, 2017.

第2篇

关节功能障碍的运动疗法

第1章 肩关节

肩关节由肩胛骨、锁骨及肱骨组成。其包含3种**解剖学关节**及3种**功能性关节**：前者均具有滑膜性连接；后者不具有滑膜性连接，其功能为帮助前者完成联动（▶图1-1）。

笔记
功能性关节
不具有滑膜性连接的关节

肩挛缩和脱臼导致的不稳定问题，是临床上导致抬肩时疼痛和活动度受限的原因。多数情况下，引起活动度受限与**不稳定**的具体原因为属球窝关节的盂肱关节难以保持在正中位置。

1 肩关节灵活性和稳定性的病理要点

（1）肩关节的灵活性障碍

a. 正常情况下的肩关节上举运动

解剖学关节

- 盂肱关节：此关节由**肩胛骨的关节盂与肱骨的肱骨头组成**。肱骨头在关节盂表面做**滚动**、**滑动及自旋运动**（▶图1-2）。在上抬肩关节时，首先会发生**不稳定滚动**（ship roll），其后发生**滚动**（ball roll）和**滑动**（gliding），而**自旋**（rotation）最大可转动70°，直到到达肩部最大外旋位。特别是肱骨的外旋，在肩胛骨外展到达60°时其约为60°，当外展超过150°后其会继续提升超过10°。因此，若盂肱关节相关部位灵活性降低，会导致自旋无法顺畅进行，以至于活动度受限。

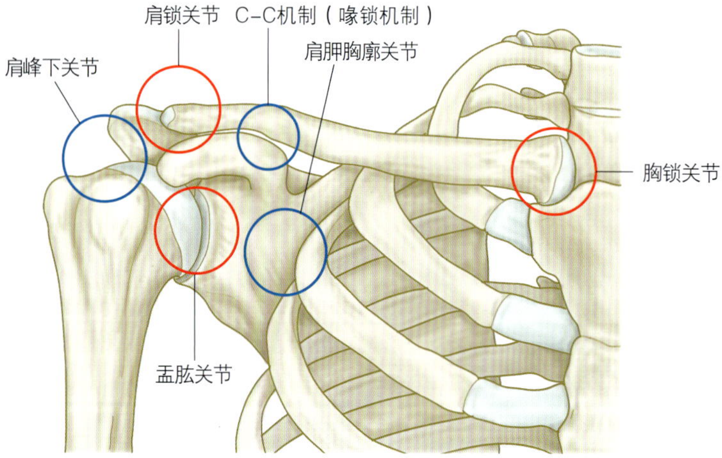

▶图1-1 肩关节复合体
上图中红圈部分为解剖学关节，蓝圈部分为功能性关节

- **肩锁关节**：此关节由**肩胛骨肩峰关节面与锁骨肩峰端关节面**组成（▶图1–3）。在肱骨运动中肩胛骨于胸廓上移动时，肩锁关节为**肩胛骨运动的支点**。同时，肩胛骨的喙突由喙锁韧带与锁骨相连。因此，以通过喙锁韧带与肩锁关节的轴为旋转轴，肱骨外旋时，以此轴为中心肩胛骨做摇摆运动。**胸小肌**位于喙突与胸廓的连接线上，其周边灵活性若降低，便会造成肩胛骨运动障碍，导致上抬肱骨困难。
- **胸锁关节**：此关节由锁骨的**胸骨端关节面和胸骨柄的锁骨切迹**组成，锁骨为其运动支点（▶图1–4）。锁骨在上肢外旋时发生上举、水平伸展及后旋。上举角度从约5°抬升到约15°；水平伸展从约30°开始，抬升到60°；自旋的后旋角度约35°。

功能性关节（▶图1–5）

- **肩峰下关节**：此关节指**喙肩弓**与**大结节**之间的空间。其中喙肩弓由喙突、肩峰与喙肩韧带组成。喙锁关节是不具有滑膜囊的功能性关节，辅助盂肱关节运动。肩袖处于大结节的关节面上，此外**喙肱韧带**于其表层与深层中延伸，**肩峰下囊**则位于喙肱韧带与喙肩弓之间。随着肩部抬高，肩峰下关节能减轻喙肩弓深层的摩擦与冲击。

➜ 喙肩弓
coracoid-acromial arch，C-A arch

➜ 肩峰下囊
sub acromial bursa，SAB

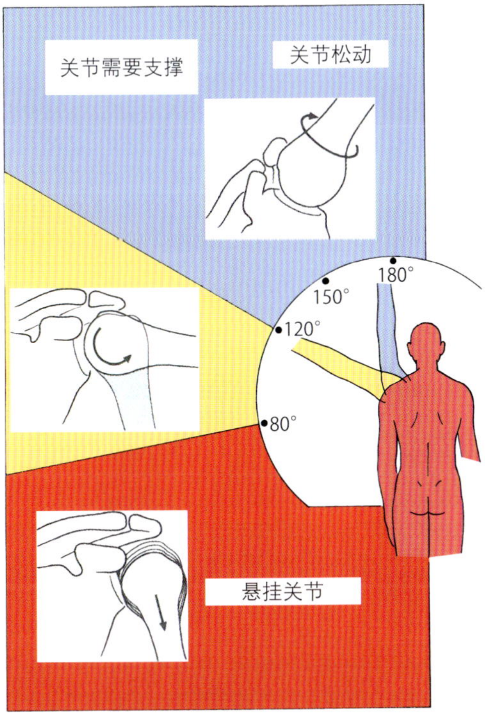

▶图1–2　盂肱关节的运动
（信原克哉：肩—その機能と臨床 第4版．p65，図5–29，30，医学書院，2012より改変）

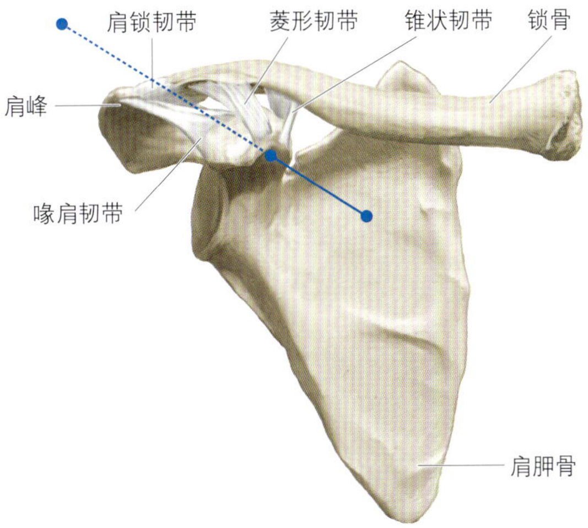

▶图1–3　肩锁关节的运动轴

· 肩胛胸廓关节：此关节位于肩胛骨与胸廓之间。盂肱关节的活动度约为120°，要运动到180°，则需要肩胛骨运动进行辅助。以往一般认为，这种特殊的运动比为2∶1（盂肱关节与肩胛胸廓关节运动比）（▶图1-5），但Sahara团队借助open MRI进行解析后发现，在下垂位时，肩胛骨约有20°前倾并处于轻度下旋位。上肢外旋角度在30°以内时，会发生轻微的肩胛骨内旋及上旋（setting phase）。之后，肩胛骨约50°上旋，约20°后倾，达到最大外展位时肱骨轴与肩胛冈几乎处于同一直线上。随着年龄增长，后倾与上旋角度会降低。

b. 造成灵活性障碍的关键结构

盂肱关节至肩峰下关节

· 盂肱关节上部：冈上肌、冈下肌、喙肱韧带及肩峰下囊为造成该部位活动度受限的结构（▶图1-6）。特别是肩周炎以及肩袖损伤导致的活动度受限，问题多在于喙肱韧带与肩峰下囊。此外，上述结构灵活性降低，会导致肩峰下囊内压上升，引发**夜间疼痛**。

· 盂肱关节前部：该部存在胸大肌、三角肌前部、肱二头肌长头腱、喙肱肌与肱二头肌短头腱的共同腱，以及肩胛下肌腱。另外，大多情况下肌皮神经穿过喙肱肌。在肩周炎以及肩袖损伤造成的活动度受限问题中，三角肌前部肌束的深层与喙肱肌及肱二头肌短头腱共同腱之间发生的滑动性障碍，以及喙肱肌及肱二头肌短头腱共同腱与肩胛下肌之间的滑动性障碍，多会导致在下

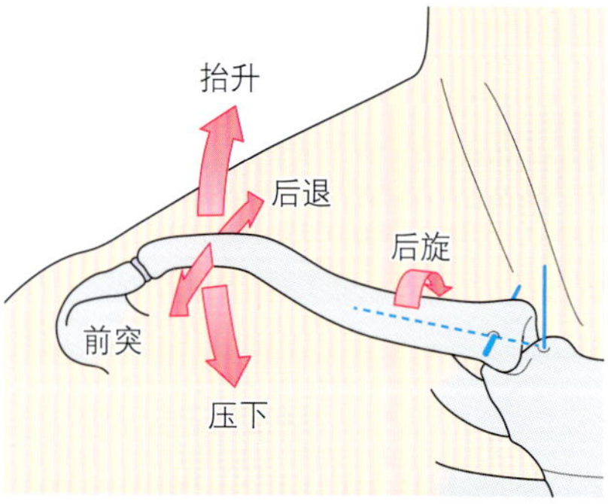

▶图1-4　胸锁关节的运动与运动轴

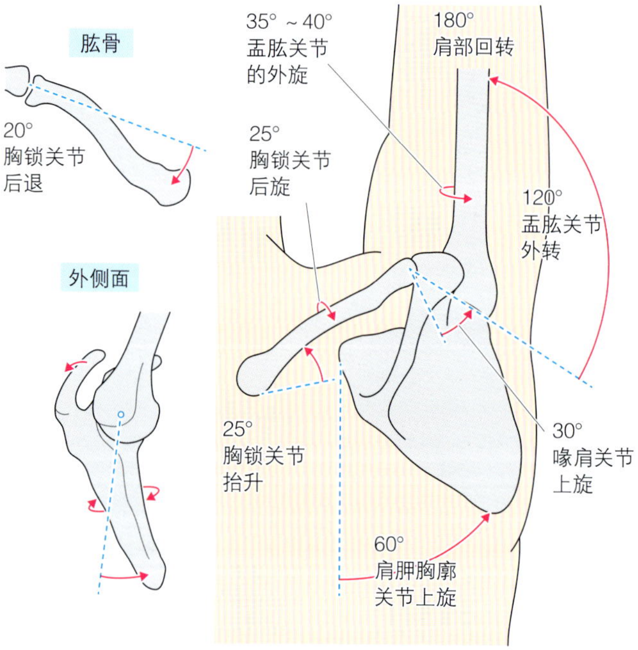

▶图1-5　肩胛骨的动态

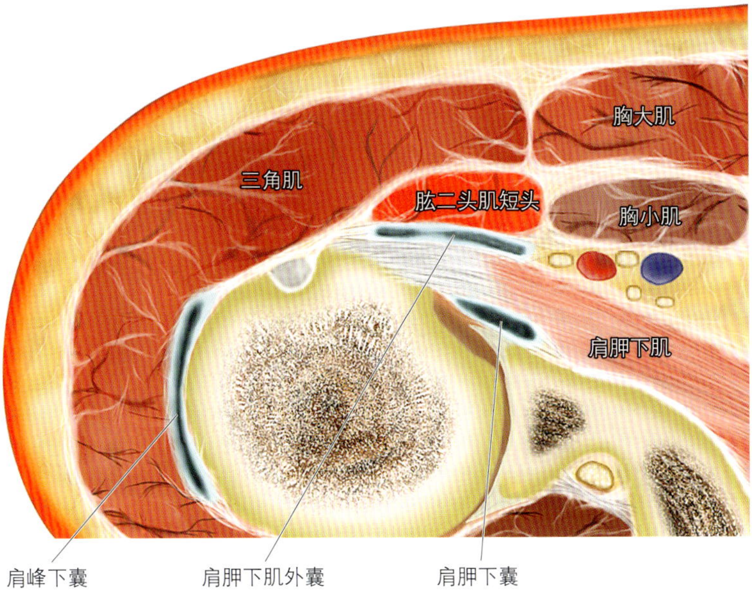

▶图1-6　肩关节前面横截图

［颯田季央：片麻痺の肩関節痛．工藤慎太郎（編著）：運動療法の「なぜ？」がわかる超音波解剖．p29，3-6，医学書院，2014より］

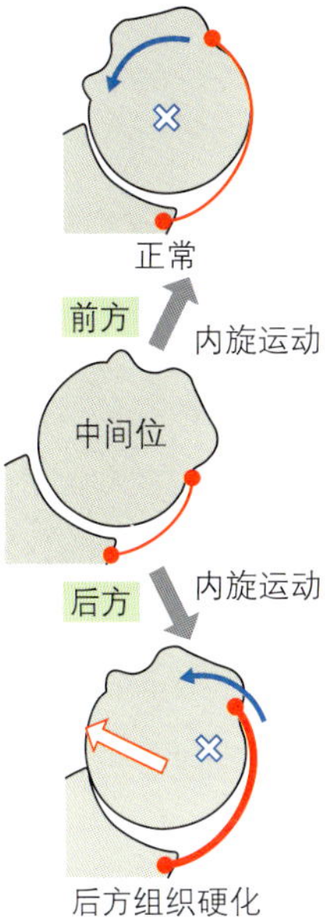

▶图1-7　内旋时肱骨头向前移动

垂位时肩关节外旋受限。

- 盂肱关节后部：**冈下肌**位于盂肱关节后方，在肩部内旋时紧绷。因此冈下肌伸张性降低，不仅会导致内旋受限，而且由于肩关节内旋时会将肱骨头向前推出，还会引发肩部前面的疼痛（▶图1-7）。位于冈下肌深层，紧靠关节窝处存在大量疏松结缔组织，肩胛上动脉及静脉、肩胛上神经均穿行其中（▶图1-8）。此处疏松结缔组织异常会导致冈下肌滑动性降低，多会引起肩关节伸展内旋受限，从而导致背手运动受限。由于三角肌后束位于冈下肌表层，因此还会发生三角肌及冈下肌之间的滑动性降低问题。
- 盂肱关节下部：肩胛下肌下部、大圆肌、肱三头肌长头、小圆肌由前到后分布在此处（▶图1-9）。同时，臂丛后束及由此延伸的分支、旋肱后动脉亦于盂肱关节下部间隙通过。因此，上述肌肉间的疏松结缔组织发生异常时，会引起神经及血管周边的异常感，导致活动度受限。

肩胛胸廓关节至肩锁关节

- 肩胛骨内侧：主管肩胛骨上旋的斜方肌、下旋的肩胛提肌、大菱形肌及小菱形肌存在于此处。要将肩部外展，则需要肩胛骨的外展运动，因此菱形肌群须具有离心收缩性。**副神经**在斜方肌及菱形肌之间延伸，**肩胛背神经**则于菱形肌群深层延伸，上述二者周围若不具备良好的滑动性，则会导致肩胛骨外展受限。
- 肩胛骨外侧：前锯肌存在于此处。控制前锯肌的**胸长神经**、控制背阔肌的**胸**

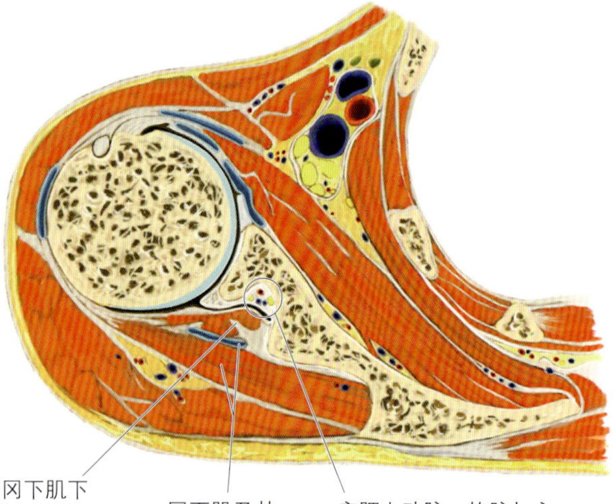

▶图1-8　盂肱关节后部截面图

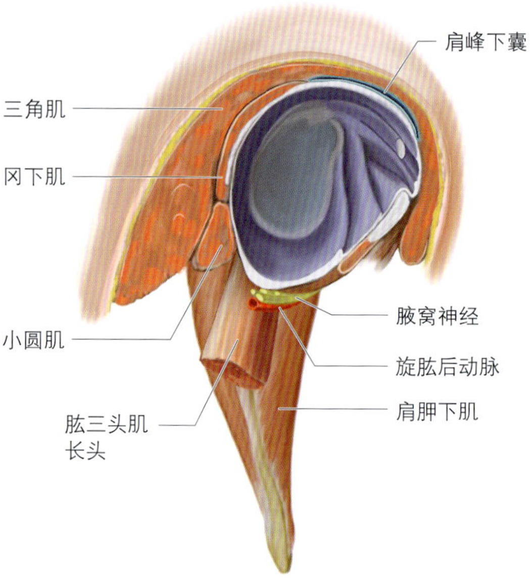

▶图1-9　盂肱关节下部

背神经，以及与之共同延伸的动脉、静脉皆通过前锯肌表层，因此上述神经、血管周围的结缔组织若发生异常，则有可能导致肩胛骨运动受限。

- 锁骨周边：**锁骨**通过肩锁关节以及喙锁韧带控制肩胛骨的运动。因此该处周边伸展性降低，伴随上肢上举的锁骨上举、后退、自旋受限，会导致肩胛骨灵活性降低。特别是锁骨后退、自旋受限，会导致盂肱关节伸展内收内旋时（双手交叉运动）的肩胛骨内收受限，以至于结带动作受限。
- 锁骨下方：锁骨下肌、喙锁韧带以及臂神经丛及锁骨下动脉、静脉通过此处。锁骨下肌及喙锁韧带会限制锁骨上举。此外，臂神经丛及锁骨下动脉、静脉在锁骨后退时受压，因此当神经周边的灵活性降低时，锁骨下压易被限制。

（2）肩关节的稳定性障碍

肩关节的稳定性及动态稳定结构（▶图1-10）

前方稳定性

保持盂肱关节前方稳定性的主要结构为位于前方的关节囊、关节囊韧带、关节唇及肩胛下肌。肩关节属于灵活性高的球窝关节，因此当肩部体位变化，维持其稳定性的韧带及肌肉的部位也会随之变化。

- 肩关节下垂位：盂肱关节上部紧绷带**动喙肱韧带**及**盂肱上韧带**呈紧绷状。肩胛下肌的上部肌束于肩关节前面伸展，发挥动态稳定结构作用。
- 肩关节上举位：盂肱关节下部紧绷带动**盂肱中韧带**及**盂肱下韧带**呈紧绷状。**肩胛下肌的下部肌束**于肩关节前面伸展，发挥动态稳定结构作用。

➜ 动喙肱韧带
corcohumeral ligament，CHL

➜ 盂肱上韧带
supreior glenohumeral ligament，SGHL

➜ 盂肱中韧带
middle glenohumeral ligament，MGHL

➜ 盂肱下韧带
inferior glenohumeral ligament，IGHL

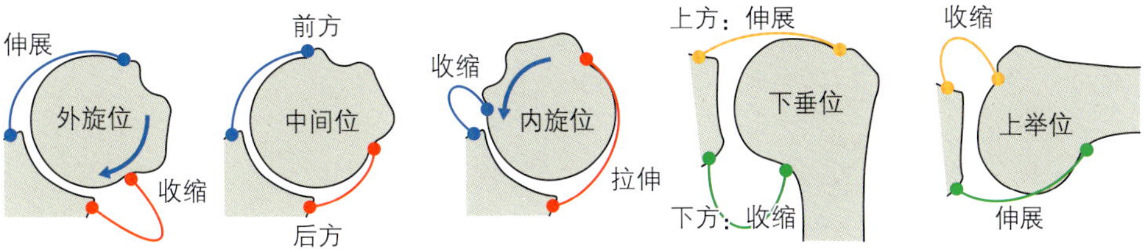

a. 盂肱关节的水平截面　　b. 盂肱关节的冠状截面

▶图1-10　肩关节肢位不同引起的稳定结构的变化

此外，尸检可见，当关节窝向前回转角度超过5° 以及盂肱关节后面的关节囊的紧密度导致上举及内旋时肱骨前移，将引发向前上方的骨头移位（obligate translation）。作为制动上方移位的结构，相比于肩胛下肌及冈下肌，**大圆肌与背阔肌**更为重要。但Graichen团队通过测量人体在被动运动及主动运动时肱骨头的移位，发现当肌肉收缩时肱骨头的移位会减小。此外，研究发现**肩袖损伤**（以冈上肌与冈下肌为中心）会导致外展运动中的前上方骨头移位程度加大。

下方稳定性

在0° 外展位，SGHL对下方稳定性产生影响。当肩胛骨上旋超过10°，下方稳定性会提升。此外，三角肌的中部肌束与后部肌束在制动下方移动时发挥重要作用。

- 肩胛胸廓关节的稳定性：肩胛胸廓关节具备以下3种功能：①扩大活动度；②固定肩胛骨；③提高肌力。

①**扩大活动度**指的是，伴随着盂肱关节运动，在肩胛胸廓关节中肩胛骨发生运动。

②**固定肩胛骨**指的是，肩关节运动时将肩胛骨拉向胸廓。处于肩胛骨与肱骨之间的肌肉收缩后，上肢较肩胛骨质量更大，因此在连接二者的肌肉中产生张力，较轻的肩胛骨被上肢牵引，导致上肢不再可动。此时，处于肩胛胸廓关节中的肌肉将肩胛骨拉向胸廓，使肩胛骨与躯干的重量相对超过上肢，使其得以再度运动。

③**提高肌力**指的是，将肩关节的肌力算作作用于盂肱关节的肌肉与作用于肩胛胸廓关节的肌肉力量的总和。当肩部进行外展运动时，活动的肌肉为三角肌及冈上肌，斜方肌与前锯肌起固定肩胛骨的作用。当三角肌及冈上肌肌力低下时，斜方肌与前锯肌便会发挥代偿作用。然而，若固定肩胛骨的肌肉，即斜方肌与前锯肌发生肌力低下，即便三角肌及冈上肌肌力正常，肩关节的外展肌力亦会降低。为了减少这种误判，在对肩关节进行徒手肌力检查时，必须同时检查起固定肩胛骨作用的肌肉肌力以及不起固定肩胛骨作用的肌肉肌力。

总结

灵活性

肩关节的灵活性，与盂肱关节周边的肌肉、臂神经丛的分支以及血管系统周围的疏松结缔组织的柔软性相关。要明确限制盂肱关节灵活性的部位，可通过肩关节下垂位与上举位处内旋、外旋运动时活动度的受限情况进行推测。同时，亦要重视锁骨及喙突周边的肌肉与周边疏松结缔组织的柔软性，这是因为上述部位保证着肩胛胸廓关节的灵活性。

稳定性

肩关节的稳定性，很大程度上取决于袖肌群能否发挥正常功能。同时，要提高球窝关节的稳定性，则需要保证将肱骨头拉向关节窝的功能正常。这里所谓的正常，不仅指肌肉张力，还包含周边结缔组织产生的张力，即盂肱关节周边的柔软性下降会导致稳定性降低。此外，肩胛骨的位置也会影响稳定性，因此肩胛胸廓关节的功能不可忽视。

2 改善肩关节功能所需的解剖学知识

（1）喙肱韧带（CHL）

喙肱韧带始于喙突周边，止于肱骨近端，位于属关节囊的肩胛骨关节窝与肱骨解剖颈上部，贴于关节囊上面（▶图1-11）。但需注意，很难将喙肱韧带归类为致密结缔组织。有报告指出，喙肱韧带向后扩展，包裹冈上肌及冈下肌。也有报告指出，其与肱二头肌长头腱及肩胛下肌等关节囊前方相连，研究人员推测其主要胶原纤维为Ⅲ型。Ⅲ型胶原纤维又被称为**网状纤维**，通常出现在结构损伤后，还未产生组成关节囊的Ⅰ型胶原纤维的修复过程中。

同时，医生会以喙肱韧带作为治疗对象，通过松解针松解术（注入生理盐水等物质）治疗肩部疼痛。这种疗法通过相对增加基质进而恢复灵活性，以达到减轻疼痛的目的。因此，喙肱韧带不同于普通的致密结缔组织类关节囊，可将其视为疏松结缔组织。换言之，筋膜在冈上肌、冈下肌、肱二头肌及肩胛下肌表面连续延伸，于肩关节的表层上呈疏松结缔组织结构。采取相对增加基质的疗法，可保证喙肱韧带的灵活性。该疗法对确保上述肌群灵活性颇为重要。

此外，肩峰下囊（SAB）存在于喙肱韧带的表层及周边（▶图1-12）。基于笔者自身的解剖知识，肩峰下囊与喙肱韧带属于同一结构的两个部分。类似于关节囊纤维层深层中存在滑膜的结构，可认为肩峰下囊这一滑膜囊附着于喙肱韧带的表面。因此，针对喙肱韧带的徒手疗法，极有可能对肩峰下囊也具有治疗效果。

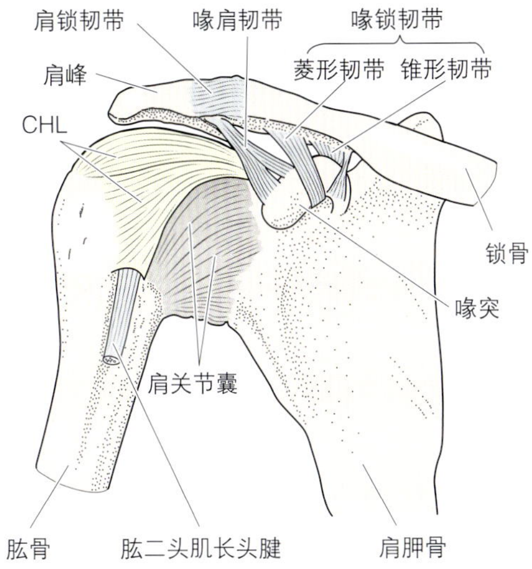

▶图1-11　喙肱韧带（CHL）

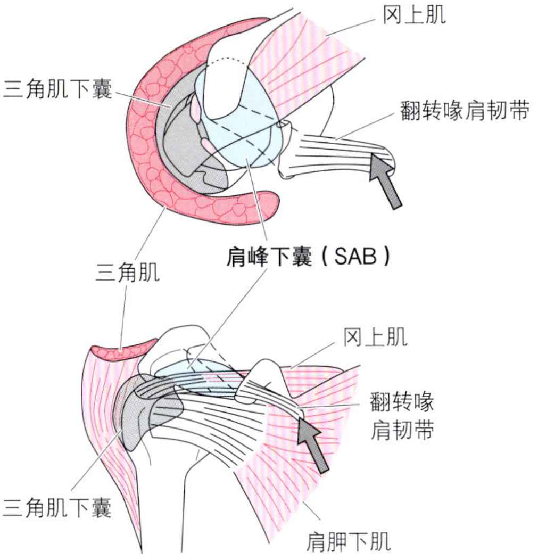

▶图1-12　肩峰下囊（SAB）

（2）肩袖上部与肩峰下囊（SAB）

肩袖上部覆盖喙肱韧带，该处易断裂。肩峰下囊则位于喙肱韧带表层及深层肩袖之间。以往认为，肩袖上部由**冈上肌**的腱附着点组成。但近年研究表明，冈上肌的腱附着点向前方环绕。冈上肌亦将腱附着点向内侧前方延伸，其中21%的情况下于小结节停止（▶图1-13）。同时，在上述情况下冈上肌腱覆盖着结节间沟上部。综上，通过维持肩袖上部状态正常进而保证喙肱韧带及肩峰下囊的灵活性，不仅能给冈上肌带来治疗效果，还能改善冈下肌状况。此外，欲将该治疗效果辐射到冈上肌，则应对与小结节附近肩峰下囊相连接的疏松结缔组织加以治疗。

分布在肩峰下囊的感觉神经为**肩胛上神经**的分支（▶图1-14）。其可分化为**肩峰下皮神经**。因此，当肩峰下皮神经出现时，由于其存在于三角肌的肩峰起始部附近，因此可推测，治疗与该部肩峰下皮神经外膜相连的疏松结缔组织，也会改善与肩峰下囊感觉分支相连的神经状况。通常情况下，同时分布在肩峰下囊的肩胛上神经分支与肩胛上动脉、静脉伴行。

（3）腋神经的延伸路径

腋神经延伸路径的多个所经之处与肩关节运动相关（▶图1-15）。复原腋神经周边疏松结缔组织的基质，对恢复柔软性、灵活性、滑动性具有重要意义。

腋神经是臂丛后束的分支，其前方位于背阔肌与大圆肌的上方，下行至肩胛下肌下缘，后方通过**四边孔**（QLS），即其通过小圆肌下方、肱三头肌长

➔四边孔
quadrilateral space，
QLS

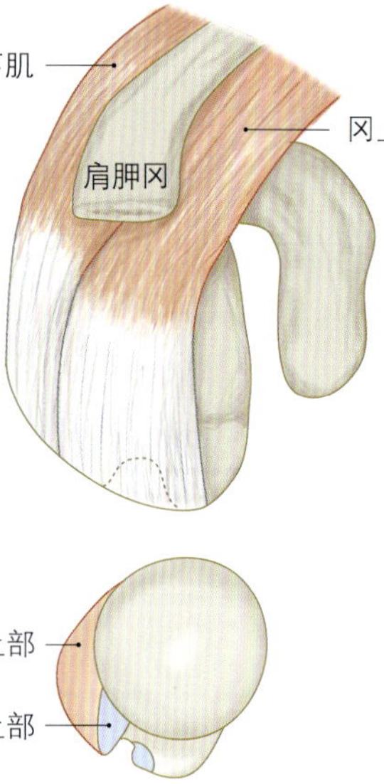

▶图1-13　冈上肌与冈下肌

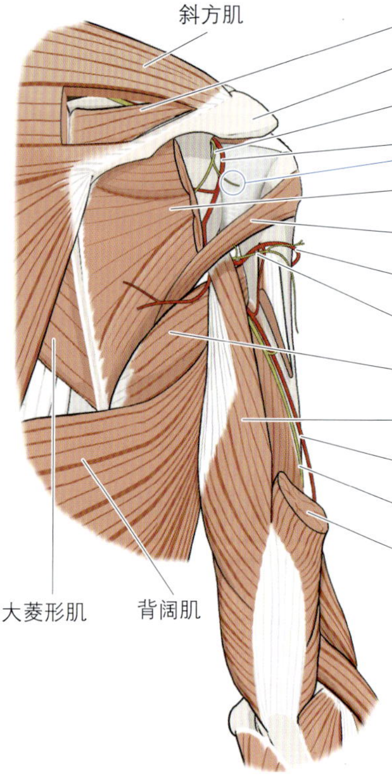

▶图1-14　肩胛上神经至肩峰下囊的感觉分支

［河上敬介，荒川高光：第8章 局所解剖学と体表解剖学．野村嶬（編集）：標準理学療法学・作業療法学 専門基礎分野 解剖学 第5版．p430，図8-31，医学書院，2020より］

头外侧、大圆肌上方，绕行于肱骨外髁颈内侧和外侧后方。在延伸过程中，其向小圆肌伸出肌支，并于三角肌下侧伸出臂**外侧上皮神经（腋神经后支）**。之后，其在外髁颈后方绕行，沿着旋肱后动脉、静脉走向，向三角肌伸出分支（**腋神经前支**）。腋神经分为前支与后支，同时向肩关节周边的疏松结缔组织伸出感觉支。前支与后支分界处产生的分支朝着下部关节囊分布，前支继续向前绕行，随后向上前行朝着肩峰下囊延伸出感觉支，并延伸出结节间沟附近的感觉支。在三角肌深层，沿着腋神经延伸方向分布于周边的疏松结缔组织，宜作为治疗对象。

（4）贯穿胸小肌肌束之间的神经

胸小肌的支配神经，基本都由胸内侧神经与胸外侧神经相互吻合后形成。该神经贯穿胸小肌，于胸大肌的胸肋部等处分布。由于神经贯穿胸小肌，因此其肌束可分为上部与下部（▶**图1-16**）。当上部肌束发达时，可能发生其越过喙突朝向外侧延伸出腱附着点的情况。可将贯穿胸小肌神经周边作为治疗对象。

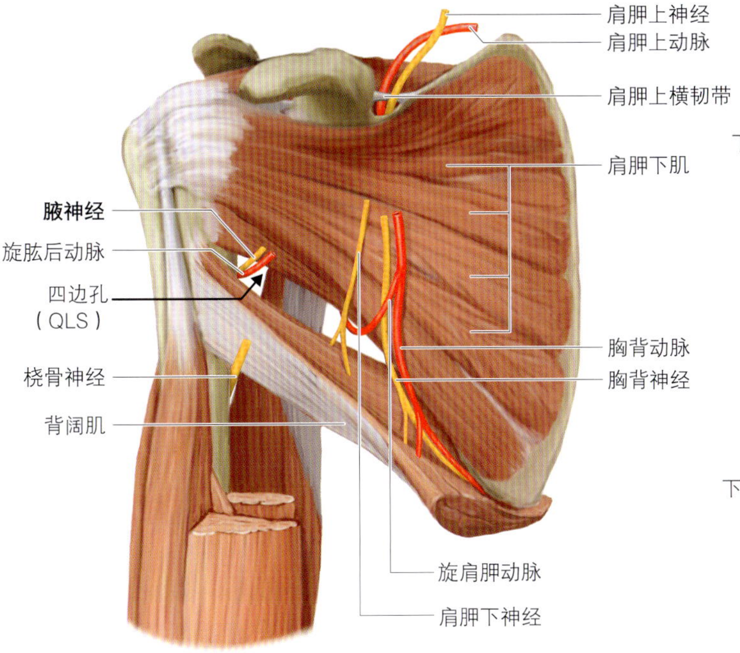

▶图1-15　腋神经前视图

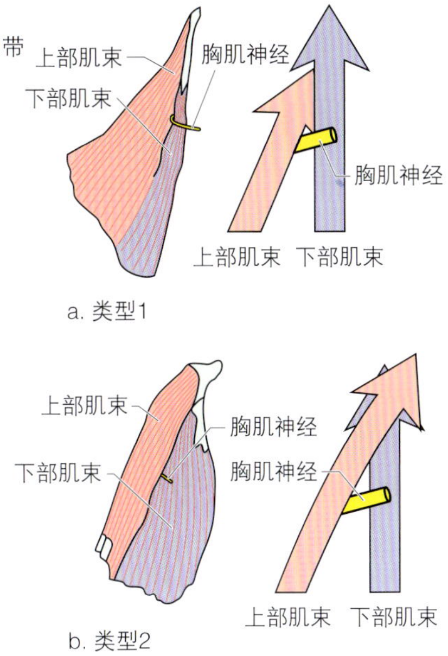

▶图1-16　贯穿胸肌的神经

(5)肩胛骨上角周边的局部解剖学(▶图1-17)

止于肩胛骨上角的肩胛提肌，止于其内侧边缘的大、小菱形肌，以及前锯肌，均由同一系统的神经控制。**肩胛背神经**控制肩胛提肌及大、小菱形肌，**胸长神经**控制前锯肌。上述两种神经基本于臂神经丛的同一位置分开。从解剖学角度来看，可将肩胛背神经与胸长神经视为同种神经。

在前锯肌与肩胛提肌之间，有时会出现无正式命名的变异肌（有时被称为**“迷束”**），从而引发问题。肩胛背神经易出现上述变异肌的浅层延伸，因此可将胸长神经的基部处，即中斜角肌的表层与肩胛背神经一同列为治疗对象。

(6)胸长神经与胸外侧动脉(▶图1-18)

胸长神经与肩胛背神经起点基本一致，前者沿**胸外侧动脉**走向，于前锯肌表层下行。其后，胸长神经于腋窝（胸大肌后方、背阔肌前方）中沿胸廓表层下行。在此期间，前锯肌与腹外斜肌起始点之间，**肋间神经外侧皮支**伸出。该神经又分为前支与后支，而前锯肌处于其后支更靠后的位置上。因此，即便胸长神经与胸外侧神经正常，但位于其前方的肋间神经外侧皮支周边的结缔组织发生异常，也容易导致前锯肌及背阔肌周围的灵活性、柔软性及滑动性下降。

基于笔者的解剖经验，肋间神经外侧皮支与胸长神经及胸外侧动脉周围的皮下组织中，疏松结缔组织数量众多且难以剥离，仅保留神经十分困难。由此可认为，该区域疏松结缔组织异常可导致其灵活性降低。

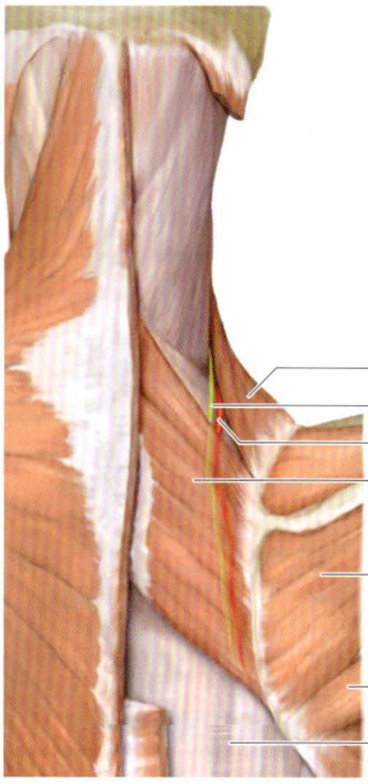

▶图1-17　肩胛背神经

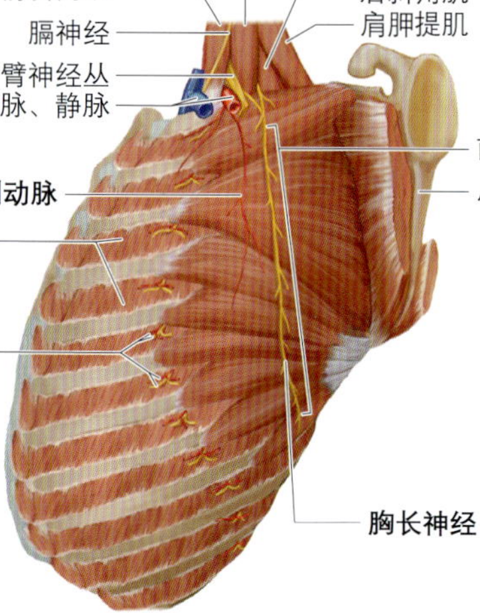

▶图1-18　胸长神经与胸外侧动脉

3 改善肩关节功能的超声引导下疗法

（1）针对肩峰下囊（SAB）周边及喙肱韧带（CHL）的疗法

肩峰下囊（SAB）位于肩关节上方的喙肱韧带表层上，冈上肌位于其深层上。

针对肩峰下囊（SAB）周边的疗法

冈上肌在肩关节外展时发挥一定的外旋作用，因此将肩关节调整至内收内旋位，可使冈上肌伸展。此时为了保证肩峰与大结节间的距离，在向下牵引肱骨的同时，于内收时将骨骼拉离关节窝，使冈上肌进一步伸展，以达到提高肩峰下滑动性的目的（▶图1-19）。

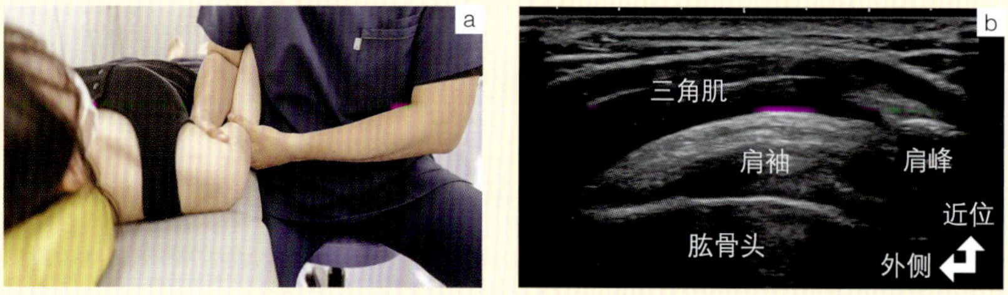

▶图1-19

视频1-19

针对喙肱韧带（CHL）的疗法

喙肱韧带增厚会极大限制内收、外旋运动。针对此种增厚，除了注射治疗，治疗师在压迫喙肱韧带表层结缔组织的情况下使患者肩关节外旋，同时尝试改善喙突下滑囊、喙肱肌与肱二头肌短头共同腱及肩胛下肌间的滑动性（▶图1–20）。

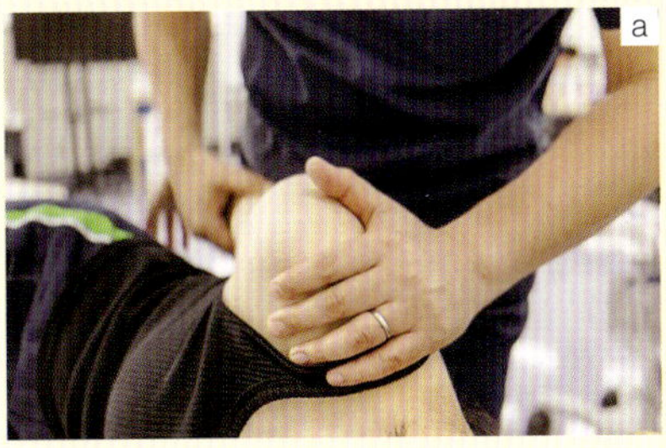

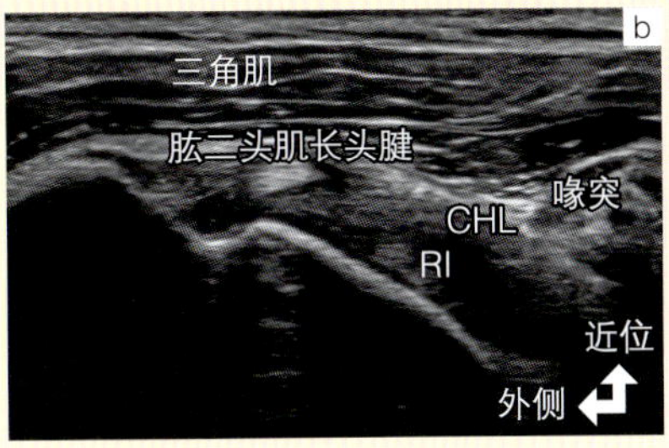

视频1–20

▶图1–20

RI：肩袖间隙（rotator interval）

（2）针对喙肱肌周边结构的疗法

胸大肌与三角肌前部肌束位于**喙肱肌与肱二头肌短头**腱的表层，而肩胛下肌位于其深层。胸大肌、三角肌及肩胛下肌都在肩关节内旋时发挥作用，但喙肱肌与肱二头肌短头并不参与内旋或外旋运动。因此，肩关节在内旋或外旋时，以喙肱肌和肱二头肌短头为界限，胸大肌、三角肌前部及肩胛下肌在上述二者的内外侧滑动。一般认为，喙肱肌与肱二头肌短头腱表层及深层的疏松结缔组织维持着滑动性。

针对喙肱肌周边结构的疗法

自腋窝感触喙肱肌及肱二头肌短头，于表层探索其与胸大肌及三角肌分界点，插入手指；于深层探索其与肩胛下肌的分界点，插入手指，使患者自行进行肩关节的内旋、外旋运动。当手指移向近位时，由于喙突下滑囊存在于喙突深层及肩胛下肌表层，可在近位插入手指（▶图1–21）。

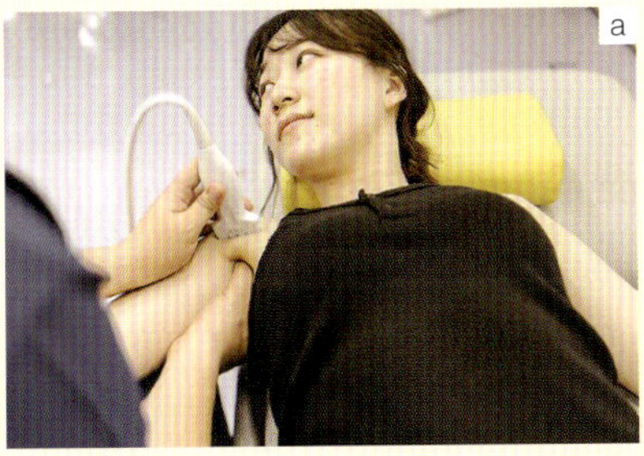

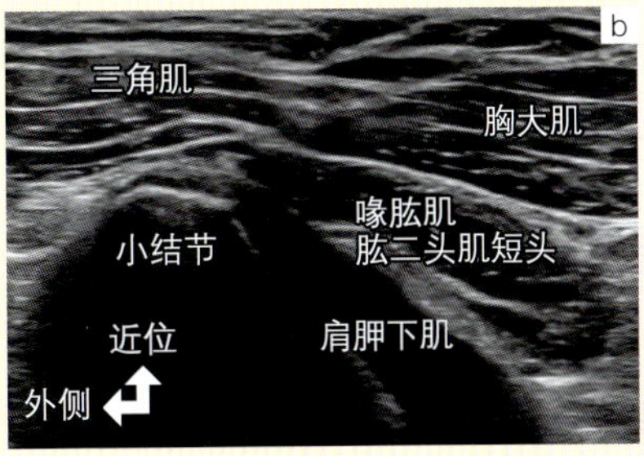

视频1–21

▶图1–21

针对肌皮神经的疗法

肌皮神经贯穿喙肱肌。在肩关节处于90°外展、外旋位时，喙肱肌及肌皮神经位于肩关节前方。这种情况下，通过外力使肩关节水平外展，肌皮神经便会紧绷。此时，可通过徒手方式调整肌皮神经周边的疏松结缔组织（►图1–22）。

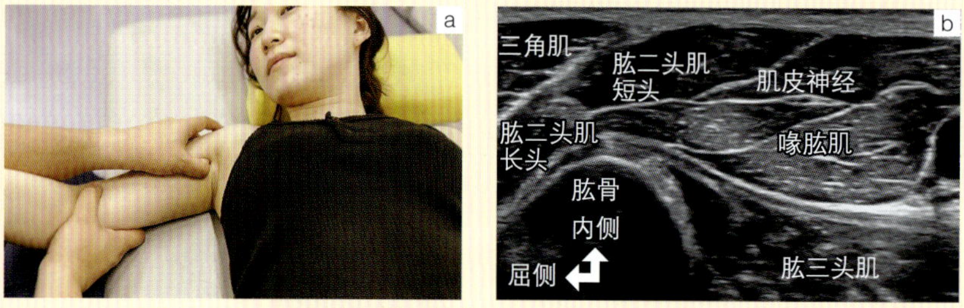

►图1–22

视频1–22

（3）针对冈下肌周边的疗法

冈下肌深层存在疏松结缔组织、肩胛上神经及肩胛上动脉与静脉。冈下肌深层会成为后方关节囊，因此可将此处**疏松结缔组织的致密化**等同于**后方关节囊的增厚**。

针对冈下肌周边的疗法

将肩关节被动外旋，使冈下肌的肌肉长度缩短，并在肌肉放松的状态下从背部压迫冈下肌，用手法沿颅尾方向进行剪切操作。如果活动度有所改善，则从肩关节内旋位进行主动外旋运动，使冈下肌滑动（►图1–23）。

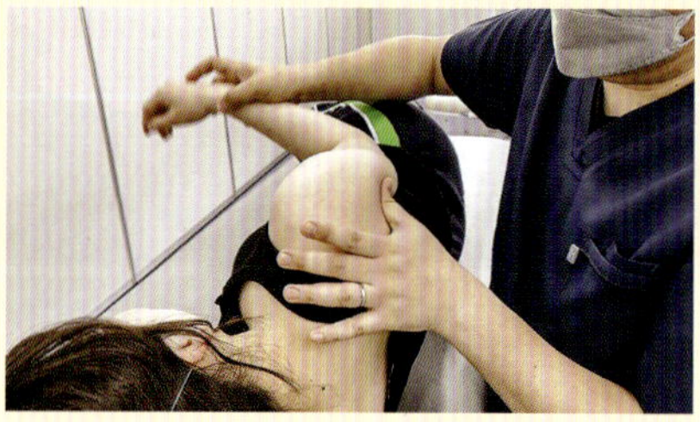

►图1–23

视频1–23

（4）针对四边孔（QLS）的疗法

针对四边孔进行治疗，以**肱三头肌长头**作为重点。

使患者处于侧卧位，吊起其手臂。肱三头肌从上臂的后侧延伸到腋窝，由于肘关节的屈曲和伸展会改变其紧张度，因此容易触及肱三头肌长头的边缘。

针对肱三头肌长头及其周边的疗法

自上臂后面朝腋窝进行触诊，可在肱三头肌长头的前方感知到其与大圆肌的分界处，而在肱三头肌长头的后方深层处可感知到其与小圆肌的分界处。分别在上述肌肉之间深度插入手指，通过肘关节的屈曲、伸展运动，令肱三头肌长头滑动，由此调整上述肌肉间的结缔组织（▶图1-24、图1-25）。

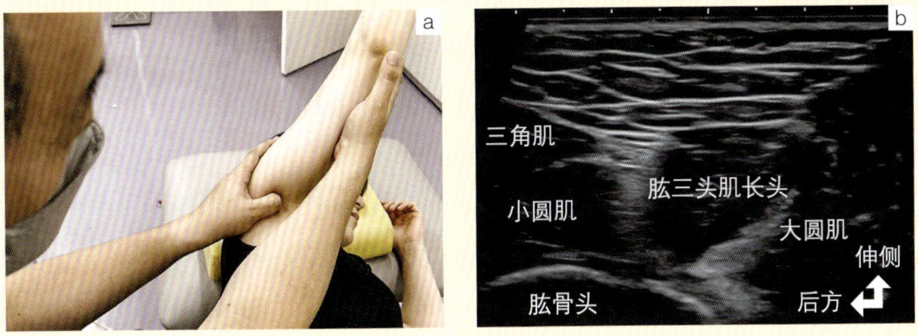

▶图1-24　针对小圆肌及肱三头肌肌肉间的疗法

视频1-24

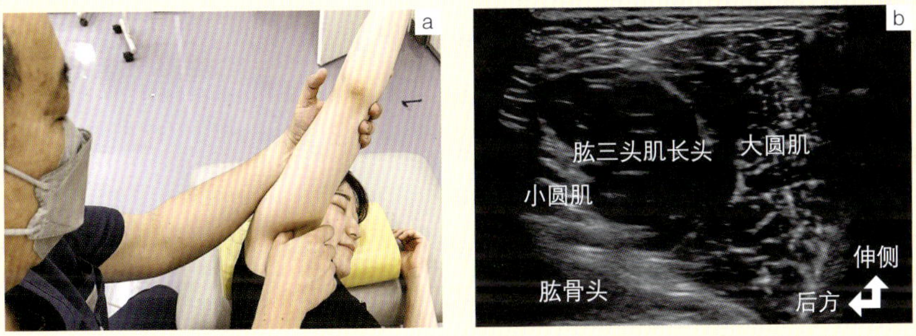

▶图1-25　针对大圆肌与肱三头肌肌肉间的疗法

视频1-25

针对大圆肌及肩胛下肌肌肉间的疗法

将大圆肌前方向关节窝方向进行压迫，可触摸到位于其深层的肩胛下肌。压迫此部位的结缔组织，在大圆肌与肩胛下肌之间插入手指，伴随着肩关节内旋，将大圆肌向外侧后方进行压迫，扩大其与肩胛下肌之间的空间（▶图1-26）。

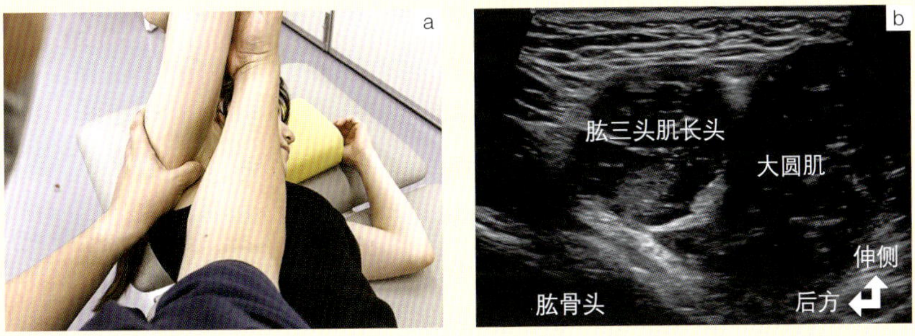

▶图1-26

视频1-26

通过以上操作，可增加腋神经及旋肱后动脉、静脉周围结缔组织的灵活性，进而扩展上举位时内旋、外旋的活动度。

（5）针对副神经、肩胛背神经周围的疗法

副神经分布在肩胛骨内侧面，通过斜方肌深层以及肩胛提肌与菱形肌的表层。**肩胛背神经**穿过中斜角肌，控制肩胛提肌与菱形肌，副神经不穿过中斜角肌。肩胛骨内侧的疼痛，有可能源于神经本体的疼痛。即使利用超声技术，依然难以明确反映出副神经与肩胛背神经的情况。

提升副神经、肩胛背神经周围滑动性的疗法

由于副神经、肩胛背神经皆于肌肉间结缔组织中穿行，因此与直接对神经进行徒手治疗相比，更有效的方法是通过徒手操作改善肌肉间的滑动性（▶图1-27）。特别是菱形肌在脊柱处朝外侧下方延伸，斜方肌的中部及下部纤维分别向外侧及外侧上方延伸。上述肌肉在延伸中会发生交叉，易产生摩擦压力。提高副神经、肩胛背神经周边的滑动性十分重要。

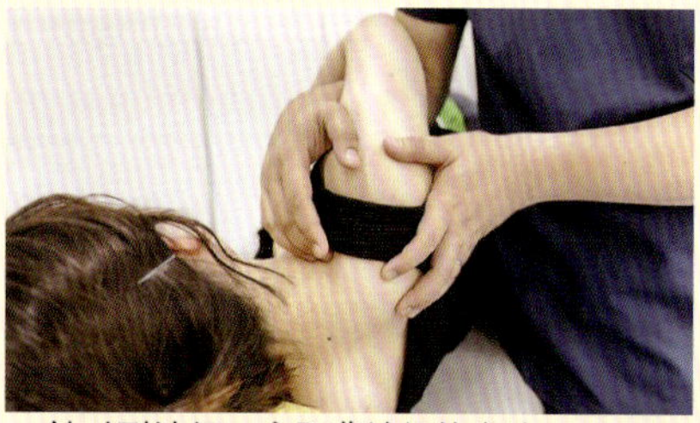

a. 针对副神经、肩胛背神经的疗法

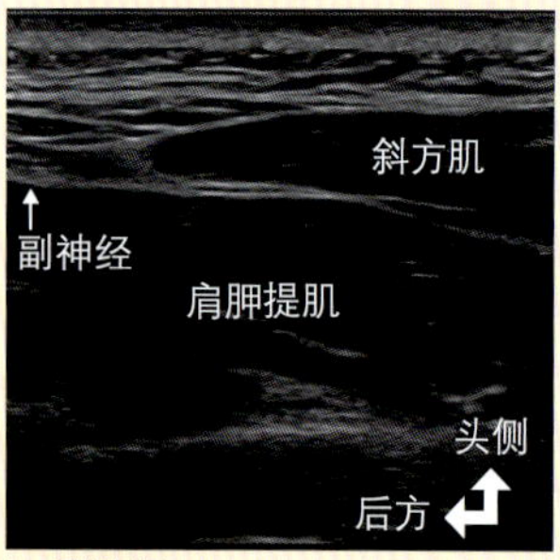

b. 副神经

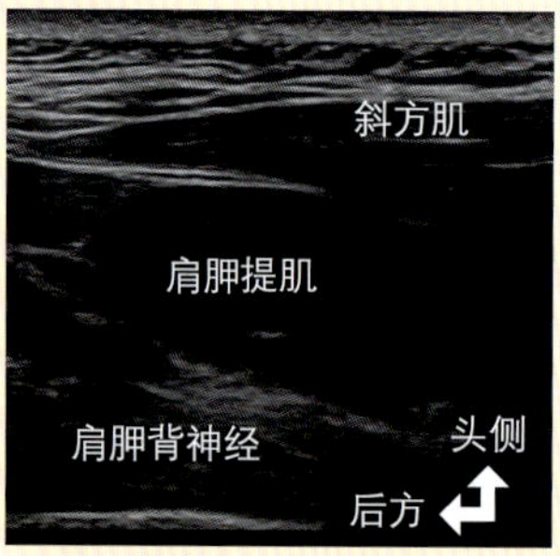

c. 肩胛背神经

▶图1-27

视频1-27

（6）针对胸长神经、胸背神经周围的疗法

胸长神经穿过前锯肌的表层及背阔肌的前方，**胸背神经**则穿过前锯肌的表层及背阔肌的深层。上肢上举时，背阔肌于前锯肌表层向前方滑动。此外，胸长神经与胸背神经皆是臂神经丛的分支，上肢上举时当臂神经丛被牵引到远端，胸长神经和胸背神经则将向头侧滑动。当上述神经周围的疏松结缔组织异常，两种神经被固定在胸廓上，则在上肢上举时会出现胸长神经及胸背神经过度伸展的问题，导致上举受限。

提升胸长神经、胸背神经周围滑动性的疗法

使患者处于侧卧位，吊起其手臂。在背阔肌腹侧对胸廓进行垂直压迫，对绳索状的胸背神经及胸长神经进行触诊。通过徒手操作，使神经周围的结缔组织向神经的长轴方向即颅尾方向滑动（▶图1–28）。

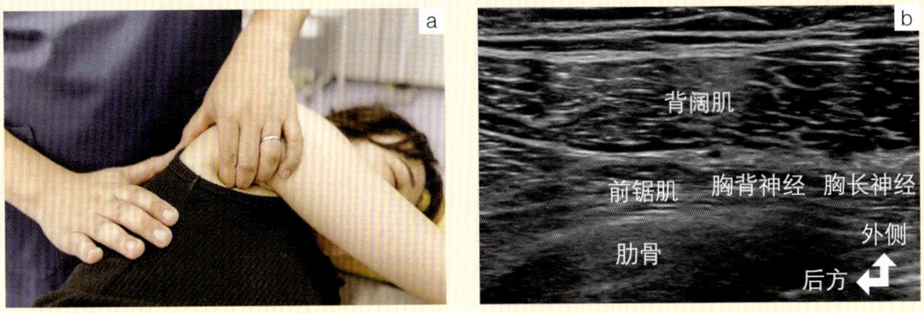

▶图1–28

视频1–28

（7）针对锁骨下肌、喙锁韧带周围的疗法

锁骨下肌及喙锁韧带周围处于锁骨下部及喙突的周围，因此该处存在**臂神经丛与锁骨下动脉及静脉**。此外，**胸小肌**位于喙突下方，在其头侧到表层范围内分布着**胸内侧、外侧神经**。存在于喙突及锁骨之间的臂神经丛以及大量分布于锁骨下动脉及静脉周围的疏松结缔组织，维持着神经与血管的灵活性。因此，上述疏松结缔组织发生异常，会导致臂神经丛、锁骨下动脉及静脉灵活性下降，进而导致肩胛骨灵活性降低。

提升锁骨至喙突之间灵活性的疗法

笔者团队对患者的锁骨至喙突之间进行压迫，通过使肩胛骨及锁骨运动，提升该部位疏松结缔组织的灵活性（▶图1–29）。

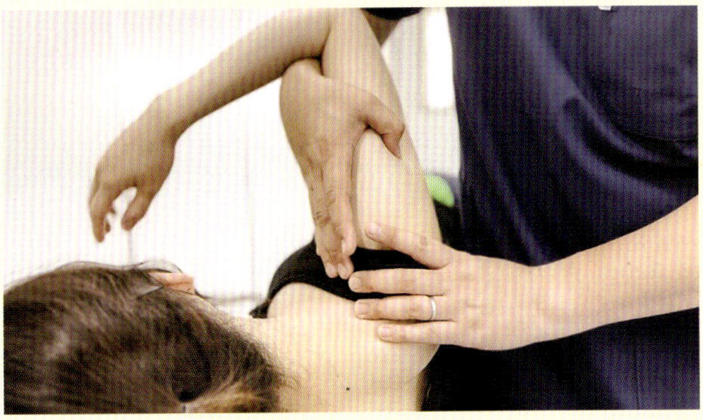

▶图1–29

视频1–29

针对胸前神经的疗法

在喙突尖端，胸内侧、外侧神经于胸小肌及胸大肌之间穿行，其周围也存在疏松结缔组织，维持着神经的灵活性。

此时，触摸到胸小肌表面的条索状神经，由外侧向内侧压迫神经，使肩关节进行内旋、外旋运动（▶图1-30）。胸内侧、外侧神经也分布在胸大肌，当其灵活性降低，在肩关节外旋时，会导致胸大肌向外侧的灵活性受限。因此，上述疗法对外旋受限情况严重的患者十分有效。

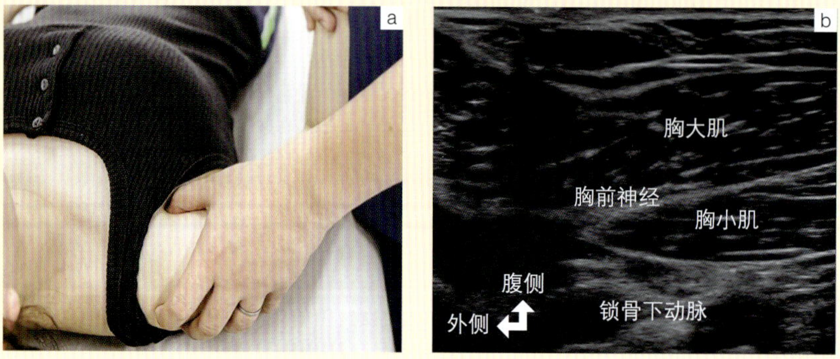

▶图1-30

视频1-30

（8）肩袖肌群的稳定性训练

一方面，肩袖肌群的张力对维持盂肱关节的稳定性至关重要。另一方面，当盂肱关节发生挛缩时，会导致将肱骨头拉向关节窝的力量不足。因此，应同时进行稳定性训练和挛缩治疗。

以下为肩袖肌群训练的原则。

肩袖（rotator cuff）训练的原则（●表1-1）

①除治疗挛缩外，应在提高肱骨头向心性的状态下进行训练。

②当肩内旋时，冈下肌与后下方的关节囊会紧绷，因此肩胛骨前倾并外展。在前倾外展位，内外旋的扭矩比为13%～24%，会降低20%。此

●表1-1　肩袖（rotator cuff）训练要点

	单独收缩	复合收缩	闭链运动（CKC）
冈上肌	30°～60°的肩胛骨面抬升	于俯卧位100°的水平外转位进行外转（冈下肌与冈上肌）	・肩上推举（冈上肌） ・俯卧撑（冈下肌） ・于45°屈曲位进行划船运动（肩袖肌群） ・屈曲外转外旋的离心收缩（小圆肌、肩胛下肌、冈上肌） ・肩胛骨冲击（肩胛下肌、小圆肌、冈上肌）
冈下肌	于下垂位外旋（站立位） 于侧卧位肩外旋		
小圆肌		于站立位进行120°以上的屈曲运动（外旋位）（小圆肌与肩胛下肌）	
肩胛下肌	抬起	伸展内转内旋模式（肩胛下肌与小圆肌） 自90°屈曲位进行伸展（肩胛下肌与小圆肌）	

外，肩峰与大结节间距离降低，易发生碰撞。因此，应在外旋位时进行训练。

③从肌肉运动的训练出发，检查肌肉收缩时其滑动性及厚度的变化。在复合型肌肉收缩、负重及半负重训练中，通过促进同时收缩与固有感觉进而提升肩袖稳定性。

具体注意要点

冈上肌在外展运动时会产生少量外旋扭矩。在肩胛骨面抬升30°~60°时与三角肌造成的上方位移相拮抗，将骨骼拉向关节窝。

冈下肌与小圆肌在下垂位外旋时力矩增大，肌肉收缩更明显，因此适宜在上述情况下进行训练。

有报告称，**肩胛下肌**在90°外展位时，其上部力矩变化微小，而下部力矩有所延长。但需注意，90°屈曲位的内旋易造成撞击，因此宜在经过屈曲位处于伸展状态时进行训练。

特别是在**俯卧位进行水平外展**时，由于冈下肌肌力低下，自发外旋活动度变小，易发生撞击，妨碍正常的水平外展（▶图1-31）。当冈下肌能够正常收缩，水平外展恢复正常，肩胛骨也可进行内收与后倾。由于肩胛骨后倾，可以避免撞击。

（9）肩胛胸廓关节周边肌肉的稳定性训练

肩胛胸廓关节周边肌肉的训练原则（●表1-2）

➜ 肩胛胸廓关节周边肌肉
inter scapulo-thoracic muscles

①与肩袖训练相同，避免在肩关节上举位进行内旋。

②进行复合运动时，首先确认肩袖功能是否正常。

具体注意要点

前锯肌活动与增加上肢上举的肌肉运动相关，但要注意此时撞击风险增高，须在较小上举角度下，上举上肢。

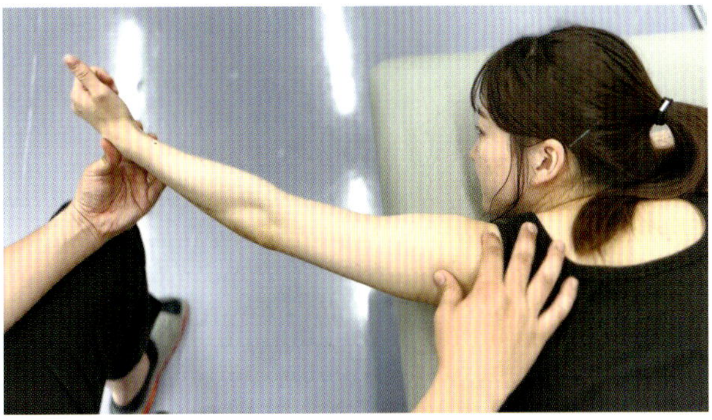

▶图1-31　肩袖肌群稳定性训练

视频1-31

● 表1-2　肩胛胸廓关节周边肌肉训练要点

	单独收缩	复合收缩		闭链运动连锁（CKC）
前锯肌	・于仰卧位进行肩胛骨外转（肩水平屈曲、肘屈曲45°） ・于仰卧位进行肩胛骨冲击	・于90°外转位进行外旋（前锯肌与斜方肌） ・于外旋位进行120°以上或80°以下的肩胛骨平面外展（斜方肌上部与下部）	・伸展、内转、内旋模式（前锯肌、斜方肌下部） ・屈曲、外转、外旋模式（离心）（斜方肌下部、前锯肌）	・俯卧撑（前锯肌） ・斜方肌上部
斜方肌	・耸肩（上部、中部） ・于俯卧位135°外转位进行水平外转（中部、下部、上部）	・于90°外转位进行IR（斜方肌下部、菱形肌） ・于俯卧位进行划船运动（斜方肌与菱形肌）		・于站立位135°屈曲位进行划船运动（菱形肌与斜方肌）
菱形肌	・于90°、45°屈曲位进行划船运动			

斜方肌下部使肩胛骨后倾及外旋，对避免产生撞击十分重要。在不同上举角度下，斜方肌内部运动不同，具体来说：0°～60°时斜方肌上部发挥重要作用，90°～120°时斜方肌中部发挥重要作用，90°以上的上举时斜方肌下部发挥重要作用。

参考文献

[1] Sahara W, et al: Three-dimensional clavicular and acromioclavicular rotations during arm abduction using vertically open MRI. J Orthop Res 25: 1243-1249, 2007.

[2] Sahara W, et al: 3D kinematic analysis of the acromioclavicular joint during arm abduction using vertically open MRI. J Orthop Res 24: 1823-1831, 2006.

[3] Endo K, et al: Influence of age on scapulo-thoracic orientation. Clin Biomech 19: 1009-1013, 2004.

[4] Sahara W, et al: The glenohumeral micromotion and influence of the glenohumeral ligaments during axial rotation in varying abduction angle. J Orthop Sci 25: 980-985, 2020.

[5] Kikuchi K, et al: Scapular inclination and glenohumeral joint stability: a cadaveric study. J Orthop Sci 13: 72-77, 2008.

[6] Harryman DT 2nd, et al: Translation of the humeral head on the glenoid with passive glenohumeral motion. J Bone Joint Surg Am 72: 1334-1343, 1990.

[7] Halder AM, et al: Dynamic contributions to superior shoulder stability. J Orthop Res 19: 206-212, 2001.

[8] Graichen H, et al: Glenohumeral translation during active and passive elevation of the shoulder - a 3D open-MRI study. J Biomech 33: 609-613, 2000.

[9] Tempelaere C, et al: Dynamic Three-Dimensional Shoulder Mri during Active Motion for Investigation of Rotator Cuff Diseases. PLoS One 11: e0158563, 2016.

[10] Halder AM, et al: Dynamic inferior stabilizers of the shoulder joint. Clin Biomech (Bristol, Avon) 16: 138-143, 2001.

[11] Clark JM, et al: II Tendons, ligaments, and capsule of the rotator cuff. Gross and microscopic anatomy. J Bone Joint Surg Am 74: 713-725, 1992.

[12] Arai R, et al: The anatomy of the coracohumeral ligament and its relation to the subscapularis muscle. J Shoulder Elbow Surg 23: 1575-1581, 2014.

[13] Mochizuki T, et al: Humeral insertion of the supraspinatus and infraspinatus. New anatomical findings regarding the footprint of the rotator cuff. Surgical technique. J Bone Joint Surg Am 91 (Suppl 2 Pt 1): 1-7, 2009.

[14] Eckmann MS, et al: Cadaveric Study of the Articular Branches of the Shoulder Joint. Reg Anesth Pain Med 42: 564-570, 2017.

[15] Horiguchi M: The cutaneous branch of some human suprascapular nerves. J Anat 130: 191–195, 1980.
[16] Nasu H, et al: Distribution of the axillary nerve to the subacromial bursa and the area around the long head of the biceps tendon. Knee Surg Sports Traumatol Arthrosc 23: 2651–2657, 2015.
[17] 荒川高光: 大胸筋と小胸筋の筋線維の走行からみた運動療法. 理学療法学 37: 263–265, 2010.
[18] Koizumi M: Two mammalian species in which the intercostal nerves innervate the serratus anterior or scalenus muscles together with the cervical nerves: an important clue to clarify the homology of cervico–thoracic trunk muscles in mammals. Anat Sci Int 94: 295–306, 2019.
[19] Smith J, et al: The effect of scapular protraction on isometric shoulder rotation strength in normal subjects. J Shoulder Elbow Surg 15 (3): 339–343, 2006.
[20] Itoi E, et al: Which is more useful, the "full can test" or the "empty can test," in detecting the torn supraspinatus tendon? Am J Sports Med 27 (1): 65–68, 1999.
[21] Kelly BT, et al: The manual muscle examination for rotator cuff strength. An electromyographic investigationAm J Sports Med 24 (5): 581–588, 1996.
[22] Otis JC, et al: Changes in the moment arms of the rotator cuff and deltoid muscles with abduction and rotation. J Bone Joint Surg Am 76 (5): 667–676, 1994.
[23] Escamilla FR, et al: Shoulder muscle recruitment patterns and related biomechanics during upper extremity sports. Sports Med 39 (7): 569–590, 2009.
[24] Bagg SD, et al: Electromyographic study of the scapular rotators during arm abduction in the scapular plane. American Journal of Physical Medicine 65 (3): 111–124, 1986.

第2章 肘关节

肘关节由**肱尺关节**、**肱桡关节**、**桡尺近侧关节**3个关节组成，与肱骨、桡骨、尺骨相连接。胳膊屈曲或伸展时发挥作用的主要是肱尺关节和肱桡关节，前臂向内向外时发挥作用的主要是肱桡关节和桡尺近侧关节及桡尺远侧关节。

肘关节位于肩关节和手关节的中间位置，由于受到两者位置关系的强烈影响，在临床治疗中需要与肩关节和手关节的功能一起进行治疗和评估。特别是肘关节，外伤和慢性疾病等不仅会导致胳膊屈曲或伸展障碍，同时其内旋、外旋活动也会受到限制。另外，由于运动损伤或者脱臼而引起的胳膊**外翻不稳定性**也会成为问题。

1 肘关节灵活性和稳定性的病理要点

（1）肘关节的活动障碍

a. 正常情况下的肘关节屈曲和伸展运动

● 肱尺关节

肱尺关节是由**肱骨滑车和尺骨滑车切迹**组成的关节，在肱骨滑车上有被称为**滑车中央槽的凹陷**，这种凹陷与滑车切迹上的隆起正相吻合（▶图2-1a、b）。因此作为关节来固定胳膊，负责产生屈曲和伸展运动。滑车切迹在肘部屈曲时沿着前方的滑车中央槽进行移动，在肘部伸展时沿着后方的滑车中央槽移动。由于滑车中央槽后方的槽朝向外侧下方，因此伸展时尺骨取外翻位（10°～15°）。这种生理上的外翻角称为**携带角**（carrying angle）（▶图2-1c）。

肘关节屈曲和伸展运动的运动轴，是类似于把肱骨内上髁的下端与外上髁的下端连接起来的一条线。但是有报道称，实际上运动轴外侧是从屈曲到伸展逐次变化的，分布在侧副韧带的附着表面上。换句话说，当我们从外侧观察右

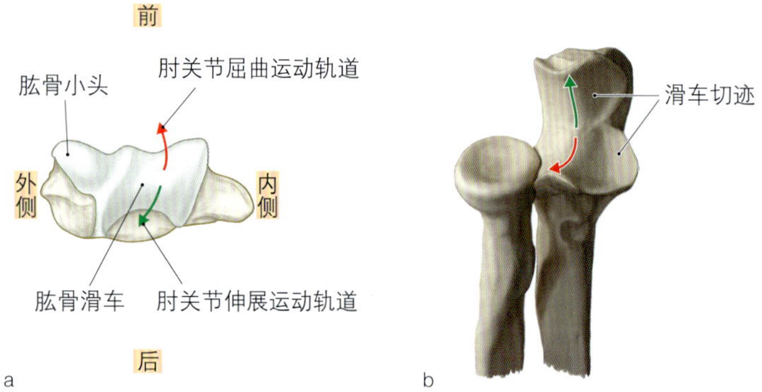

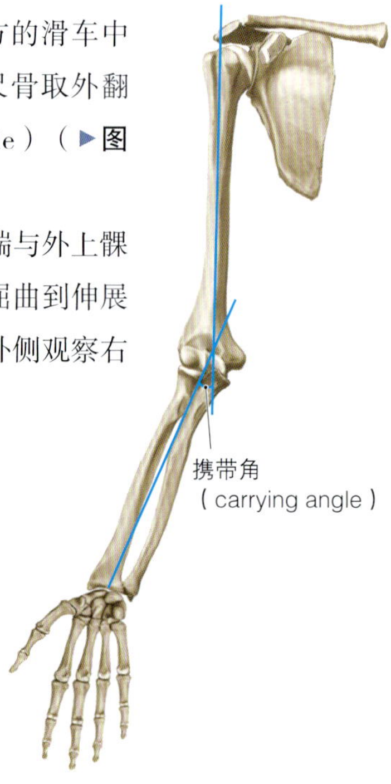

▶图2-1　滑车沟与携带角

肘时，发现它遵循逆时针方向的环形模式进行螺旋运动，而不是纯粹的矢状面运动，伸展时外旋较多，屈曲时外旋较少。

肘关节的屈曲和伸展运动是通过骨头的相撞得以停止的。在屈曲时，**肱骨钩突窝与尺骨钩状突起**相撞而受限停止；伸展时，**肱骨肘头窝与肘头**相撞而受限停止。

肱桡关节

肱桡关节是与手肘的屈曲和伸展运动以及前腕的内转/外转运动相关联的二轴性粒状关节。进行弯曲和伸展运动时，稳定性高的**肱尺关节**成为主体。而前腕进行内旋/外旋运动时，**桡尺近侧关节和桡尺远侧关节**成为主体。也就是说，肱桡关节起着连接肱尺关节和上桡尺关节的作用。因此，肱桡关节周围活动能力低下时，肘关节的屈曲和伸展运动以及前腕的内旋/外旋活动都会受到限制。屈曲最终会因**肱骨桡骨窝与桡骨**的相撞而受限停止。

桡尺近侧关节/桡尺远侧关节

桡尺近侧关节连同桡尺远侧关节一起，发挥着推动前腕进行内旋/外旋运动的作用。**桡尺近侧关节**是由桡骨的环状关节面与尺骨的桡骨切迹所构成的车轴关节，**桡尺远侧关节**由桡骨的尺骨切迹与尺骨构成。前腕内旋/外旋运动的运动轴，是连接桡骨中心和尺骨的一条线，环状关节面在桡骨切迹上旋转（**自旋运动，spin motion**）。而在桡尺远侧关节，桡骨的尺骨切迹在尺骨周围旋转（**雨刷运动，wiper motion**）（▶图2–2）。由于尺骨切迹和尺骨的转动半径不相同，因此在内转时产生了桡骨的并进运动（▶图2–3）。换句话说，前腕的内旋/外旋运动并不是单纯的围绕运动轴进行的回旋运动，而是在桡尺近侧/远

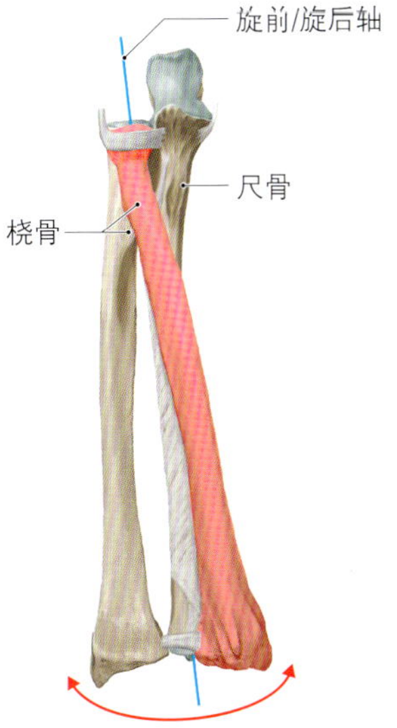

▶图2–2　自旋运动与雨刷运动

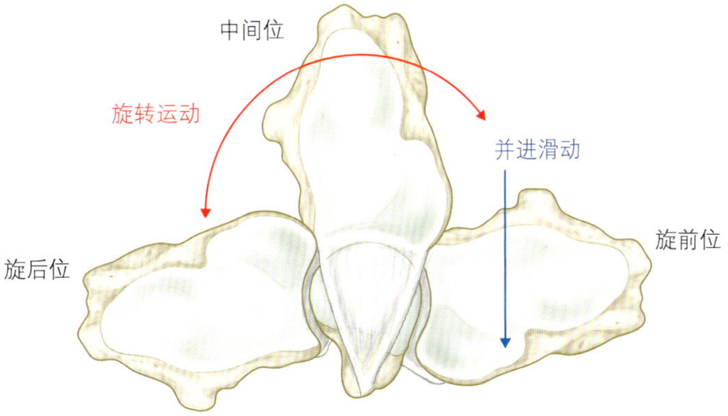

▶图2–3　桡尺远侧关节的并进滑动

桡骨在尺骨周围旋转、并进滑动，进而产生前臂内旋、外旋运动

侧关节进行的包含并进运动在内的三维运动。桡尺近侧关节进行内旋运动时，向着手掌方向即近处的桡侧移动；进行外转运动时，则向着手背即远处的尺侧移动。也就是说，限制前腕的内旋/外旋运动的因素，并不是单纯的自旋运动和雨刷运动，而是三维的运动，因此探明究竟是何种运动因素受到限制是很有必要的。

b. 造成灵活性障碍的关键结构

肱尺关节的前部

在肱尺关节的前侧，**肱肌和盂肱关节滑囊的前侧**被认为是导致肘关节伸展活动范围受限的结构（▶图2-4）。因肱骨远端骨折或肘关节的脱位骨折而接受过关节固定的治疗后，同一部位的活动性往往会降低。肱肌深层的**脂肪层**原本富有弹性，而固定不动可能导致脂肪层的活动度降低，这不仅会导致肘关节伸展时活动范围受到限制，也会导致屈曲时肱尺关节前侧的撞击。

此外，正中神经位于肱肌的内侧前表面，桡骨神经位于肱肌的外侧前表面（▶图2-5）。这些神经周围疏松结缔组织的状态变化也会影响神经的滑行运动，从而导致活动范围受限。

肱尺关节的后部

肱尺关节的后侧有**肱三头肌**，易成为限制肘关节活动范围的因素。特别是肱骨远端骨折后不活动，肩胛窝周围的脂肪层活动度降低，会导致胳膊伸展时的撞击和屈曲受限。

肱尺关节的内侧

肱尺关节的内侧部分会影响胳膊的屈曲和伸展。特别是在脱臼、骨折和内侧副韧带受伤后，胳膊的活动范围会受到严重限制。通常受伤后的**内侧副韧带**

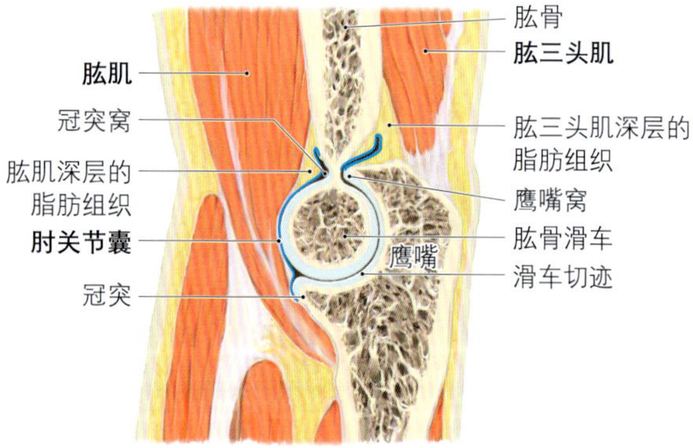

▶图2-4　肱肌及肱三头肌与肘关节囊的关系

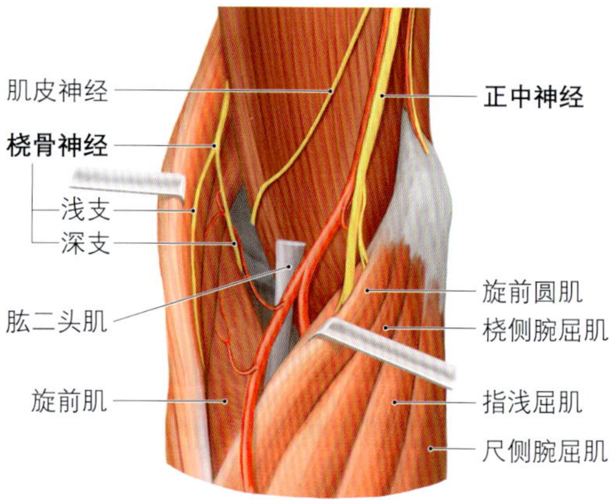

▶图2-5　正中神经与桡骨神经
（坂井建雄：標準解剖学. p302，図6-61B，医学書院，2017より）

与周围组织的活动度降低，导致关节活动时的张力模式发生变化，从而导致胳膊活动范围受限（▶图2-6）。另外，与内侧副韧带连为一体的**桡侧腕掌屈肌以及旋转肌、指浅屈肌和尺侧腕屈肌**的萎缩会使内侧副韧带的张力发生变化，胳膊伸展时这些肌肉群不能展开，因此会成为限制胳膊伸展的原因。

另外，**尺骨神经**沿着肱肌和肱三头肌内侧与内侧肌之间的间隔向下，经过肱骨滑车后内侧的尺骨神经沟，不仅分布于前腕到手部，还分布于肱尺关节内侧。为此，尺骨神经随着前臂的屈曲向远端滑行。尺骨神经周围的疏松结缔组织状态的变化，成为限制其屈曲范围的因素。

肱桡关节

肱桡关节的关节运动，因桡尺近侧关节的活动范围受限而受到强烈的影响。位于肱桡关节后方的**肘肌**，深层关节囊的伸展性以及进行伸展运动时桡骨神经周围的滑动性，被认为是限制肱桡关节屈曲的独立因素。

桡尺近侧关节

桡尺近侧关节能够让前腕进行内旋/外旋运动。由于桡骨的位置会发生变化，因此不仅会对前腕的内旋/外旋运动产生影响，也会对肱桡关节的屈曲和伸展产生影响。如前面所述，前腕在进行内旋运动时，桡骨在轴回旋的同时，向着屈侧和桡侧远端并进。肘关节在屈曲运动时，肱桡关节上的桡骨向屈侧移

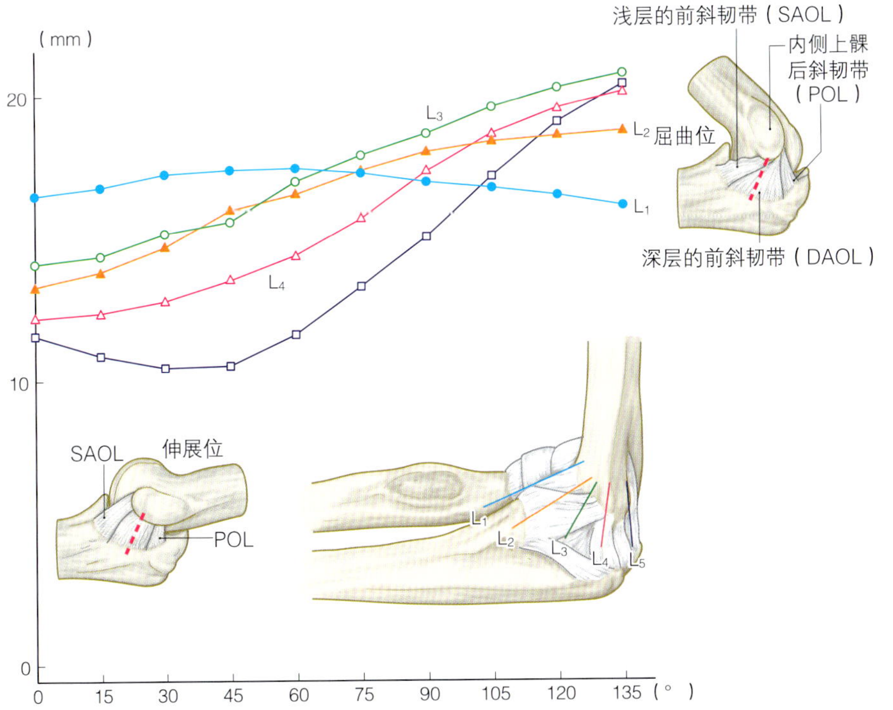

▶图2-6 随着关节角度变化内侧副韧带（MCL）紧张度的变化

（司馬良一：肘関節の骨格構造の機能解剖．関節外科9：287-296，1990より改変）

➔ 浅层的前斜韧带
superficial anterior oblique ligament，SAOL

➔ 后斜韧带
posterior oblique ligament，POL

➔ 深层的前斜韧带
deep anterior oblique ligament，DAOL

动。为此，前腕的内旋受到限制（约等于桡骨向屈侧移动的限制），肱桡关节的屈曲也受到限制，前腕的外旋受到限制（约等于桡骨向伸侧移动的限制），肱桡关节的伸展也受到限制。因此，肘关节屈曲和伸展的活动范围与前腕内旋/外旋的活动范围密切相关。

桡骨环状韧带周围的结缔组织会限制桡尺近侧关节的可活动性。由于不活动，桡骨环状韧带周围的结缔组织发生状态变化，从而使桡骨头的活动范围受限。因此，桡骨环状韧带周围的旋后肌、指伸肌、旋转肌和肱二头肌之间的结缔组织容易出现问题（▶图2-7）。当肱二头肌和旋转肌周围的结缔组织发生变化时，桡骨头就会向屈曲的一侧移动，从而限制了外旋。此时肘关节屈曲的话，肘前方也可能发生撞击。这种与关节运动不同的**桡骨头的错位**也会导致活动范围受限。

（2）肘关节的稳定性障碍

肘关节的稳定性及动态稳定结构

肘关节是肱尺关节中骨性稳定性高的关节。前后方向由于肘头和钩状突起对骨性的限制，很少产生不稳定性。而另一方面，很容易产生问题的是侧方不稳定性，特别是外翻不稳定性。

外翻不稳定性

内侧副韧带会导致外翻不稳定性，**前臂屈肌群**被认为是一种动态稳定机制（▶图2-8）。内侧副韧带具有最强的前纤维束，它在肘关节伸展时更紧张，并在屈曲伸展的整个运动范围内保持紧张。另外，在**投掷运动**中，肘关节承受

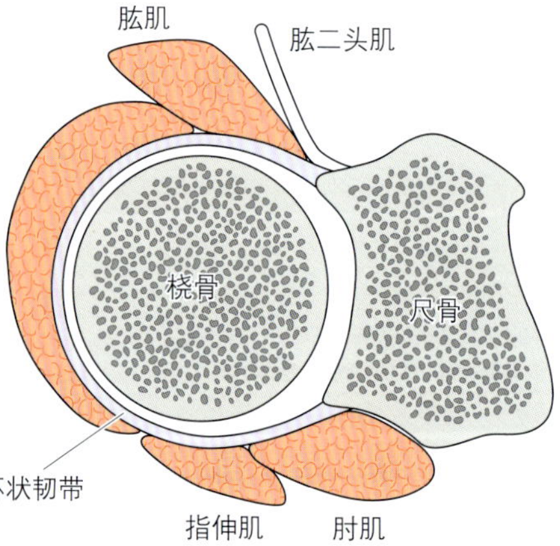

▶图2-7 附着于桡骨环状韧带的肌肉

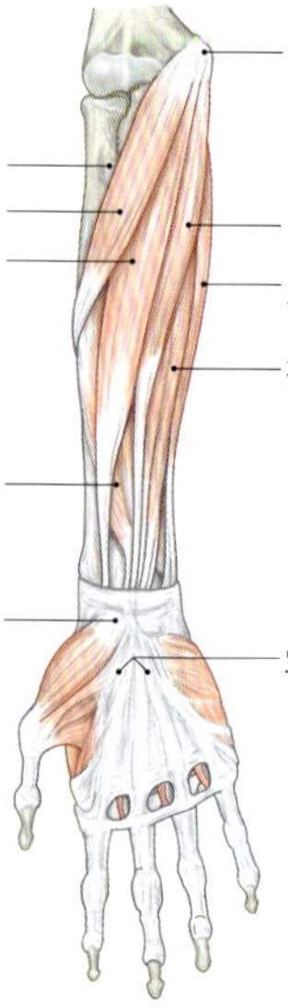

▶图2-8 前臂旋前肌肉群

前臂屈肌群始于肱骨内上髁

强烈负荷，单次投掷运动的负荷会超过内侧副韧带的断裂强度。因此，对于肘外翻不稳定性，不仅是内侧副韧带，动态稳定机制——肌群的作用也很关键。

内翻

外侧副韧带与前臂伸肌群抑制内翻，上述二者为**静态稳定结构**。**外侧副韧带**维持肱桡关节稳定，其从肱骨向桡骨环状韧带连接延伸，而并非向桡骨延伸（▶图2-9）。**桡骨环状韧带**位于尺骨切迹周围，呈包裹桡骨头状，即外侧副韧带维持肱尺关节稳定，并通过桡尺近侧关节维持肱桡关节的稳定性。在伸展位时，外侧副韧带抑制内翻；在屈曲位时，**外侧尺侧副韧带**（LUCL）抑制内翻。

➔ 外侧尺侧副韧带 lateral ulnar collateral ligament，LUCL

与桡骨环状韧带相邻接的旋后肌、与外侧副韧带相连的指伸肌及短桡侧腕屈肌为**动态稳定结构**，上述肌肉的张力对维持稳定性至关重要。近年有报告称，在治疗内翻病例时，**肘肌**的张力可减轻症状，因此肘肌的锻炼对维持内翻稳定性具有重要意义。但需注意，相较于外翻，内翻较少成为问题。

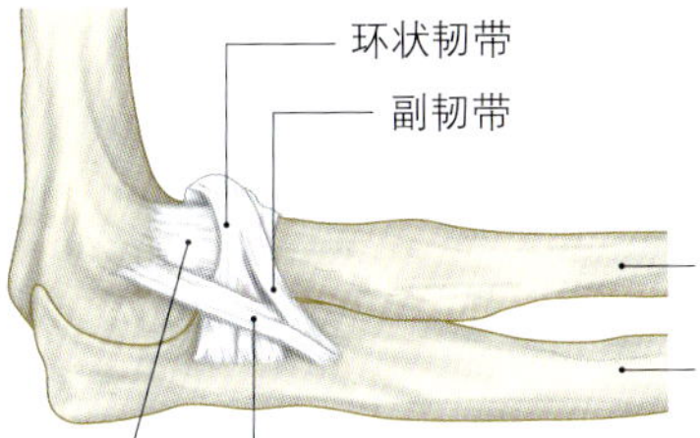

▶图2-9　外侧副韧带

总结

肘关节由3个关节联动，产生屈曲、伸展以及前臂旋前、旋后运动。因此，首先掌握各个关节的结构十分重要。同时，横跨肘关节的肌肉、神经及血管数量众多，为保证其周围结构的伸展性及滑动性，则必须保证疏松结缔组织状态正常。

临床中易发生问题的结构如下：肱肌与关节囊周边结缔组织及正中神经、桡神经、肱三头肌与其深层的脂肪层、尺神经、附着于内侧副韧带上的桡侧腕屈肌、指浅屈肌及尺侧腕屈肌。

灵活性

肱桡关节受桡尺近侧关节影响，会发生活动度受限问题。因此，在桡尺近侧关节中对桡骨头运动产生影响的旋后肌、指伸肌、旋前圆肌、肱二头肌可能诱发问题。

稳定性

稳定性方面，主要是外翻多引发问题。采用物理治疗时，提升发挥动态稳定性功能的桡侧腕屈肌、旋前圆肌、指浅屈肌、尺侧腕屈肌的张力对治疗至关重要。

2 改善肘关节功能所需的解剖学知识

(1) 肱肌与内侧副韧带

内侧副韧带中纤维分为3种，分别是前斜纤维、后斜纤维与横纤维（▶图2-10）。近年研究表明，**肱肌**止点的内侧部与肘关节关节囊前部、内侧副韧带的前斜纤维部分相连。此外，在内侧副韧带中，旋前圆肌、指浅屈肌起始腱及肌间隔相连接也得以证明，即由内侧副韧带前斜纤维延伸出的腱膜成为了旋前圆肌与指浅屈肌之间的肌间隔，与内侧副韧带后斜纤维相连的腱膜成为了指浅屈肌与尺侧腕屈肌之间的肌间隔。

上述事实从解剖学角度上证实，以上肌肉群在抑制外翻应力导致的**内侧副韧带损伤**时具有重要作用。

a. 于肱肌前方延伸的神经与血管（▶图2-11）

肱肌前方多处分布周边神经及血管。在近端，其与肱二头肌之间有**肌皮神经**延伸，该神经支配肱肌，并继续向外侧延伸，成为**前臂外侧皮神经**。在肱肌的内侧前方，**正中神经与肱动脉**伴行。一般情况下，正中神经较肱动脉更接近皮肤层，但也有肱动脉在更接近表层处延伸的情形（**肱浅动脉**）。肱肌内侧与肱三头肌内侧头间具有肌间隔，**尺神经**在构成该肌间隔的腱膜内朝远端延伸（▶p.52）。在肱肌外侧前方**桡神经**延伸，于肱桡肌深层向其伸出支配神经，朝着远端的旋后肌表层前行。

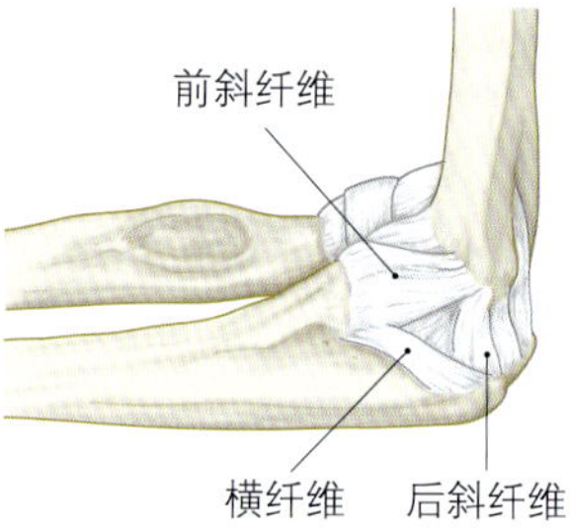

▶图2-10　内侧副韧带（MCL）

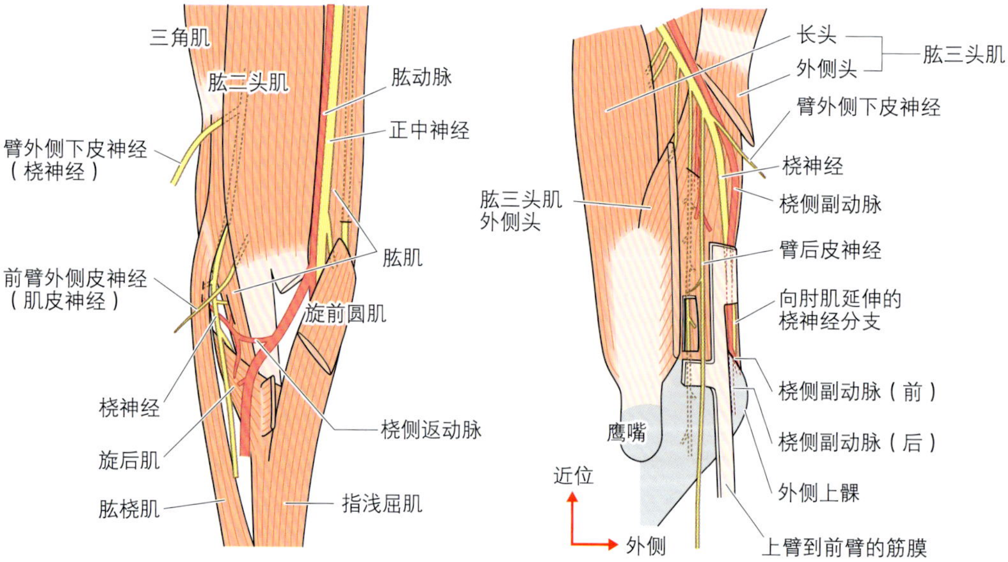

▶图2-11　上臂中的动脉与神经

桡神经多向肱肌伸出支配神经。肱肌常受肌皮神经与桡神经的双重支配。肱肌的远端外侧部、肱桡肌深层、旋后肌表层处，除分布有上述桡神经外，也有桡神经的分支即桡侧返动脉伸出分支。**桡侧返动脉**于桡侧副动脉与关节囊近处形成动脉网。该部分神经与血管众多，其周围疏松结缔组织也很丰富，对该部位应进行优先治疗。

b. 肱肌深层的脂肪层（▶图2-12）

在临床中，一般认为肱肌深层形成脂肪层会诱发疾病，但没有解剖学角度的明确证据可支持上述观点。因此，笔者在解剖学实践中亲手剥离出肱肌并进行了观察。

肱肌的起点不仅位于肱骨前面，位于三角肌粗隆上的三角肌止点也为肱肌起点。肱肌除于上述部位起始外，也于肱三头肌内侧头的内侧、外侧肌间隔处起始。同时，也有于肱骨体起始的肱肌，有时会将该部分的肌束判定为肱肌的其他部分。肱肌止点分布在从冠突到尺骨粗隆的骨膜及关节囊上，与关节囊前面连接。肱肌的部分组成不附着在肱骨体的远端部，即肱肌并非附着在肱骨远端，而是与其有一定间隙。笔者推测这是由于肘部屈曲角度大，其会在到达骨骼限制的程度之前保持屈曲状态。若肱肌起点在肱骨远端，其肌长则将十分短小，在肘部伸展时成为限制因素。笔者认为，人体为了避免上述问题，从构造上肌腹才会与肱骨远端之间留有间隙，使其能够让关节囊前面紧绷。

因此，该间隙之中充满疏松结缔组织，其他部位也存在大量脂肪堆积。如颞肌与臀小肌、肱三头肌内侧头的起点与止点之间与骨骼存在间隙，其深层部分多分布有富含脂肪的疏松结缔组织。虽然难以断定该脂肪层的功能性意义，但上述疏松结缔组织的状态，极有可能会影响肱肌的灵活性。

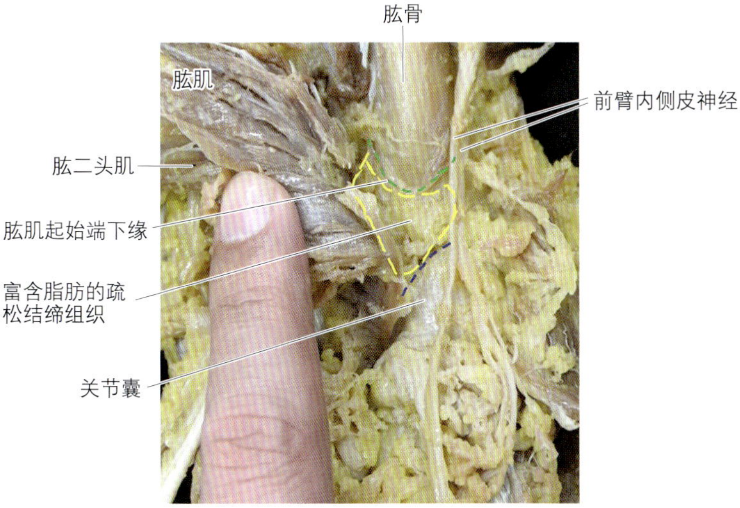

▶图2-12　肱肌的深层

（2）肱三头肌与肘肌

在肱三头肌远端部，于肱骨起始的部位基本上为内侧头，而在内侧头的外侧端，位于远端的肌肉便是**肘肌**。其起于肱骨外上髁，止于尺骨鹰嘴到尺骨骨干背侧。以往一般认为肘肌起辅助肱三头肌的作用，但肱尺关节本身属稳定的骨骼关节，笔者不同意上述观点。肘肌的表层（背面）由具有腱膜性的筋膜所包裹，该筋膜即是肱三头肌止点的延长。一般认为，肘肌在尺骨受外力向旋后方向运动时被拉伸，因此尤其是在屈曲位时，肘肌的状态可能对该方向的稳定性具有意义。在肘肌浅层，**桡神经浅支**向远端延伸，且该浅层内也有前臂后皮神经的延伸。同时，向肘肌延伸的支配神经也贯穿肱三头肌内侧头的肌束。肘肌深层之中，有于桡侧副动脉处分离，连接到肱骨外上髁周围的分支。

肱三头肌内侧头的远端部附着于肘关节的后方关节囊之上，并向鹰嘴的骨膜延伸。如前文所述，内侧头远端部中部分结构与肱骨之间存在间隙，肱骨远端与肱三头肌内侧头起点之间存在脂肪层，可将此**脂肪层**视为富含脂肪组织的疏松结缔组织。

●肘管

尺神经穿行于内侧肌间隔的腱膜后位于其下方，向肱骨内上髁后面延伸。在该部位尺神经走行于**肱三头肌**止点的内侧端与尺侧腕屈肌形成的腱膜深层处（▶图2-13）。其后，尺神经在尺侧腕屈肌深层向该肌肉发出分支，向前臂延伸。尺侧上副动脉及尺侧下副动脉等动脉与其伴行。

（3）指伸肌与桡侧腕长、短伸肌及旋后肌

桡神经走行于肱桡肌与肱肌之间，向肱桡肌发出分支，该分支向后方走

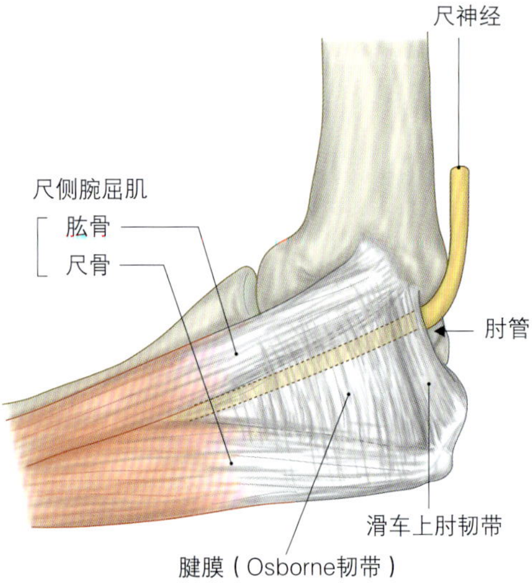

▶图2-13　尺侧腕屈肌与肘管

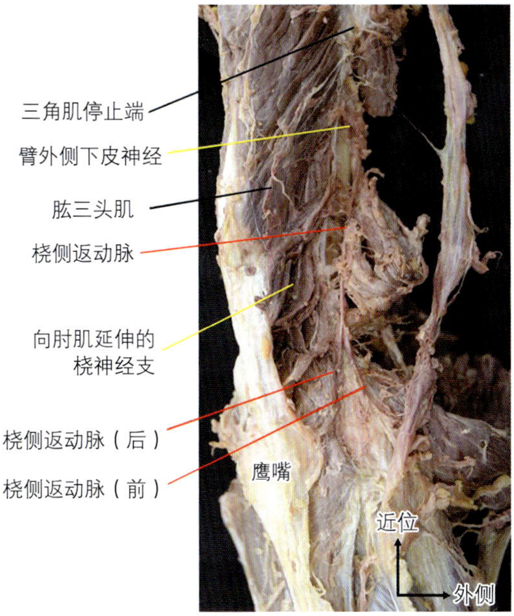

▶图2-14　外上髁周边（旋后肌浅层）

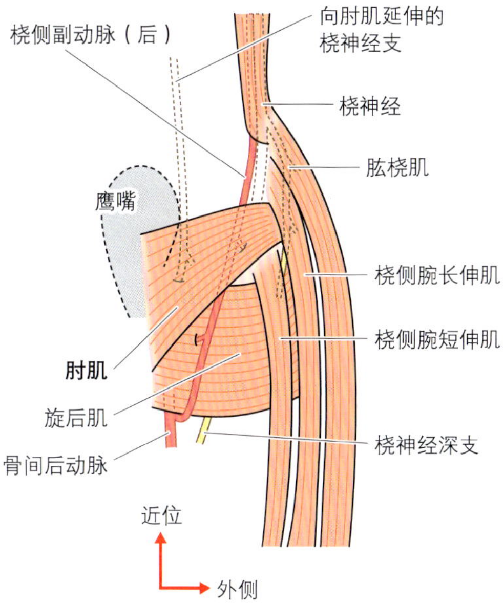

▶图2-15　肘肌

行，向桡侧腕长伸肌、短伸肌发出分支，即从桡神经发出的神经支在旋后肌的表层、肱桡肌及桡侧腕长伸肌、短伸肌之间走行（▶图2-14）。此外，旋后肌的后方位于肘肌的远端，而走行于肘肌深层的桡侧副动脉的神经后支，则会在旋后肌及指伸肌之间的浅层延伸。此外，在旋后肌下缘，由桡神经的终支发出前臂背侧骨神经，而骨间背侧动脉与之伴行，同时前臂背侧骨神经向其他伸肌群发出分支（▶图2-15），即**旋后肌**的收缩方向为由内侧到外侧，呈缠绕桡骨状。存在于旋后肌表层的肱桡肌和桡侧腕长、短伸肌及指伸肌肌群的收缩方向则为由近端到远端。旋后肌的表层中存在神经与血管延伸的层面，该层疏松结缔组织数量多，应将其列为治疗对象。当该处疏松结缔组织发生损伤时，不仅会影响肘部的运动能力，还易引起异常感和疼痛感。此外，延伸在旋后肌深层的骨间后神经可能向后方关节囊周边发出感觉支。因此，旋后肌周围的治疗具有重要意义。以往，医生将桡神经深支穿过旋后肌的部位称为旋后肌腱弓（Frohse’s arcade），其周边部位病变可引发神经障碍以及疼痛。除神经压迫症状外，笔者推测旋后肌腱弓周边疏松结缔组织的损伤也能引起症状。

3 改善肘关节功能的超声引导下疗法

（1）提升肱肌深层脂肪层灵活性的疗法

在肱尺关节前方，富含脂肪层且存在于肱肌深层的疏松结缔组织若发生损伤，随着肱尺关节屈曲，将不能再提升肘关节囊前方部分。

针对肱肌深层的疗法

肱肌延伸到肱骨滑车之前朝表层向下，越过肱骨滑车后朝尺骨粗隆向深层延伸。从矢状面上看，其在肱尺关节部分最为凸起。因此，肱尺关节中的肱肌，最重要的是保证其**黏弹性**，该性质可在肘关节屈曲、伸展运动时最大限度地改变其关节形态。

因此，治疗时将肘关节置于伸展位，在肱尺关节范围内双手夹持肱肌的肌腹，由远端内侧向近端外侧进行加压，使肱肌舒张（▶图2-16）。

肱肌在肱尺关节中向远端延伸并逐渐变细，因此当伸展肘关节时，肱肌较粗的肌腹部分将向远端滑动（▶图2-16d）。

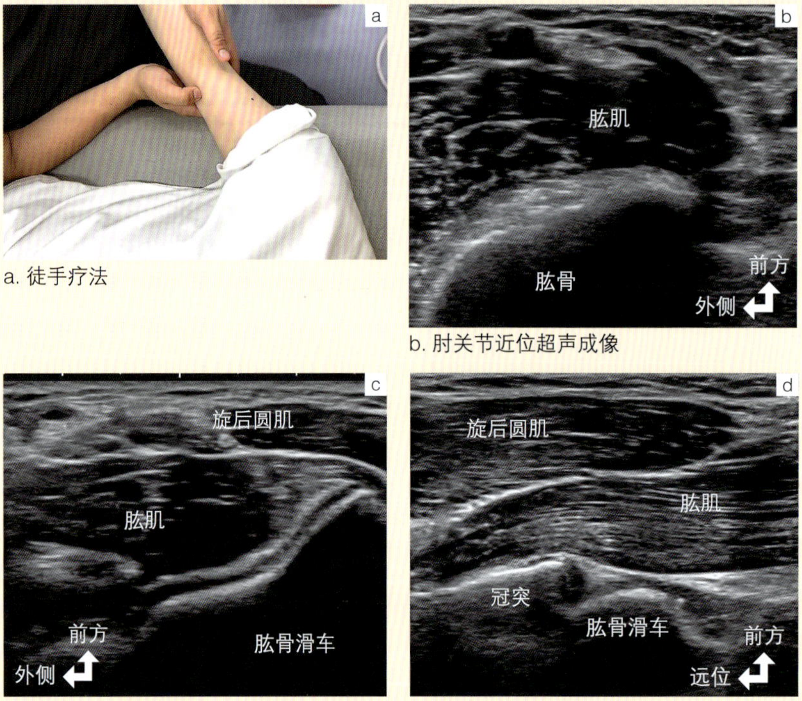

a. 徒手疗法

b. 肘关节近位超声成像

c. 肘关节水平超声成像

d. 肘关节伸展时超声成像

▶图2-16

视频2-16a～c

视频2-16d

（2）提升肱三头肌深层脂肪层灵活性的疗法

肱三头肌在肘关节伸展时牵引出**肘关节后方关节囊**。随着肘关节伸展，肱三头肌向近端滑动，此时位于肱三头肌深层的脂肪层被牵引到近端表层，后方关节囊也随着脂肪层的牵引而滑出。因此，当上述脂肪层发生损伤时，将阻碍肱三头肌向近端滑动，导致无法正常牵引后方关节囊。

针对肱三头肌的疗法

将肘关节置于轻微屈曲位，由内侧或外侧压迫肱三头肌止点的深层部分，使患者自行进行肘关节屈曲、伸展运动（▶图2-17）。随着伸展运动，**脂肪层**远离肱骨朝近端浅层移动。

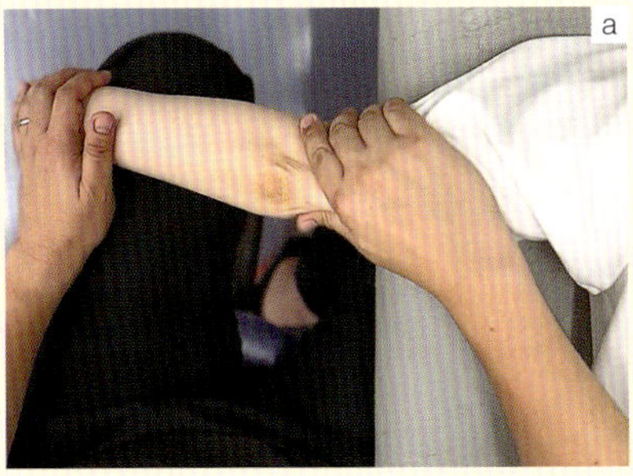

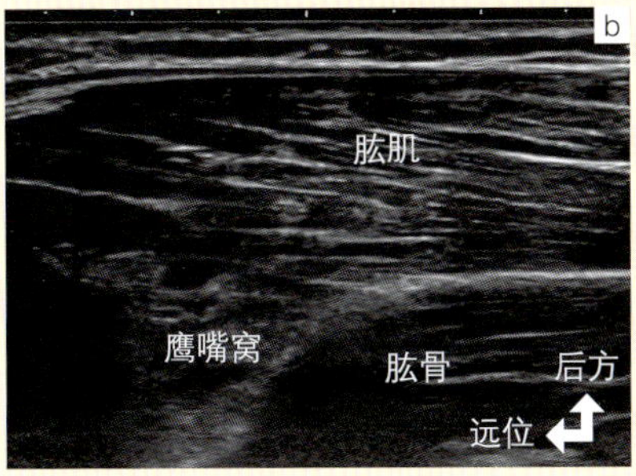

▶图2-17

视频2-17

（3）提升正中神经滑动性的疗法

正中神经走行于肱肌内侧、肘关节屈侧及旋前圆肌。因此，需预防上述两种肌肉周围疏松结缔组织的状态异常并进行改善。

正中神经伸展测试

在伸展肘关节时，对该部各处进行压迫，检查在最大活动度处是否有伸展感出现（▶图2-18）。此外，使患者颈部朝反向回旋侧屈，肘关节伸展，前臂旋后，手关节置于背伸位，外展肩关节，计算伸展正中神经时其外展角度的左右差（正中神经伸展测试）。当观测到左右存在差异，肘关节部出现伸展疼痛感时，可考虑是否发生了正中神经滑动性下降问题。

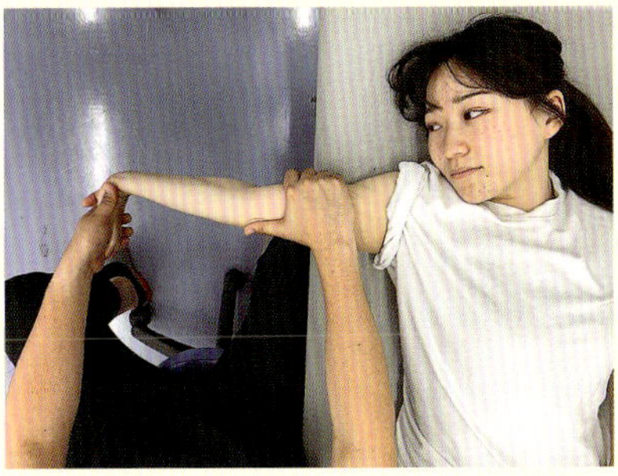

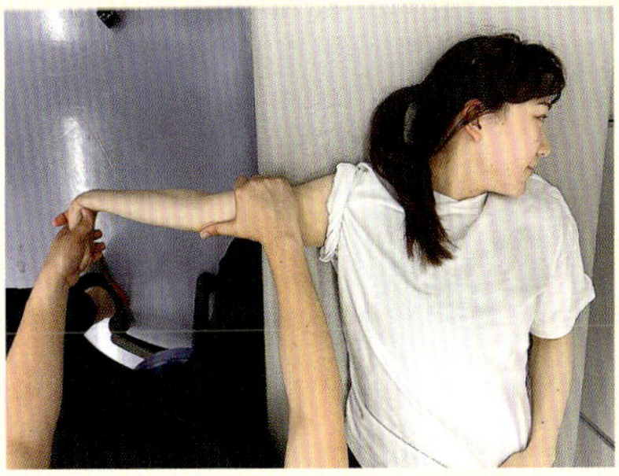

▶图2-18

针对正中神经周边的疗法

进行徒手疗法时，压迫位于肱肌内侧及旋前圆肌入口部正中神经周边的疏松结缔组织，使患者前臂进行旋后运动（▶图2-19）。

此外，为改善正中神经的滑动性，在正中神经伸展状态时进行测试，可采取以下两种方法。①重复进行颈部的侧屈、回旋运动，促进正中神经向近端滑动。②重复进行前臂旋前、旋后运动，促进正中神经向远端滑动（▶图2-20）。哪种方法更有利于症状明显，便采用哪种方法，而在进行治疗时，注意要防止症状过重。

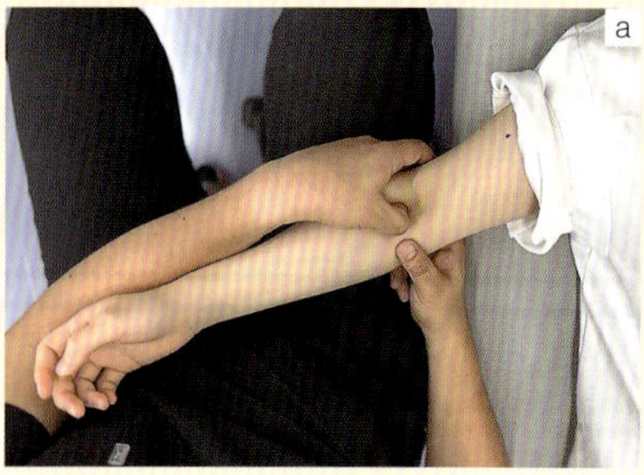

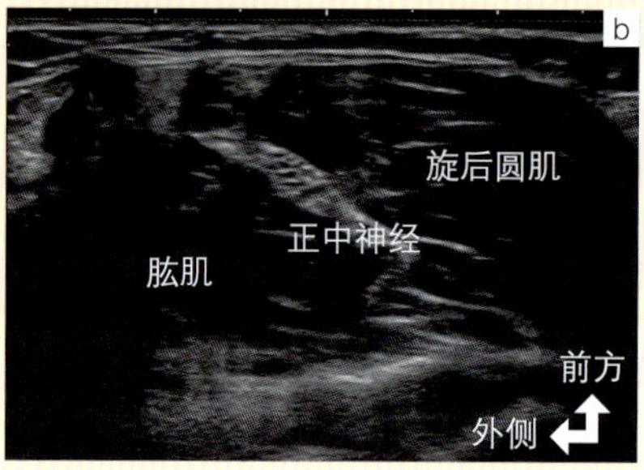

▶图2-19　针对正中神经周边的疗法

视频2-19

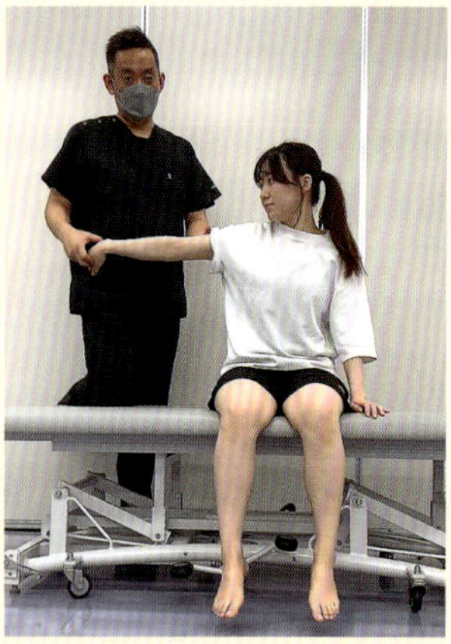

▶图2-20　正中神经松动手法

视频2-20

（4）提升桡神经滑动性的疗法

桡神经在肱桡肌深层通过肱肌外侧以及穿行于旋后肌时易产生应力，因为该处存在大量疏松结缔组织。因此，需预防该处疏松结缔组织的状态异变并进行改善。

桡神经伸展测试

除确定压痛点外，将患者头部反向侧屈、回旋，使其肘关节伸展，前臂旋前，手关节置于掌屈位，肩关节外展，计算伸展桡神经时其外展角度的左右差

（▶图2-21）。当观测到左右差时，肘关节部出现伸展疼痛感时，可考虑是否发生了桡神经滑动性下降问题。

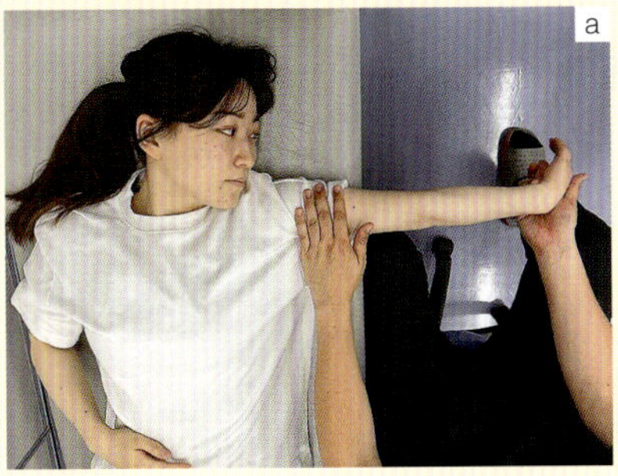

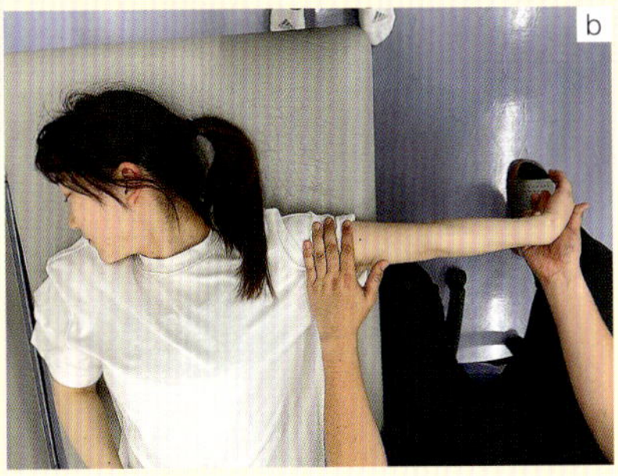

▶图2-21

针对桡神经周边的疗法

进行徒手疗法时，压迫肱肌外侧与旋后肌入口部桡神经周边的疏松结缔组织，使患者前臂做旋后运动（▶图2-22）。此外，为改善桡神经的滑动性，在桡神经伸展状态测试时，可采取以下两种方法。①重复进行颈部的侧屈、回旋运动，促进桡神经向近端滑动。②重复进行前臂旋前、旋后运动，促进桡神经向远端滑动（▶图2-23）。哪种方法更有利于症状明显出现，便采用哪种方法，而在进行治疗时，注意要防止症状过重。

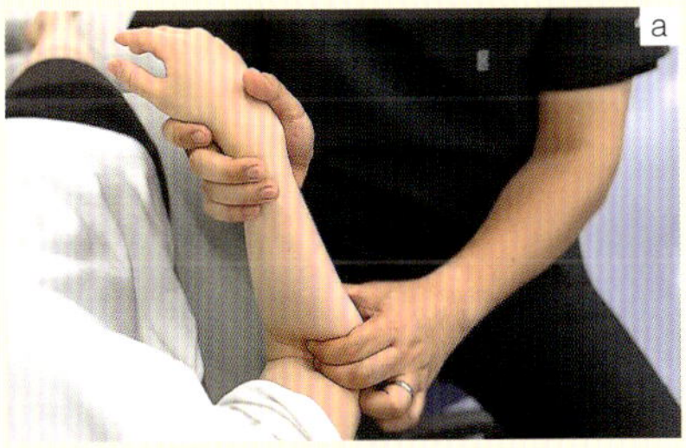

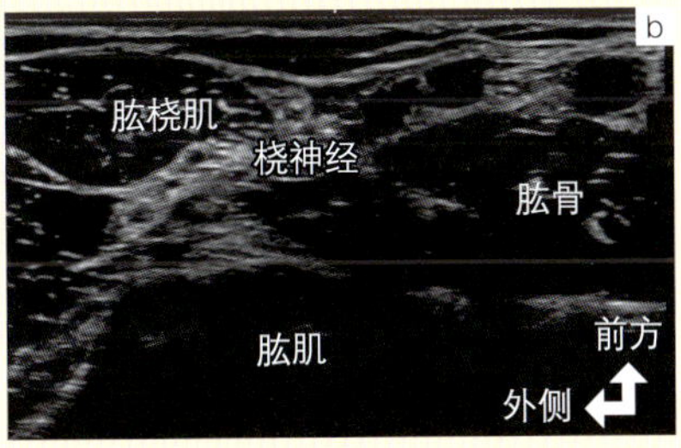

▶图2-22　针对桡神经周边的疗法

视频2-22

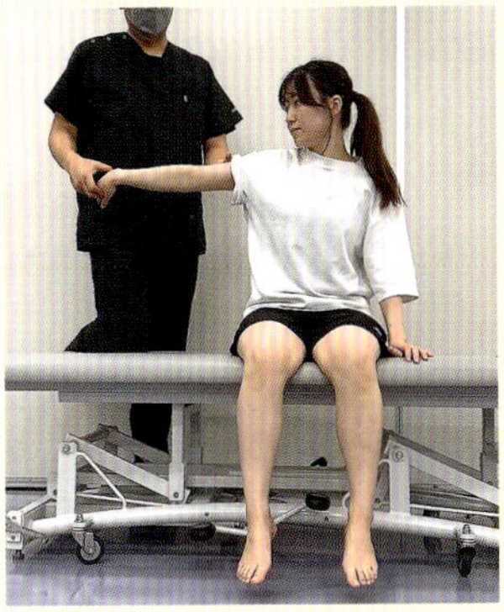

▶图2-23　桡神经松动手法

视频2-23

（5）提升尺神经滑动性的疗法

尺神经卡压发生在以下三处：**肱二头肌内侧沟**通过肱二头肌与肱三头肌内侧头之间，肱骨内上髁后部通过尺骨神经沟（**肘管**），以及通过位于尺侧腕屈肌尺骨头与肱头之间的腱膜深层（**Osborne韧带深层**）。尤其是肱二头肌内侧沟与Osborne韧带深层，因为二者呈管道状，由软组织构成，因此很适合使用物理治疗进行治疗。

尺神经伸展测试

沿尺神经走行，确定三处压痛点以及伸展尺神经时疼痛的出现情况（▶图2-24）。将患者头部转向检查侧，外展肩关节，肘关节屈曲，前臂旋前，手关节背伸，查看此时是否出现疼痛感。随后将患者头部转向反方向，分析是否存在疼痛感加剧现象。

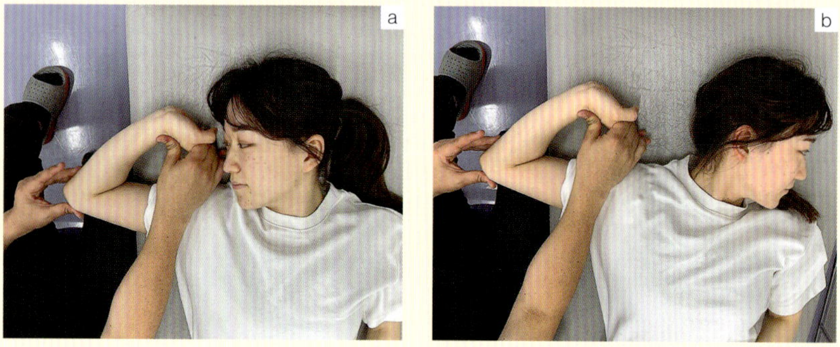

▶图2-24

针对尺神经周边的疗法

对尺神经周围进行徒手疗法时，于肱二头肌内侧沟处，将尺神经从肱三头肌内侧头表层筋膜分离，将尺神经朝前后方向移位错开（▶图2-25）。此外，于Osborne韧带处，压迫尺侧腕屈肌腱膜，定位尺神经位置，沿前后方向移位（▶图2-26）。经过上述操作，若尺神经在水平面上展现出灵活性，便于尺神经伸展测试体位，随着肘关节屈曲使患者颈部同侧回旋，随着肘关节伸展使患者颈部反向回旋，重复上述步骤，提高尺神经的滑动性（▶图2-27）。

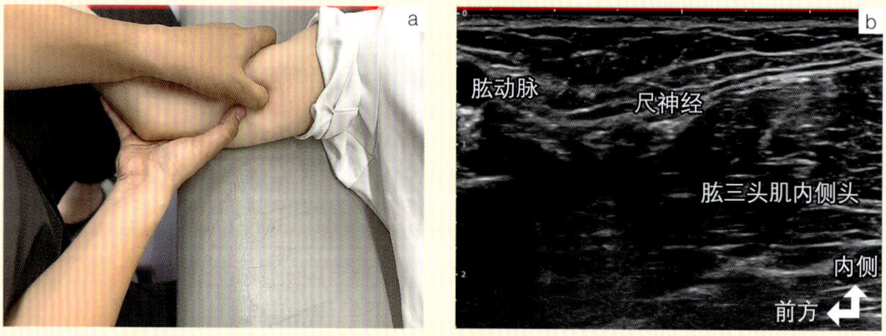

▶图2-25　针对肱二头肌内侧沟处的疗法

视频2-25

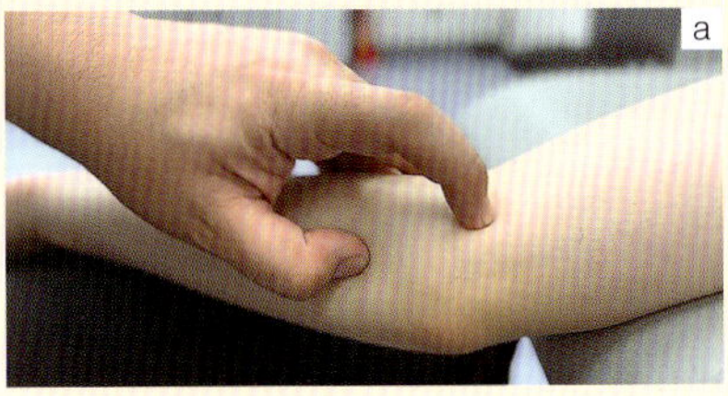

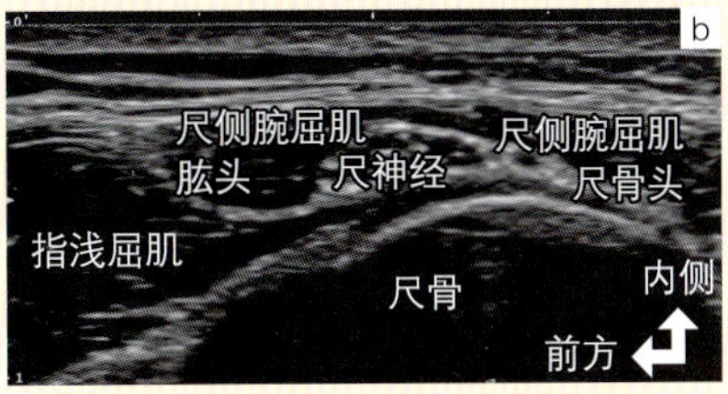

▶图2-26　针对Osborne韧带处的疗法

视频2-26

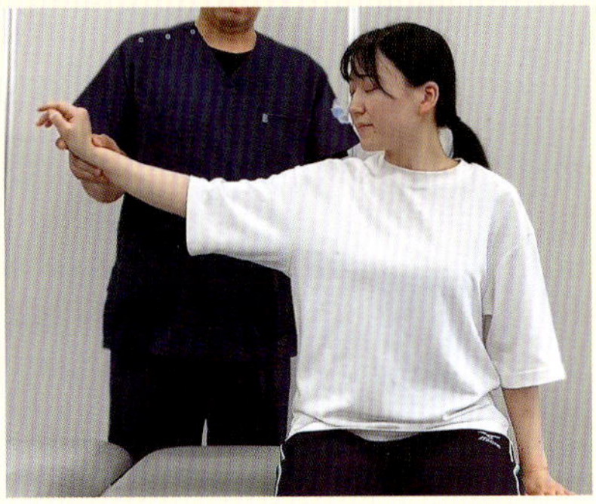

▶图2-27　尺神经松动手法

视频2-27

（6）提升前臂屈肌群伸展性的疗法

当前臂屈肌群伸展性降低时，应对各类肌肉进行伸展训练。该部所有肌肉皆对肘关节屈曲、前臂旋前、手关节屈曲发挥作用，因此需在保持肘关节伸展、前臂旋后、手关节背伸位时进行伸展训练。

此外，当病例为**内侧型棒球肘**时，其前臂屈肌群中可能存在肌肉拉伤现象。此时要针对特定的肌肉进行伸展训练，则无须处于特定体位，直接对目标肌肉进行伸展训练。

（7）针对肱二头肌、旋前圆肌及旋后肌部疏松结缔组织的疗法

肱二头肌的止点在朝向桡骨粗隆处，于旋前圆肌与旋后肌之间穿行。该处外侧存在桡神经，内侧存在正中神经与肱动脉，亦存在大量由肱动脉分出的桡动脉分支。因此，此处疏松结缔组织发生损伤时，会同时影响正中神经及桡神经的滑动性，导致肘关节伸展活动度受限。此外，此种异常会使桡骨向前移位，在肘关节屈曲时导致**前方撞击**。

压迫该处的压痛点，通过加强**桡骨头后移**，确定屈曲时是否对撞击现象及伸展受限产生改善作用。近年的系统回顾显示，应对肘关节外上髁炎时，借助随关节运动进行的关节松动治疗以及筋膜松解术治疗可能获得即时性疗效。

针对肱二头肌、旋前圆肌及旋后肌处的疗法

由前方压迫肱二头肌止点向桡骨粗隆处，使患者进行前臂旋后运动（▶图2-28）。此方法不仅能够在前臂旋后时引导桡骨头向后移动，同时也对包括筋膜在内的疏松结缔组织进行了治疗，还可帮助桡骨头更容易向后滑动。

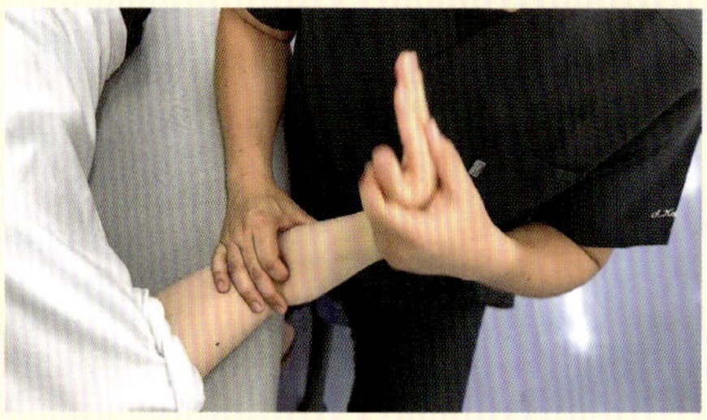

▶图2-28　针对肱二头肌、旋前圆肌及旋后肌处的疗法

视频2-28

（8）针对前臂屈肌群的肌肉锻炼

前臂屈肌群的肌力可辅助抑制肘关节的外翻，但并无干预性研究表明通过锻炼旋前屈肌群的肌力可提升肘关节外翻的稳定性。因此，通过对该处的肌力训练能否达到肘关节稳定化效果尚存疑问。但由于前臂屈肌群的张力对内侧副韧带存在影响，在临床上仍对该处进行肌肉锻炼，特别是在进行棒球投球运动时，多进行对指浅屈肌及尺侧腕屈肌的肌力增强训练。

针对前臂屈肌群的肌肉锻炼

对附着于内侧副韧带前方的第二、三指指浅屈肌进行训练时，可于第二、三指处悬挂弹力带，进行手关节的掌屈运动（▶图2-29）。

对附着于内侧副韧带后方的第四、五指及指浅屈肌尺侧腕屈肌进行训练时，可于第四、五指处悬挂弹力带，进行手关节掌屈、尺屈运动（▶图2-29）。

此外，当舟状骨出现掌侧回旋力状态下对线异常时，可于手腕处套上弹力带或徒手施加外力，促进舟状骨的背侧回旋并进行掌屈运动。

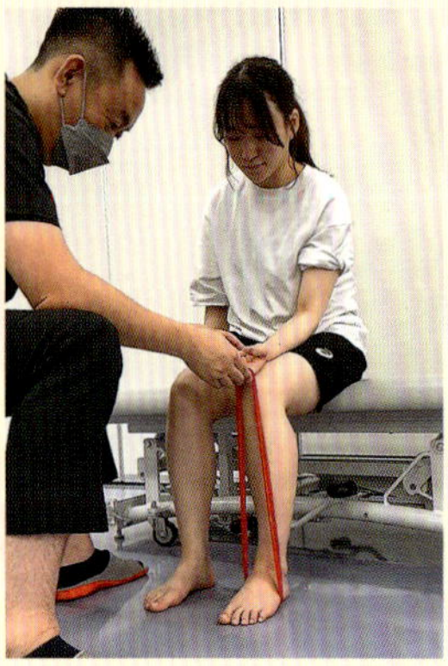

a. 指浅屈肌训练

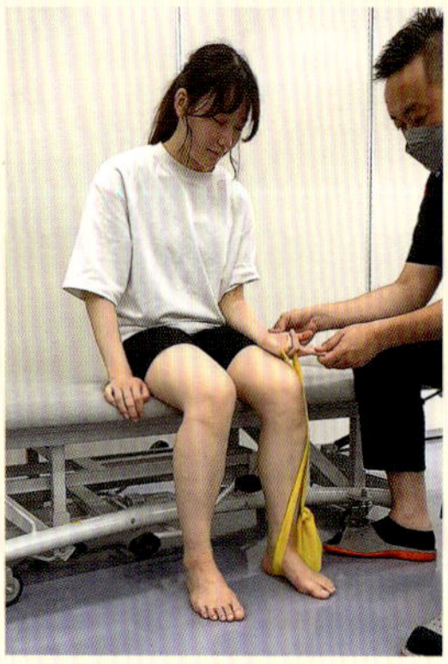

b. 尺侧腕屈肌训练

▶图2-29

视频2-29a

视频2-29b

（9）针对前臂伸肌群的肌肉锻炼

针对肘关节外上髁炎的系统回顾显示，**前臂伸肌群的离心性收缩**对上述炎症治疗发挥作用。前臂伸肌群进行离心性收缩时，可充分获得肘关节的活动度。特别是在舟骨发生掌侧回旋情况下，手关节掌屈时会对前臂伸肌群造成过大张力。因此，在抑制舟骨掌侧回旋的状态下，在可接受疼痛范围内增强离心性收缩（▶图2-30）。

针对前臂伸肌群的肌肉锻炼

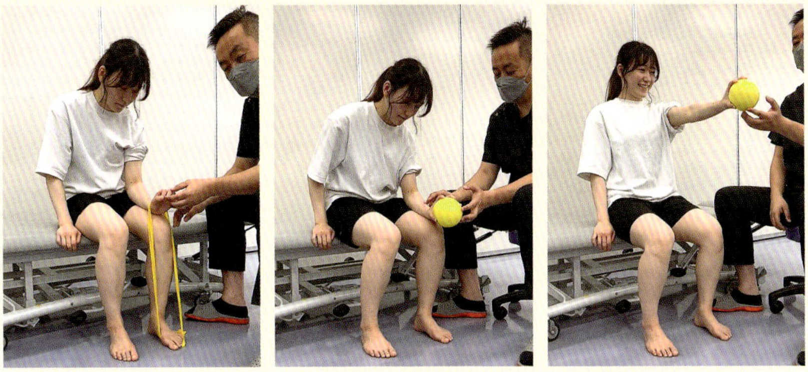

a. 前臂伸肌群的单独收缩运动　b. 前臂屈肌群收缩时前臂伸肌群的复合运动　c. 前臂伸肌与肩关节周边肌肉的复合运动

▶图2-30

视频2-30a

视频2-30b

视频2-30c

参考文献

[1] Goto A, et al: In vivo elbow biomechanical analysis during flexion: three-dimensional motion analysis using magnetic resonance imaging. J Shoulder Elbow Surg 13: 441-447, 2004.

[2] 風間清子, 他: 回内・回外における橈骨-尺骨間運動の三次元生体内解析. 臨床バイオメカニクス 36: 17-22, 2015.

[3] Badre A, et al: Role of the anconeus in the stability of a lateral ligament and common extensor origin-deficient elbow: an in vitro biomechanical study. J Shoulder Elbow Surg 28: 974-981, 2019.

[4] Hoshika S, et al: Medial elbow anatomy: A paradigm shift for UCL injury prevention and management. Clin Anat 32: 379-389, 2019.

[5] Marathe R, et al: Communication between radial nerve and medial cutaneous nerve of forearm. J Neurosci Rural Pract 1: 49-50, 2010.

[6] Cho H, et al: Topographical anatomy of the radial nerve and its muscular branches related to surface landmarks. Clin Anat 26: 862-869, 2013.

[7] Sawyer FK, et al: The Branching and Innervation Pattern of the Radial Nerve in the Forearm: Clarifying the Literature and Understanding Variations and Their Clinical Implications. Diagnostics (Basel) 10: 366, 2020.

[8] Schmid AB, et al: Reliability of clinical tests to evaluate nerve function and mechanosensitivity of the upper limb peripheral nervous system. BMC Musculoskelet Disord 10: 11, 2009.

[9] Ikezu M, et al: Sites of flexor-pronator muscle injury and relationship between ulnar collateral ligament injury and flexor-pronator muscle injury in baseball players: A retrospective cohort study. J Shoulder Elbow Surg 31: 1588-1594, 2022.

[10] Girgis B, et al: Physical therapy for tendinopathy: An umbrella review of systematic reviews and meta-analyses. Phys Ther Sport 46: 30–46, 2020.
[11] Cullinane FL, et al: Is eccentric exercise an effective treatment for lateral epicondylitis? A systematic review. Clin Rehabil 28: 3–19, 2014.
[12] Ortega-Castillo M, et al: Effectiveness of the eccentric exercise therapy in physically active adults with symptomatic shoulder impingement or lateral epicondylar tendinopathy: A systematic review. J Sci Med Sport 19: 438–453, 2016.

第3章 手关节及手部

手关节由桡骨与近排腕骨、关节盘构成的**桡腕关节**、近排腕骨与远排腕骨之间的**腕中关节**、**豌豆骨关节**组成。该关节负责掌屈、背伸运动以及桡屈、尺屈运动。

手关节近端存在**桡尺远侧关节**，该关节由桡骨的尺骨切迹及尺骨头、关节盘构成。桡尺远侧关节与桡尺近侧关节协同工作完成前臂的旋前与旋后运动。桡尺远侧关节与桡腕关节位于同一个关节囊中，以关节盘为界，位于其近端的为桡尺远侧关节，位于其远端的为桡腕关节。

手部的关节由腕骨、掌骨、指骨（近节指骨、中节指骨、远节指骨）组成，具体分为以下关节：**腕掌关节**（CM关节）、**掌指关节**（MP关节）、**近指间关节**（PIP关节）与**远指间关节**（DIP关节）。其中掌指关节负责屈曲、伸展及内收、外展运动，近指间关节与远指间关节负责屈曲、伸展运动。**拇指腕掌关节**（CM关节）属于双轴性鞍状关节。

➜ 腕掌关节 carpometacarpal joint，CM关节

➜ 掌指关节 metacarpophalangeal joint，MP关节

➜ 近指间关节 proximal interphalangeal joint，PIP关节

➜ 远指间关节 distal Interphalangeal joint，DIP关节

1 手关节及手部灵活性和稳定性的病理要点

（1）手关节及手部的灵活性障碍

a. 正常情况下的手关节及手部运动

● 桡腕关节、腕中关节、豌豆骨关节

手关节的运动为桡腕关节与腕中关节的复合运动（▶图3–1）。

桡腕关节为双轴椭圆关节。近排腕骨相对于桡骨向掌侧、背侧旋转，完成在矢状面（掌屈、背伸）及冠状面（桡屈、尺屈）上的运动。

腕中关节由分布在近排与远排的八根腕骨组成，各腕骨之间紧密连接。该关节运动方向为单轴性**飞镖运动方向**（▶图3–2）。要改善桡腕关节的灵活性，需通过飞镖运动以及与其方向相反的**重飞镖运动**（rebirth darts throw），使桡腕关节优先运动。由于手关节运动由上述关节的复合运动组成，因此在治疗灵活性障碍时分清问题在于桡腕关节还是腕中关节十分重要，治疗者需了解上述两种关节的三维运动轨迹。

豌豆骨关节为平面关节，由三角骨与豌豆骨组成。该关节被关节囊包裹，相对于其他手关节具有独立关节腔。豌豆骨为籽骨，位于尺侧腕屈肌止点内部。随着手关节的运动及尺侧腕屈肌的运动，籽骨可轻微活动。

● 桡尺远侧关节

桡骨的尺骨切迹随着前臂旋前、旋后运动，向尺骨头掌侧、背侧回转及并

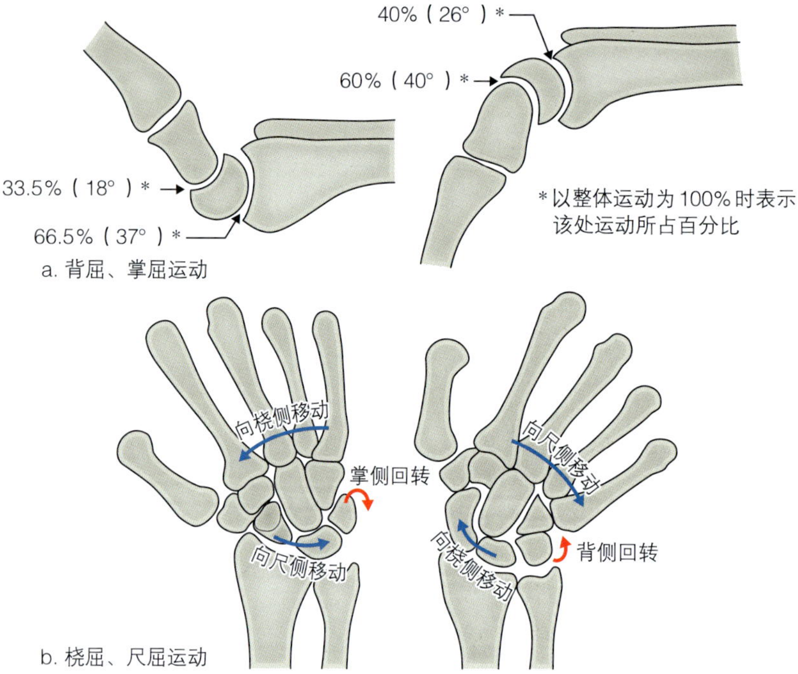

▶图3–1　手关节的复合运动

（Volz RG, et al: Biomechanics of the wrist. Clin Orthop Relat Res 149: 112–117, 1980を参考に作成）

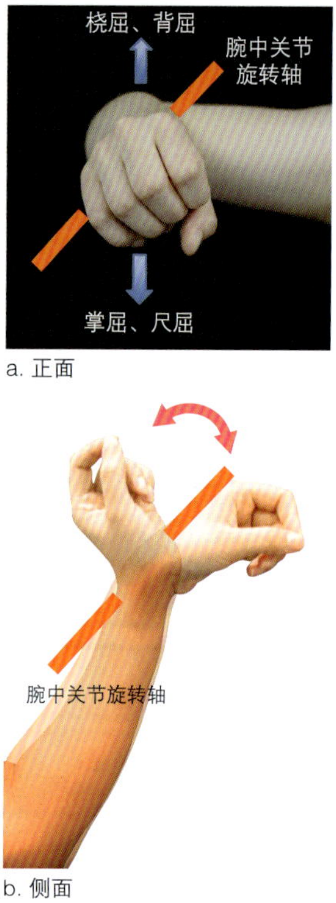

▶图3–2　飞镖运动

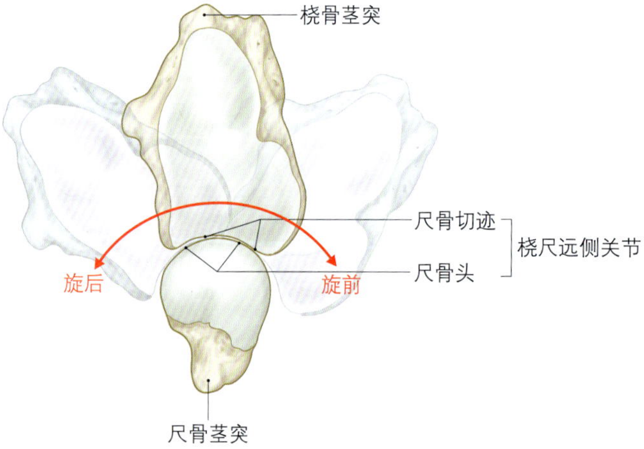

▶图3–3　桡尺远侧关节

桡骨通过绕尺骨头旋转、并进滑动进而产生前臂旋前、旋后运动

进滑动（▶图3–3）。随着桡骨的掌侧回转，在前臂中央桡骨骨干相对于尺骨骨干交叉，桡骨头于近端处向外侧、近端移动2mm左右。

桡尺远侧关节与桡尺近侧关节共同运动产生前臂旋前、旋后运动。在旋后运动时，骨间膜的张力以及前臂腹侧神经、血管周围伸展性降低会引发问题；在旋前运动时，前臂背侧的肌群以及神经、血管周围伸展性降低会引发问题。

拇指腕掌关节、掌指关节、近指间关节、远指间关节

拇指腕掌关节由大多角骨及第1掌骨底部组成，第1掌骨在关节面上回旋

运动。第1掌骨可完成屈曲（掌侧外展）、伸展、内收、外展（桡侧外展）运动，上述运动相结合可形成三维层面的对掌运动（▶图3–4）。

掌指关节随着屈曲运动，相对于掌骨近节指骨底部向掌侧方向滑动，因此需保证掌指关节背侧面结构的伸展性。此外，随着该关节内收、外展运动，近节指骨近端于外展时向桡侧滑动，内收时向尺侧滑动，因此需保证组成其运动方向及反方向关节面结构的伸展性。

近指间关节（近节指骨远端到中节指骨近端），**远指间关节**（中节指骨远端到远节指骨近端）做滑车关节运动，在屈曲运动时需要保证背侧伸展性，在伸展运动时需要保证掌侧伸展性。

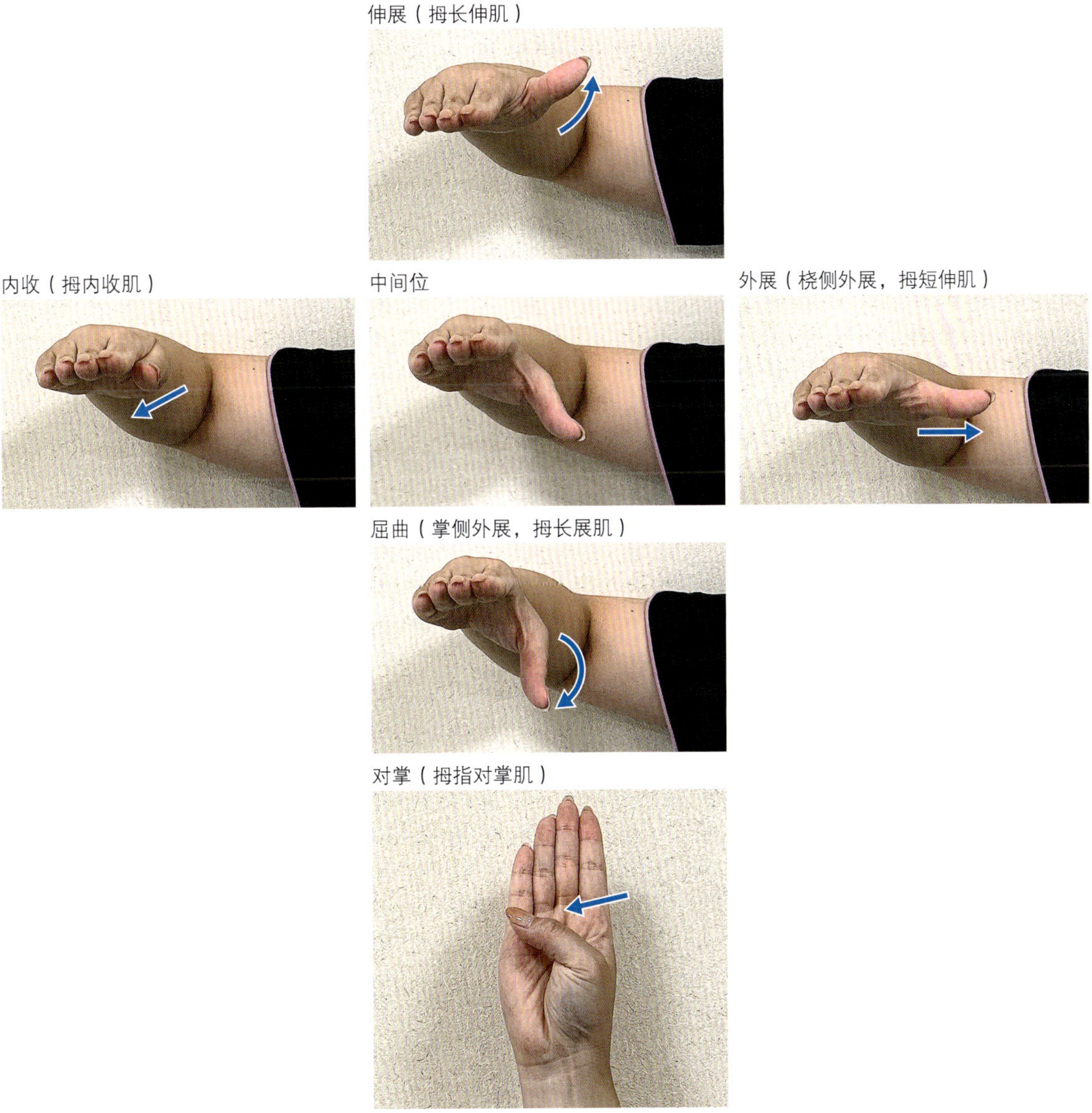

▶图3–4　第一指（拇指）运动引导

b. 造成灵活性障碍的关键结构

手关节

- 掌侧：当以下位于手关节掌侧的结构中发生灵活性障碍，会导致背伸运动异常：前臂屈肌群、位于旋前方肌远端骨间膜的脂肪层（**旋前方肌脂肪体或桡骨前缘脂肪体**）（▶图3–5）。在屈肌群中，由于**指浅屈肌**、**指深屈肌**、**拇长屈肌**于中节指骨及远节指骨处停止，处于手指伸展位做背伸运动时，腱的滑动距离加长。因此，需要结构整体富有伸展性。此外，指屈肌腱鞘在桡骨远端滑动时，旋前方肌脂肪体承担基床作用，因此为保证指屈肌腱正常滑动，需保证该脂肪体的灵活性。
- 背侧：当位于手关节背侧的前腕伸肌群结构中发生灵活性障碍，会导致背伸运动异常。在发生**肱骨外上髁炎**时，**桡侧腕短伸肌**会发生问题。在发生**桡骨茎突狭窄性腱鞘炎**（de Quervain）时，拇短伸肌与拇长展肌会发生问题。由于前臂伸肌群易受到摩擦应力与拉伸应力，因此其易导致手关节尺屈、掌屈运动受限。

此外，拇短伸肌与拇长展肌于尺骨近端向拇指倾斜延伸。在上述肌群深层，桡侧腕长、腕短伸肌沿着桡骨长轴向远端延伸。四种肌肉肌腱**交叉处**易产生摩擦应力（▶图3–6）。此外，在拇短伸肌与拇长展肌表层中，**桡神经浅支与前臂外侧皮神经**向远端延伸，因此上述易产生摩擦应力的肌群交叉处以及神经周边的疏松结缔组织异变会引发病症。

桡尺远侧关节

旋后肌、手关节背侧的关节囊异常时可导致前臂旋前运动障碍。**拇短伸肌与拇长展肌**的延伸路线较其他伸肌群距离旋后肌更近，一般将其视为旋前受限的因素。

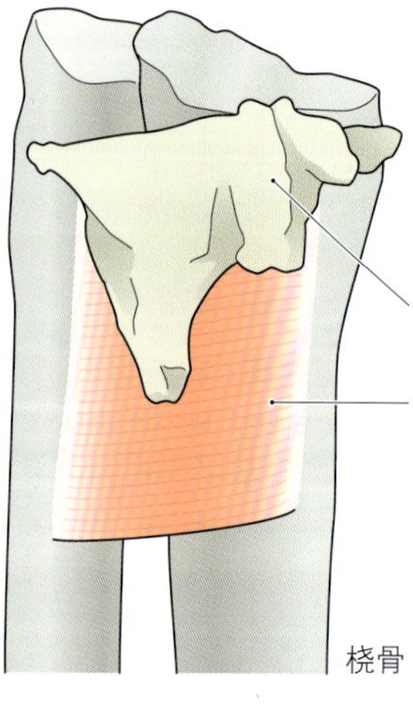

▶图3–5　旋前方肌脂肪体

位于屈肌腱深层的旋前方肌之远位表层中存在脂肪体。一般认为该脂肪体在屈肌腱深层承担滑动基床作用

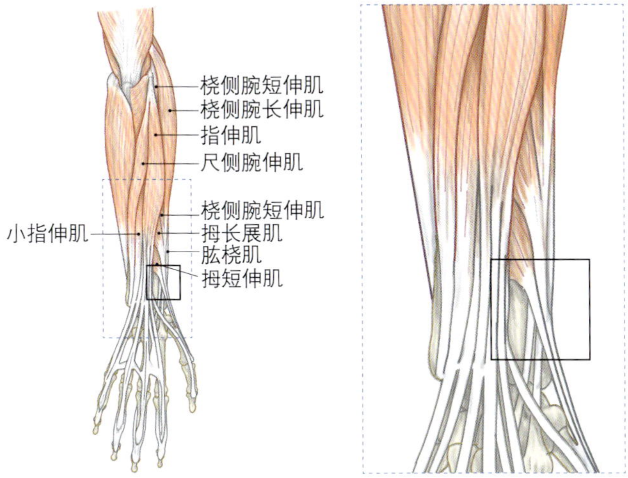

▶图3-6　拇短伸肌、拇长展肌与桡侧腕长伸肌及桡侧腕短伸肌的腱交叉处

桡侧腕长伸肌腱、桡侧腕短伸肌腱于拇短伸肌腱、拇长展肌腱的深层延伸。图中标示（□）的部位易产生摩擦应力，易发生疼痛

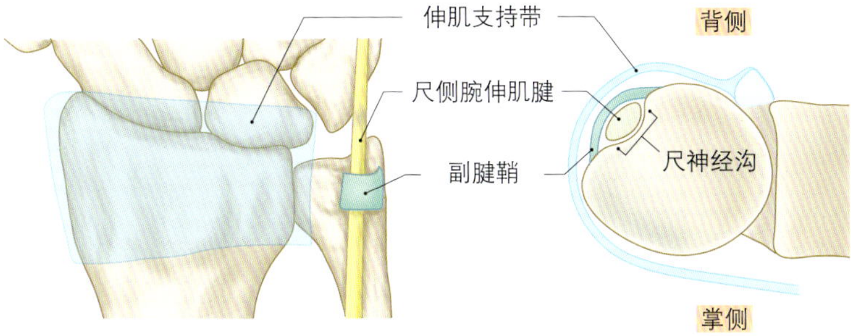

▶图3-7　尺侧腕伸肌的副腱鞘（subsheath）

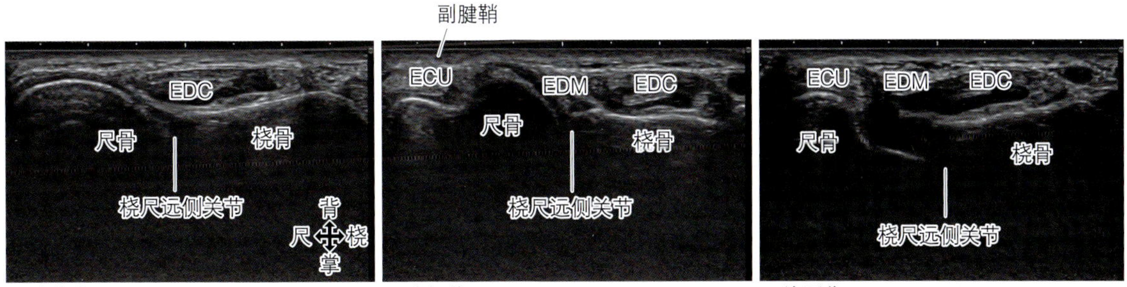

a. 旋前位　b. 中间位　c. 旋后位

▶图3-8　尺侧腕伸肌超声成像

EDC：指伸肌；ECU：尺侧腕伸肌；EDM：小指伸肌

以桡尺远侧关节为中心，观察旋前、旋后运动时，在旋前位，ECU向尺侧移动，脱离以桡尺远侧关节为中心拍摄的超声图画面在中间位及旋后位，尺骨头在回转的同时向掌侧移动，ECU向桡侧移动

旋前圆肌、尺侧腕伸肌异常时可导致前臂旋后运动障碍。副腱鞘为纤维束，位于**手伸肌**支持带深层，其功能为固定尺侧腕伸肌腱鞘，异常时会引发**狭窄性腱鞘炎**（▶**图3-7**）。前臂旋后时，尺侧腕伸肌腱与尺骨头相接触，被拉拽向桡侧，与副腱鞘接触形成摩擦（▶**图3-8**）。当此情况反复发生，腱鞘会受到压应力与摩擦应力，从而产生腱鞘炎。与肌肉伸展性低下同时产生的过大

压应力、摩擦应力，可能导致副腱鞘周边的神经及血管周围疏松结缔组织发生异常。

手部

- **拇指**：临床上，手指运动疼痛的病例中拇指腕掌关节痛的情况尤为常见。拇指腕掌关节痛的病因多在于关节构成结构发生问题，治疗时多采用消炎镇痛或矫形疗法这类保守疗法，很少使用徒手疗法。但笔者认为，**前臂外侧皮神经**、**正中神经掌支**、**桡神经浅支**控制拇指腕掌关节的知觉，若拇指腕掌关节痛的病因在于上述神经周边的疏松结缔组织异常，则可适用徒手疗法。
- **食指到小指**：除了指伸肌，蚓状肌、骨间背侧肌及骨间掌侧肌亦在近指间关节（PIP关节）、远指间关节（DIP关节）伸展时发挥作用。上述三类肌肉，被称为**手内在肌**，较手关节其起点处于远端。而横跨手关节，参与手指运动的肌肉则被称为**手外在肌**。近指间关节与远指间关节在伸展时，分两种情况，即作为手外在肌的指伸肌、食指伸肌、小指伸肌参与伸展运动的情况，以及手内在肌参与伸展运动的情况。上述情况源于手外在肌与手内在肌的肌腱在手指范围上交汇，形成了复杂的结构。因此需确定近指间关节与远指间关节的伸展结构是否正常工作（▶图3-9）。手关节、手部的掌侧及背侧中存在大量手外在肌的肌腱，亦多分布包裹肌腱的**腱鞘**。腱鞘的重要功能为减轻摩擦，该功能若减弱则会导致手指灵活性降低以及腱鞘炎。**掌骨深横韧带**的掌侧中存在蚓状肌，同时**掌侧总动脉**、**静脉及指掌侧总神经**在此处走行，其周围存在富含脂肪的疏松结缔组织。此外，在掌骨骨折以及掌指骨关节（MP关节）不活动的情况下，若骨间掌侧肌、背侧肌周边的柔软性以及掌骨深横韧带周边的疏松结缔组织中柔软性降低，则会导致掌指骨关节的伸展受限及近指间关节、远指间关节的屈曲受限。

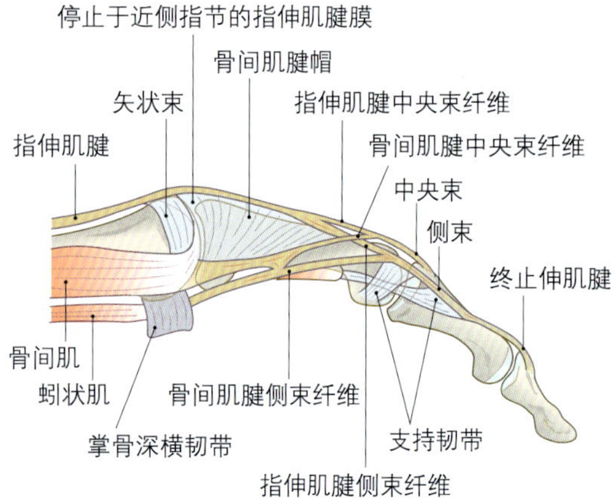

a. 侧面

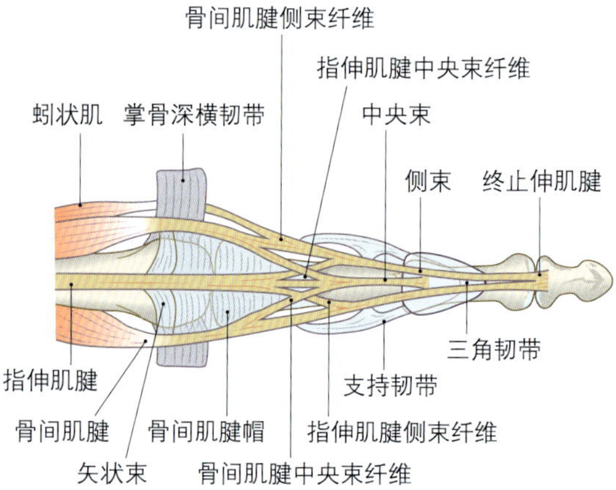

b. 手背面

▶图3-9　近指间关节、远指间关节的伸展结构

(2) 手关节及手部的稳定性障碍

a. 手关节及手部的稳定性及动态稳定结构

●掌侧、桡侧的稳定性

手关节掌侧、背侧的关节囊对桡腕关节与腕中关节的掌屈、背伸运动及桡屈、尺屈运动发挥制动作用。前臂屈肌群以及伸肌群从手关节层面来看，大量肌肉转化为腱，这些腱在肌肉收缩与松弛时，增强了手关节掌侧、背侧的稳定性。

●桡侧、尺侧的稳定性

手关节做尺屈运动时，近排腕骨向桡侧移动，做背侧回旋运动。此时外侧副韧带与掌侧的关节囊对其向桡背侧方向的运动发挥制动作用。手关节做桡屈运动时，近排腕骨向尺侧移动，做掌侧回旋运动。此时内侧副韧带与背侧的关节囊对其向掌尺侧方向的运动发挥制动作用。

此外，桡腕关节的尺侧间隙中存在着**三角纤维软骨复合体**（TFCC），其增强尺侧稳定性，并对桡腕关节承受的轴向压力起缓冲作用。三角纤维软骨复合体的部分结构由**关节盘**组成。

➜三角纤维软骨复合体 triangular fibrocartilage complex，TFCC

b. 桡尺远侧关节的稳定性及动态稳定结构

三角纤维软骨复合体、远端骨间膜、手关节关节囊为桡尺远侧关节的静态稳定结构，旋前方肌为其动态稳定结构。

三角纤维软骨复合体位于桡骨、月骨及三角骨尺侧之间，由**三角纤维软骨**（TFC）、背侧及掌侧桡尺韧带、关节盘同系物、尺月韧带及尺三角韧带组成（▶图3-10）。三角纤维软骨复合体中，胶原纤维分为致密结缔组织部分及以关节盘形态存在的纤维软骨部分。有报告指出，其中能观察到疏松结缔组织成分。三角纤维软骨复合体中的疏松结缔组织具有为神经及血管提供通道的作用。此外，该疏松结缔组织也与由三角纤维软骨复合体及致密结缔组织构成的

➜三角纤维软骨 triangular fibrocartilage，TFC

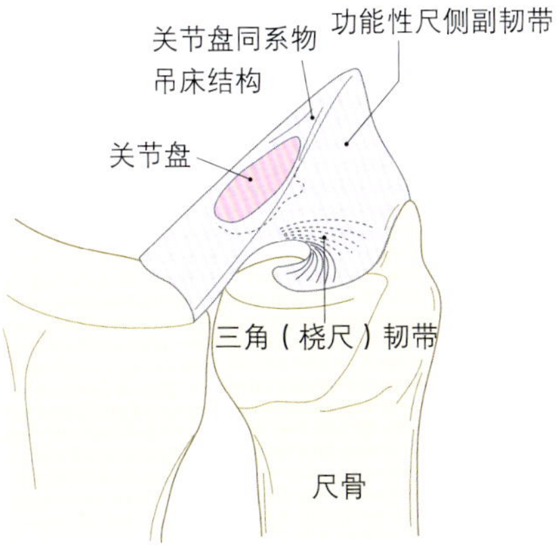

▶图3-10　三角纤维软骨复合体（TFCC）

关节囊同时发挥缓冲压应力及切应力的作用。疏松结缔组织发生异常会导致缓冲作用减弱，不仅会引发疼痛，还可能造成其周边结构受损。

前臂旋后运动时，作为三角纤维软骨复合体一部分的掌侧桡尺韧带及远端骨间膜、关节囊的掌侧面（臂前面）将制动桡骨相对尺骨头的背侧回转运动。此时，由于骨间膜张力下降，桡尺关节稳定性随之降低。旋前运动时，旋前方肌辅助骨间膜的制动功能，抑制桡尺远侧关节远离。

此外，有报告指出，分布于三角纤维软骨复合体中的周围神经，在**尺神经背侧支**中占100%，在**前臂内侧皮神经**中占91%，在**尺神经掌支**中占73%，在骨间前神经中占27%，在骨间后神经中占18%，在正中神经掌支中占9%。

c. 手指的稳定性及动态稳定结构

拇指腕掌关节的稳定性

在拇指腕掌关节进行三维运动时，所有方向的关节囊都可对其进行制动（▶图3-11）。大多角骨与第1掌骨相关联的韧带达16条，其中5条韧带发挥增强拇指腕掌关节稳定性的作用。特别是桡腕背侧韧带（DRL）在对掌运动时发挥静态支持组织功能。

➜ 桡腕背侧韧带 dorsoradial ligament，DRL

食指到小指侧面的稳定性

外侧副韧带、内侧副韧带是掌指关节（MP关节）、近指间关节（PIP关节）及远指间关节（DIP关节）的静态稳定结构。上述韧带处于掌指骨关节的高屈曲范围，以及处于近指间关节与及远指间关节10°～15°的屈曲范围时张力最大，抑制关节侧面的不稳定性。

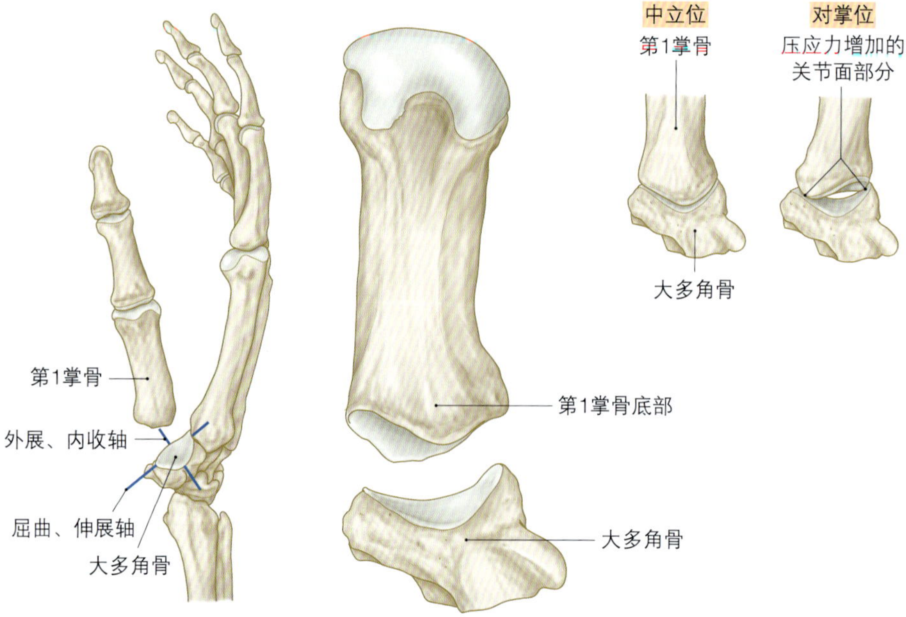

▶图3-11　拇指腕掌关节

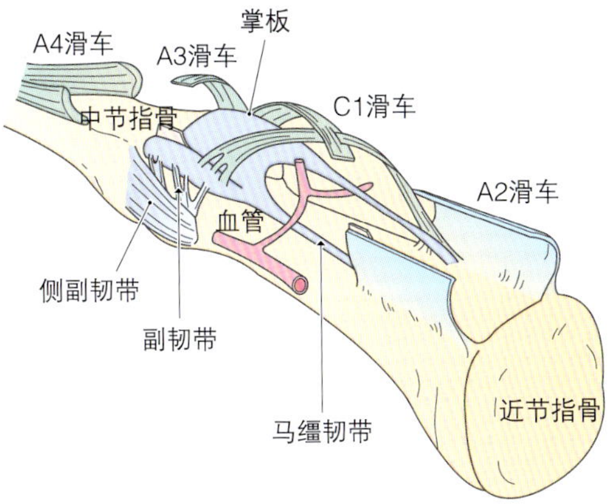

▶图3-12　马缰韧带与副韧带

（Bowers WH. et al: The proximal interphalangeal joint plate. Ⅰ. An anatomical and biomechanical study. J Hand Surg Am 5: 79-88, 1980をもとに作成）

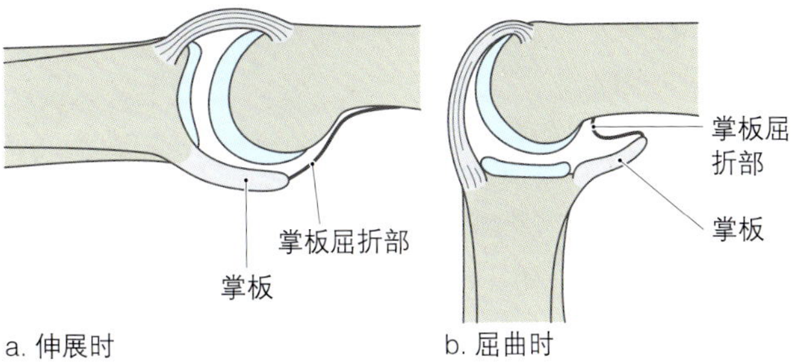

▶图3-13　近指间关节的运动

食指到小指掌侧、背侧的稳定性

掌指骨关节、近指间关节及远指间关节在其背侧分布有指伸肌腱及伸肌腱膜、关节囊。上述结构于屈曲运动时在保证背侧稳定性的情况下允许关节运动超过100°。同时，在关节掌侧存在**掌板**（volar plate）、关节囊、侧副韧带及**副韧带**，上述结构在伸展运动时保证掌侧关节的稳定性（▶图3-12）。手指伸展时掌板向侧面扩张，维持关节掌侧的稳定性。近指间关节中存在**马缰韧带**（checkrein ligaments），其连接近节指骨与掌板，于手指伸展时将掌板拉至近端，抑制掌侧的不稳定性（▶图3-13）。

笔记

副韧带

副韧带为侧副韧带的近端部分，于掌板处停止

总结

灵活性

要保证手关节掌侧的灵活性，需确保位于旋前方肌远端的脂肪层、指浅屈肌及指深屈肌部位周边结构的灵活性。要保证手关节背侧的灵活性，则需确保桡侧腕短伸肌、拇短伸肌及拇长展肌部位周边结构的灵活性。要保证手桡尺远侧关节的灵活性，需确保旋后肌、拇短伸肌、拇长展肌、尺侧腕伸肌部位周边结构的灵活性。要保证手部的灵活性，在拇指处，需确保前臂外侧皮神经、正中神经掌支及桡骨神经浅支周边结构的灵活性；在食指到小指处，则需确保腱鞘周边及手内在肌周边的灵活性。

稳定性

要保证手关节及手部的稳定性，需重点关注手关节关节囊的张力，而三角纤维软骨复合体的张力及其周边灵活性则对维持桡尺远侧关节及手关节尺侧的稳定性至关重要。在拇指腕掌关节做对掌运动时，需着重关注桡腕背侧韧带（DRL）的张力，而侧副韧带及掌板的张力则能维持由食指到小指处侧面与掌侧的稳定性。

2 改善手关节及手部功能所需的解剖学知识

（1）旋前方肌与远端脂肪层

旋前方肌基本分为两层（▶图3–14），各层皆由正中神经的分支（骨间前神经）从后方进行支配。或许有人认为，分层的原因在于各层肌肉具有不同功能，然而目前并无明确证据支持这一观点。不过，值得注意的是，旋前方肌深层的肌肉层靠近骨间膜，并与远端脂肪层位置十分接近。

该脂肪层位置十分接近旋前方肌深层部远端处，其包裹范围达到桡腕关节关节囊的起始处。该脂肪层深层为**致密结缔组织**，由骨间膜连接到桡腕关节的关节囊。指深屈肌位于该脂肪层浅层，拇长屈肌则位于浅层桡侧（▶图3–15）。目前，虽无法断言各肌肉的滑膜鞘与该脂肪层存在何种关系，但笔者认为，可将二者视为连接在一起的疏松结缔组织。

（2）腕管与桡侧腕屈肌、指浅屈肌及指深屈肌

屈肌支持带连接着大多角骨结节与钩骨，在其深层，各腕骨掌侧面骨膜到关节囊的部分构成腕管底面。腕管近端部的底面则由上节所述的旋前方肌及其远端脂肪层构成，腕管的前方为前臂筋膜。**前臂筋膜**的胶原纤维逐渐致密化，形成屈肌支持带，亦有掌长肌腱转化为**屈肌支持带**的情况。准确来说，在屈肌支持带层面上，掌长肌腱、前臂筋膜远端部及屈肌支持带相互连续（▶图3–16）。

但需注意，**桡侧腕屈肌**在腕管中通过不同腱鞘。在详细观察桡侧腕屈肌在腕管的位置后，就笔者经验来看，包裹桡侧腕屈肌腱的纤维鞘与包裹腕管的纤维鞘并不相同，即其与临床中需要治疗的正中神经及尺神经通道（位于腕管内）处于不同位置。

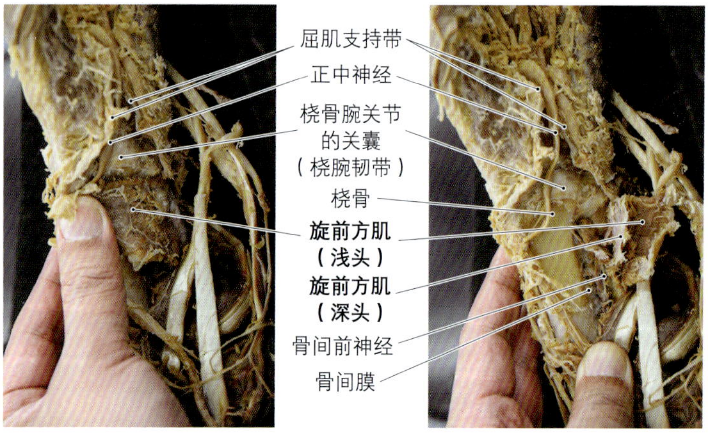

▶图3–14 旋前方肌及其周边

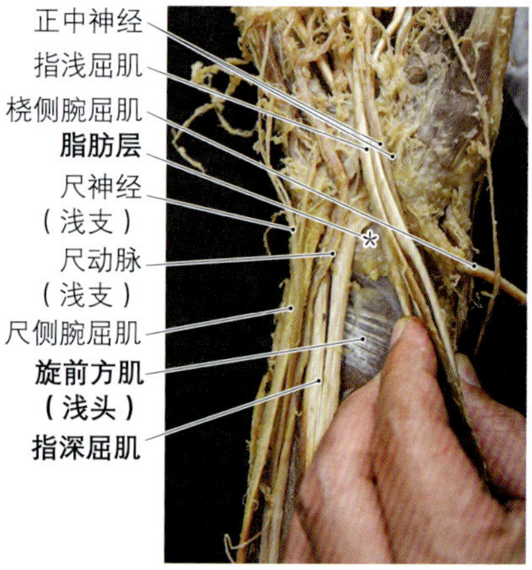

▶图3–15 旋前方肌与指深屈肌的位置关系

在腕管内部，**指浅屈肌**位于其浅层，正中神经位于其深层内侧（▶图3-17）。指深屈肌位于正中神经深层上部外侧，拇长屈肌则位于更外侧。

各腱之中皆有滑膜鞘，笔者认为位于上述腕管内腱的所有滑膜鞘皆连续在一起，但需注意笔者并非主张滑膜鞘的滑膜腔相互连续。即便各滑膜腔并不连续，包裹滑膜腔的滑膜仍属于疏松结缔组织，与周边其他疏松结缔组织具有连续性，即虽然滑膜腔作为滑膜鞘时其连续性至关重要，但从徒手疗法角度来看，保证滑膜腔周边滑膜与腕管内的疏松结缔组织、正中神经外膜呈轻缓结合状更为重要。

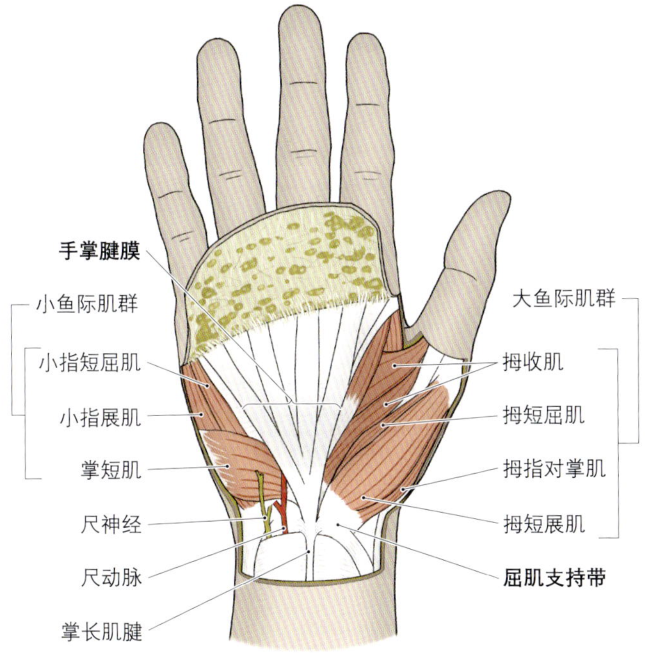

▶**图3-16　屈肌支持带与手掌腱膜**

［河上敬介，荒川高光：第8章 局所解剖学と体表解剖学．野村嶬（編集）：標準理学療法学・作業療法学 専門基礎分野 解剖学 第5版．p449，図8-59，医学書院，2020より］

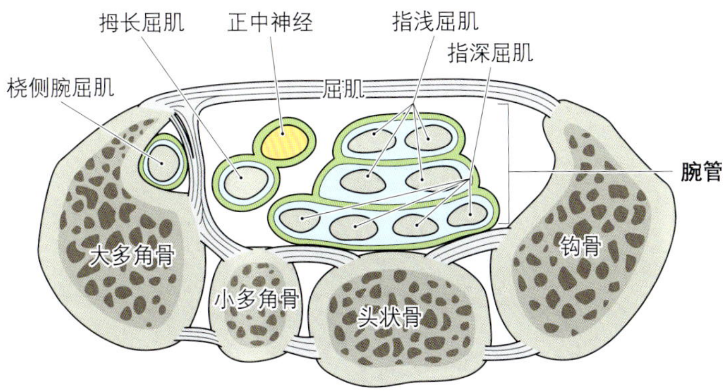

▶**图3-17　腕管**

（3）正中神经、尺神经与尺动脉及桡动脉的走行

正中神经

正中神经穿行于旋前圆肌肱头及尺骨头之间，向旋前圆肌发出支配神经朝深层延伸，后又穿行于指浅屈肌与指深屈肌之间向远端行进。在正中神经通路中，其贯穿旋前圆肌与指浅屈肌的肌间隔。到达远端后，正中神经发出掌皮支进入腕管（▶**图3–18、图3–19**）。

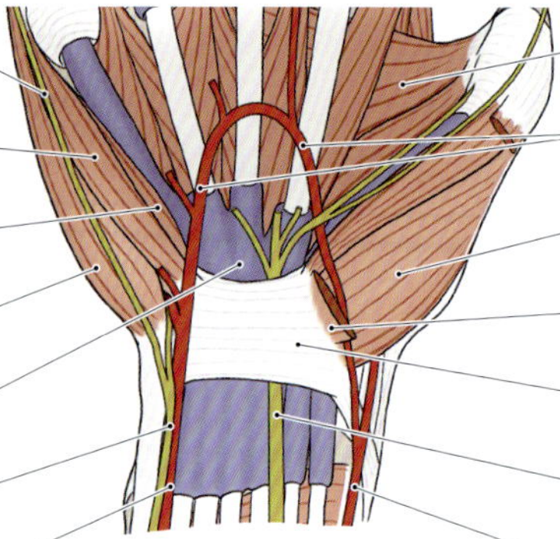

▶**图3–18　屈肌群的滑膜鞘**

［河上敬介，荒川高光：第8章 局所解剖学と体表解剖学．野村嶬（編集）：標準理学療法学・作業療法学 専門基礎分野 解剖学 第5版．p449，図8–60，医学書院，2020より］

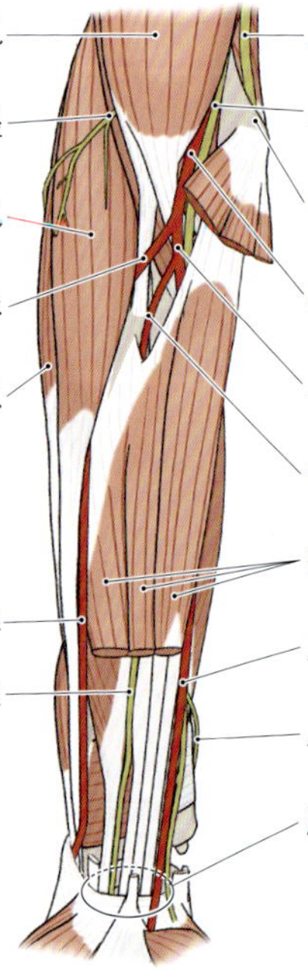

▶**图3–19　前臂屈侧局部解剖图**

［河上敬介，荒川高光：第8章 局所解剖学と体表解剖学．野村嶬（編集）：標準理学療法学・作業療法学 専門基礎分野 解剖学 第5版．p442，図8–47，医学書院，2020より］

尺管

近年来，本书笔者们就位于手臂近端的尺神经走向进行了研究。**尺神经**于近端在腱性的管腔内穿行，该管腔由肱三头肌止点、臂内侧肌间隔及内侧副韧带的后部纤维组成。尺神经于远端则穿行于指浅屈肌与尺侧腕屈肌共同起点的后方，以及尺侧腕屈肌腱的前方（▶图3–18、图3–19）。指浅屈肌与尺侧腕屈肌共同起点与内侧副韧带的前部纤维相连续，尺侧腕屈肌起始于鹰嘴与内侧副韧带的斜纤维处。调查证明，尺神经于近端的穿行路线，为由内侧副韧带开始连续的致密结缔组织所包裹。

尺动脉、尺神经

尺神经中，由骨间总动脉发出的**尺动脉**与之伴行并向远端延伸。尺神经于前臂远端发出**手背支**，沿尺侧腕屈肌深层向背面延伸，其后向手背内侧走行（▶图3–20）。很多图书称“尺神经向手背内侧走行后于腕部发出正中神经掌支”，但从遗体解剖来看几乎不存在此情况。笔者认为，掌支可能存在不明确的神经分支。

尺神经并不进入腕管，而是在离开手臂内侧前方后于**腕尺管**（Guyon管）内延伸（▶图3–21）。近年研究表明，腕尺管由腱膜构成，该腱膜从尺侧腕屈肌的止点开始连续。要提高尺神经周边灵活性，则不能忽视其与尺侧腕屈肌周边筋膜的关系。

桡动脉

桡动脉由肱动脉分出，其与尺动脉不同，于浅层延伸。其在旋前圆肌浅层向外侧延伸，在肱桡肌深层朝远端延伸。在延伸过程中，其于肘部向桡侧返动

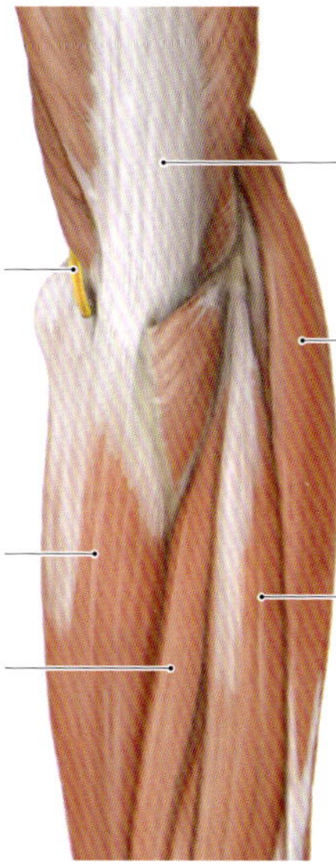

▶图3–20 位于前臂伸侧的尺神经进入处

脉及周边肌肉发出分支。其于远端在桡侧腕屈肌的外侧走行（**脉搏触诊部位**）后到达腕部。随后其发出掌浅支，由第1掌骨外侧转向手背面，进入拇长展肌与拇短伸肌深层，即**鼻烟窝**深层。在之后，其由第一骨间背侧肌起点两头中间处穿过手掌，于骨间肌群的掌侧面形成**掌深弓**（▶图3-22）。掌浅支组成掌浅弓动脉，掌深弓与尺神经伴行。由于桡动脉周边结缔组织中可触诊的部位众多，因此在临床中十分重要。

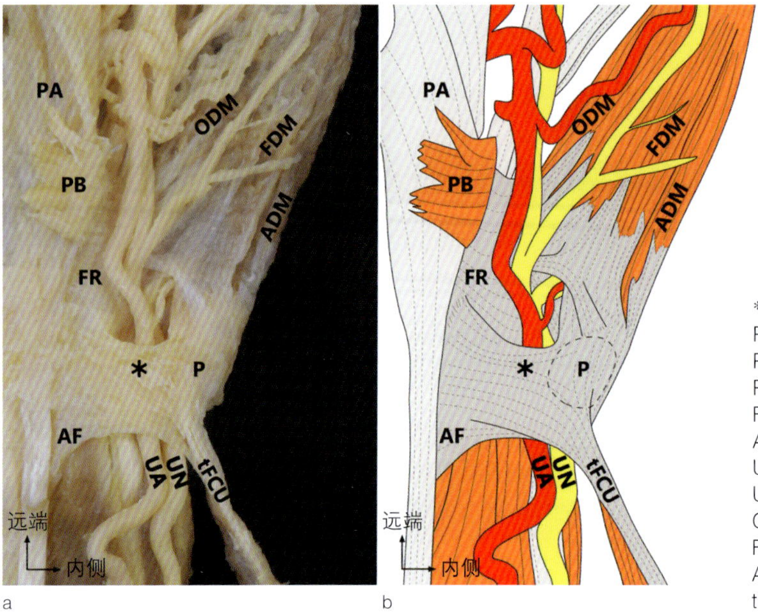

*：尺侧腕屈肌的腱膜从其肌腱连续延伸
P：豌豆骨
PA：手掌腱膜
PB：掌短肌
FR：屈肌支持带
AF：前臂筋膜
UN：尺神经
UA：尺动脉
ODM：小指对掌肌
FDM：小指短屈肌
ADM：小指展肌
tFCU：尺侧腕屈肌的腱

▶图3-21　尺管

（Yamamoto R, et al: The ulnar nerve is surrounded by the tendon expansion of the flexor carpi ulnaris muscle at the wrist: an anatomical study of Guyon's canal. Anat Sci Int 96: 422-426, 2021 より）

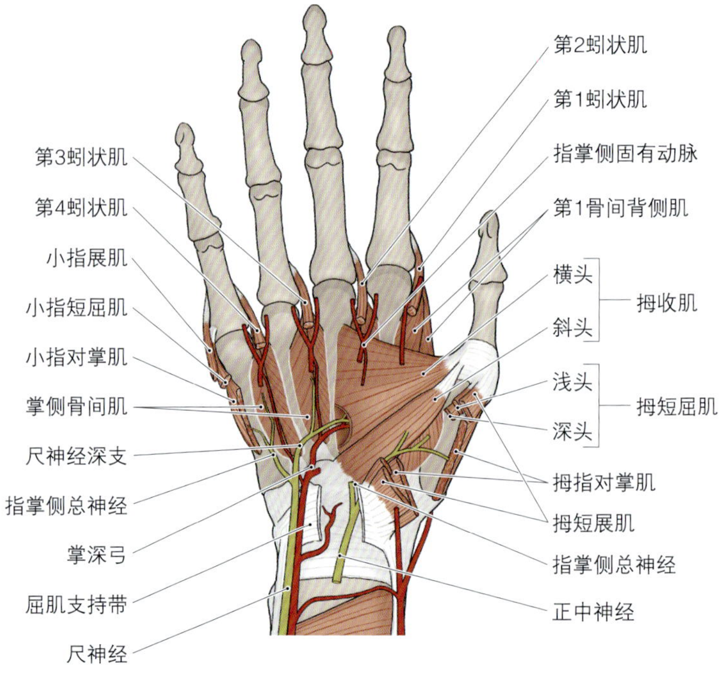

▶图3-22　手掌部的深层

［河上敬介，荒川高光：第8章 局所解剖学と体表解剖学．野村嶬（編集）：標準理学療法学・作業療法学 専門基礎分野 解剖学 第5版．p450，図8-61，医学書院，2020 より］

（4）前臂外侧皮神经与桡神经浅支的走行（ ▶图3-23 ）

前臂外侧皮神经为肌皮神经终支，由肱二头肌与肱肌之间向外侧延伸。其于肱桡肌浅层与头静脉伴行向远端前进，直到拇指基部附近。

桡神经通过肱肌前外侧后进入肱桡肌深层并向其发出支配神经，其后分为浅支和深支。**桡神经浅支**于肱桡肌深层向远端行进，通过拇长展肌、拇短伸肌的浅层后到达伸肌支持带，止于手背。**桡神经深支**贯穿旋后肌后达到深层（骨间后神经），成为前臂伸肌群的支配神经。

从局部解剖学角度来看，处理此部需重点关注**肱桡肌的止点附近**处。伸肌支持带第一骨纤维性管道位于手背侧，前臂外侧皮神经于此处下行。桡动脉于手掌侧，其于近端延伸，通过肱桡肌深层以及构成伸肌支持带第一骨纤维性管道的肌群（拇长展肌与拇短伸肌）之深层。桡神经深支由肱桡肌深层向腹侧行走。此部所有动脉皆有静脉伴行，正常情况下该静脉与周边神经相连续，构成疏松结缔组织的外膜，肱桡肌、伸肌支持带第一骨纤维性管道肌腱周边的疏松结缔组织亦与滑膜相连续。在对肱桡肌止点附近实施徒手疗法时，保证上述疏松结缔组织的灵活性十分重要。

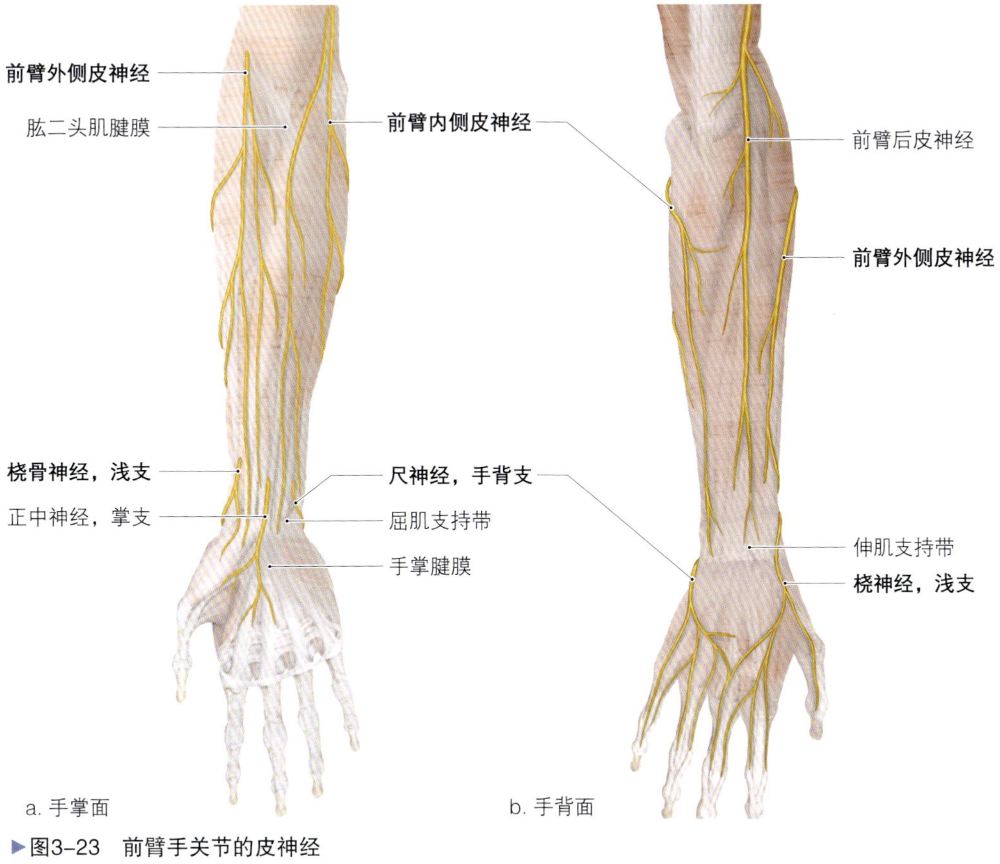

▶图3-23　前臂手关节的皮神经

（5）前臂内侧皮神经、尺神经手背支的走行

前臂内侧皮神经起自臂丛内侧束，于上臂尺神经浅层即臂内侧肌间隔浅层下行。该神经由内上髁附近分为掌侧支与尺侧支并朝远端前行，在尺侧腕屈肌的筋膜表面广泛分布。

尺神经手背支由前臂远端处分出并朝手背前进，于伸肌支持带最内侧表面向远端走行，在第5掌骨处完全延伸到背面。

无论是在前臂内侧皮神经还是前臂外侧皮神经的走行上，尺侧腕屈肌都是前臂至手关节部范围内的重要结构。前臂内侧皮神经朝尺侧腕屈肌的浅层及前面分布，发出手背支的尺神经亦位于尺侧腕屈肌深层，尺神经手背支由尺侧腕屈肌深层朝向背面走行成为手指的皮神经。因此，保证尺侧腕屈肌周边疏松结缔组织与肌肉周边神经的外膜相连续至关重要。

3 改善手关节及手部功能的超声引导下疗法

（1）针对旋前方肌深层脂肪层的疗法

旋前方肌深层的脂肪层分布于桡骨远端掌侧边缘到旋前方肌远端，该脂肪层近端处存在旋前方肌，远端处深层存在关节囊。此脂肪层的掌侧中分布有指深屈肌腱、拇长屈肌腱，上述二腱在脂肪层表层滑动。

针对旋前方肌脂肪层的疗法

当位于脂肪层表层及指屈肌腱鞘之间的疏松结缔组织产生异常，导致灵活性降低时，可能引起腱滑动障碍以及手关节背伸活动度受限问题。

在石膏固定期间，可通过收缩拇长屈肌及指深屈肌预防不动，促进旋前方肌及其周围肌腱的滑动性（▶图3-24）。

在对手关节进行触诊时，可从表层对拇长屈肌腱、指深屈肌腱与脂肪体做错开式徒手压迫（▶图3-25）。

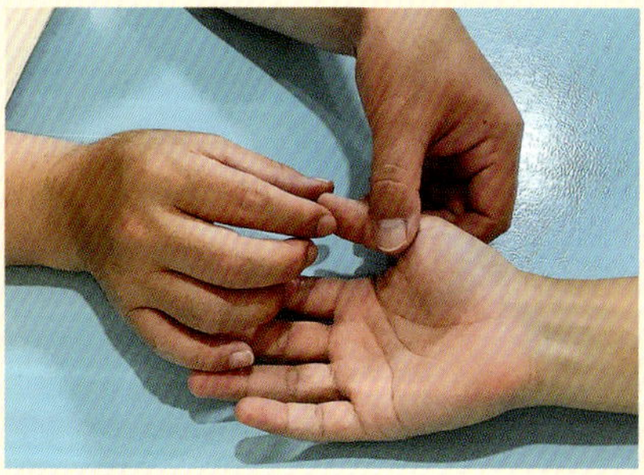

a. 自主运动疗法

▶图3-24

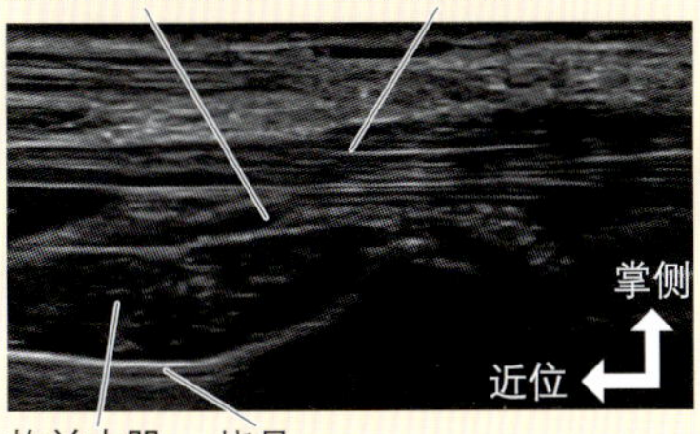

b. 拇长屈肌与脂肪体之间的滑动性

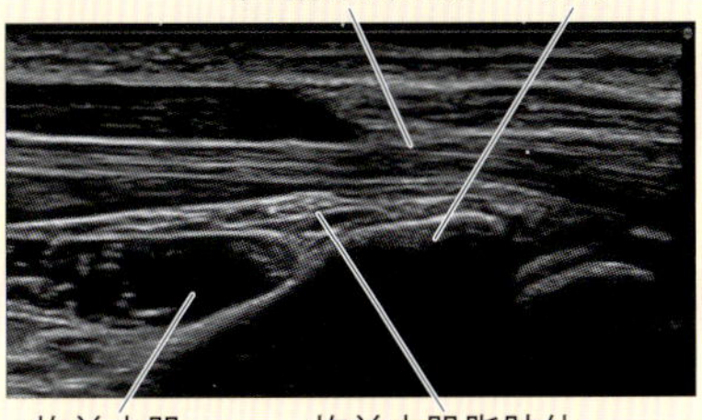

c. 第2指深屈肌腱与脂肪体之间的滑动性

▶图3-24（续）

视频3-24

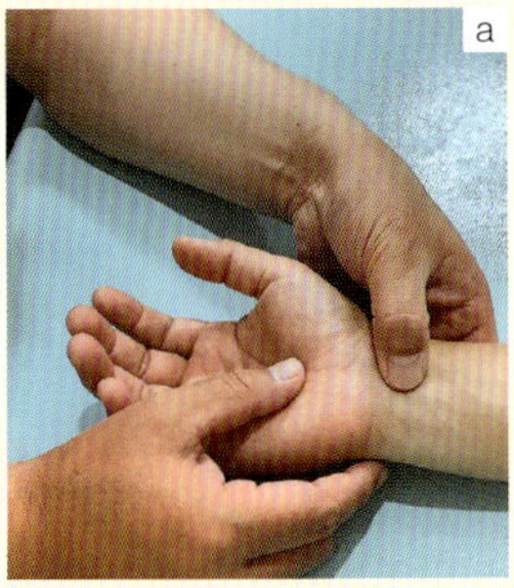

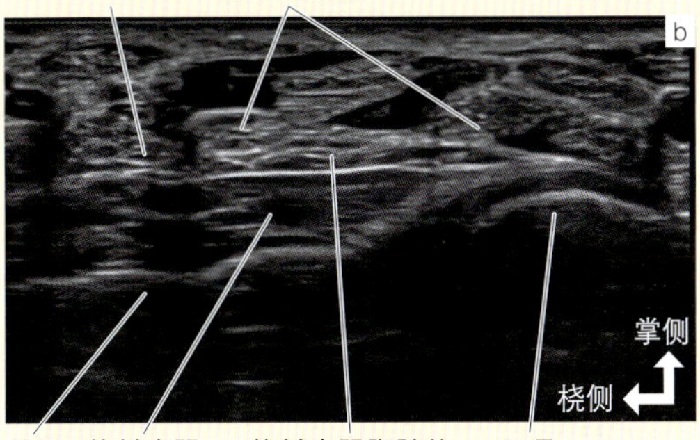

视频3-25

▶图3-25　对腱与脂肪体进行直接压迫的疗法

（2）针对指浅屈肌、指深屈肌及拇长屈肌的疗法

针对指浅屈肌、指深屈肌及拇长屈肌的疗法

指浅屈肌起始于内上髁，因此可通过在肘关节伸展位、前臂旋后位、手关节背伸位时伸展掌指关节（MP关节）及近指间关节（PIP关节）提高指浅屈肌伸展性（▶图3-26a）。

在对**指深屈肌**进行选择性伸展时，应在肘关节屈曲位进行，此时指浅屈肌处于松缓状态。在肘关节屈曲位、前臂旋后位、手关节背伸位时，可通过伸展掌指关节（MP关节）、近指间关节（PIP关节）及远指间关节（DIP关节）提高指深屈肌伸展性（▶图3-26b）。

拇长屈肌起始于桡骨中央及前臂骨间膜处，因此在前臂旋后位、手关节背伸位时通过伸展拇指可整体提高拇长屈肌伸展性（▶图3-26c）。

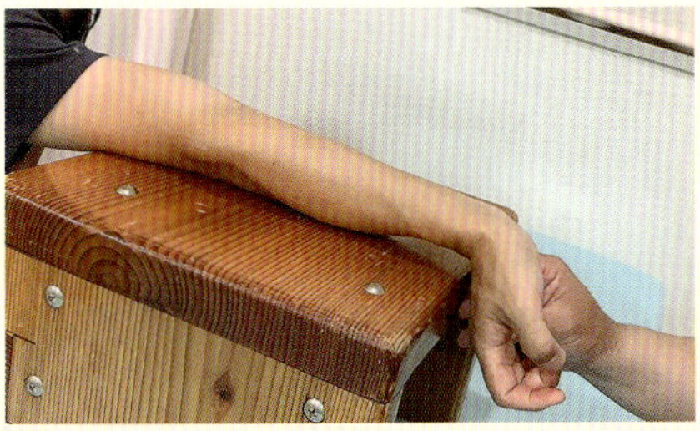

a. 指浅屈肌伸展运动

▶图3-26

视频3-26a

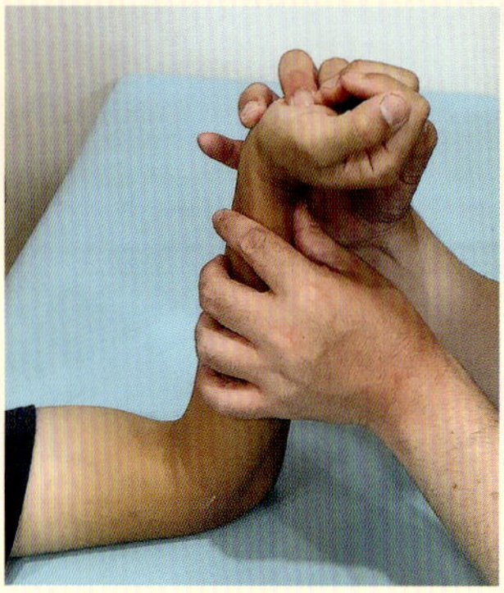

b. 指深屈肌伸展运动

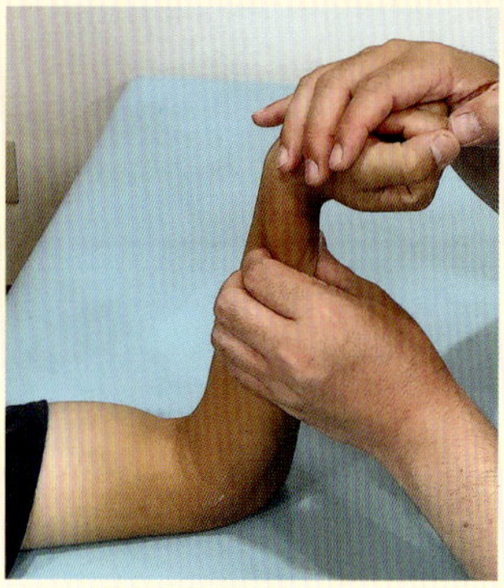

c. 拇长屈肌伸展运动

▶图3-26（续）

视频3-26b

视频3-26c

针对指深屈肌与正中神经、尺动脉、尺神经的疗法

正中神经于指深屈肌掌侧及尺侧边缘延伸，尺神经及尺动脉在指深屈肌内侧延伸。在术后早期恢复期或由于疼痛导致无法进行手关节运动时，通过手指自运动及直接对肌肉进行压迫的方法，预防不动所导致的脉管周边疏松结缔组织异变十分重要（▶图3-27）。

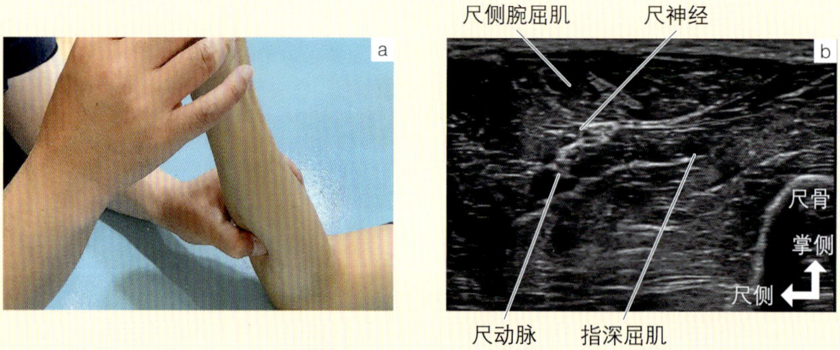

▶图3-27　对指深屈肌进行直接压迫的疗法

视频3-27

（3）针对桡侧腕短伸肌的疗法

桡侧腕短伸肌在伸肌支持带第2管内被滑膜鞘包裹，其延伸出伸肌支持带后立即在远端停止。桡侧腕短伸肌柔软性降低，会导致手关节掌屈受限，以及在桡侧腕短伸肌起始部诱发外上髁炎。

针对桡侧腕短伸肌的疗法

桡侧腕短伸肌在收缩时其肌腹同指伸肌肌腹向尺侧移动。超声引导下疗法可在该肌肉收缩运动时利用这一动态变化。此外，还可在进行伸展运动时，用手指将桡侧腕短伸肌起始部朝桡侧方向进行固定，通过尺屈、掌屈运动对该肌肉进行伸展（▶图3-28）。

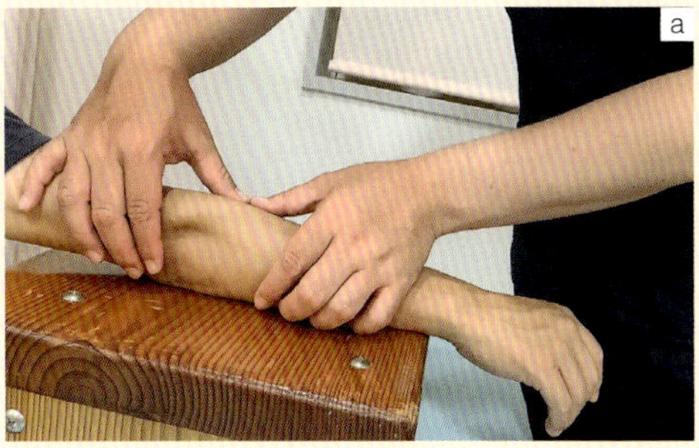

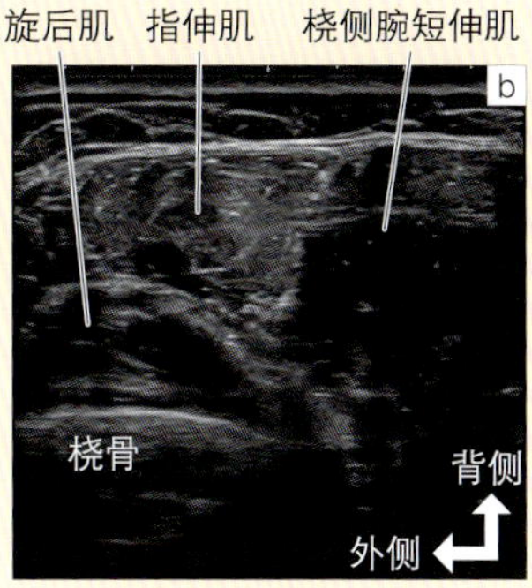

▶图3-28

视频3-28

（4）针对旋后肌的疗法（见第2章　肘关节▶p.59）

（5）针对拇长展肌、拇短伸肌及桡神经浅支的疗法

拇长展肌、拇短伸肌伸展运动（▶图3-29）

拇长展肌可通过在肘关节屈曲、前臂旋前、手关节尺屈位时，对拇指腕掌关节（CM关节）进行尺侧内展，从而提高伸展性。

拇短伸肌可通过在前臂中间位，小角度旋前位、手关节尺屈位及拇指腕掌关节（CM关节）对掌位时，对掌指关节（MP关节）进行屈曲运动从而提高伸展性。

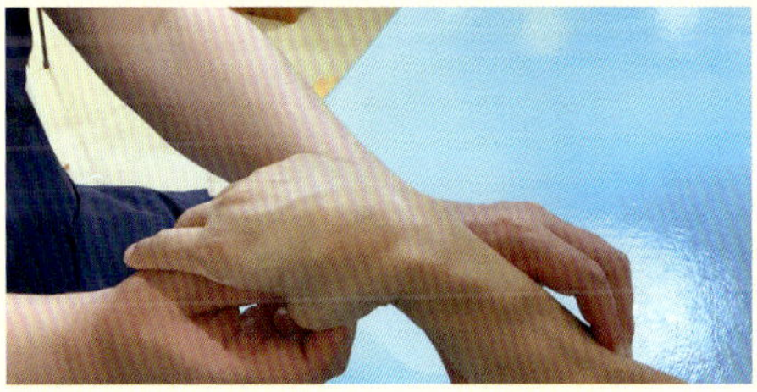

▶图3-29

视频3-29

针对桡神经浅支的疗法

对**桡神经浅支**进行治疗时，可利用超声引导下疗法确定其位置，随后在前臂处于小角度旋前位时，使手关节做尺屈、掌屈运动，从而改善该神经周围的滑动性（▶图3-30）。

此外，当上述治疗时涉及的肌腱与桡侧腕长伸肌及桡侧腕短伸肌的交叉部位发生问题时，可对该交叉部位进行压迫，并使手关节做掌屈运动，从而使桡侧腕长伸肌及桡侧腕短伸肌向远端滑动。

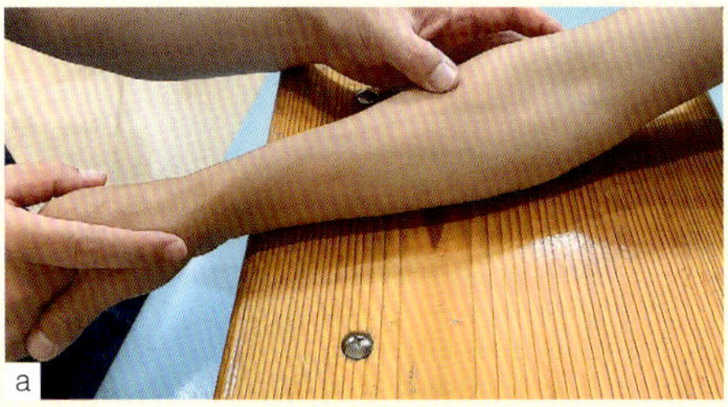

▶图3-30

视频3-30

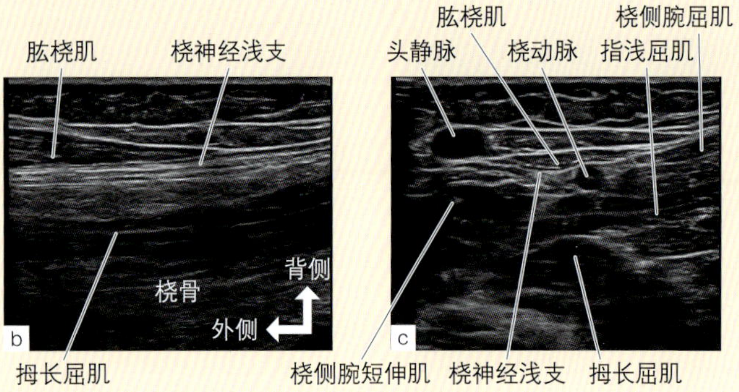

b. 长轴观　c. 短轴观

▶图3-30（续）

（6）针对尺侧腕伸肌的疗法

尺侧腕伸肌处于肘关节屈曲位、前臂旋后位及手关节桡屈位时做尺屈运动，可提高其伸展性。

提升尺侧腕伸肌、伸肌支持带与尺侧腕伸肌副腱鞘之间滑动性的疗法

当皮下组织与伸肌支持带的滑动性降低，可能导致位于尺侧腕伸肌副腱鞘内的尺侧腕伸肌腱及尺动脉的内部压力上升。遇到因尺骨缩短术等导致皮肤切口处滑动障碍的情况时，可采用改善伸肌支持带及皮下组织滑动性的治疗策略（▶图3–31）。

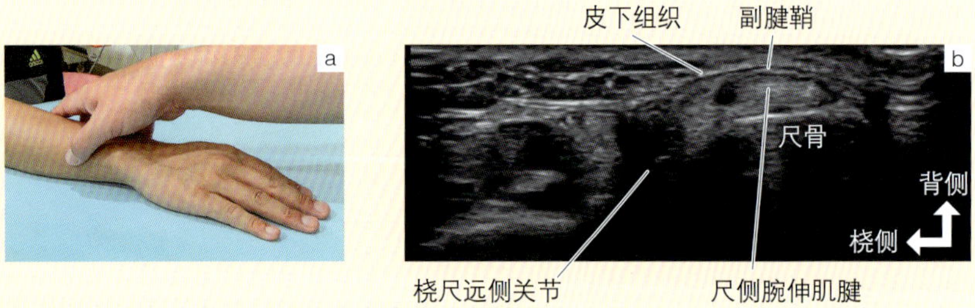

▶图3–31

视频3–31

（7）针对前臂外侧皮神经的疗法

前臂外侧皮神经于肱桡肌表层走行，向拇指根部延伸。

针对前臂外侧皮神经的疗法

将头静脉视作标记确定前臂外侧皮神经位置，向远端方向继续超声探查。由于前臂外侧皮神经细小，其越朝向远端越难以显示，因此在前臂近端将头静脉位置等同于前臂外侧皮神经位置，对该处反复进行压迫与松弛（▶图3–32）。

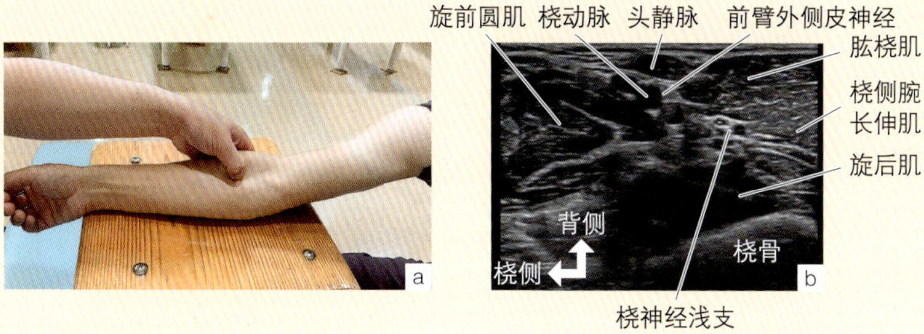

▶图3-32

视频3-32

（8）针对正中神经掌支的疗法

正中神经掌支在旋前方肌远端处由正中神经分出，其在腕管表层延伸，并再次分为朝向拇指方向的分支及朝向手掌方向的分支。

针对正中神经掌支的疗法

将拇指腕掌关节（CM关节）置于小角度伸展位，在腕管处压迫其周边神经，并使手关节做桡屈、背伸运动，进而改善该处疏松结缔组织状态（▶图3-33）。

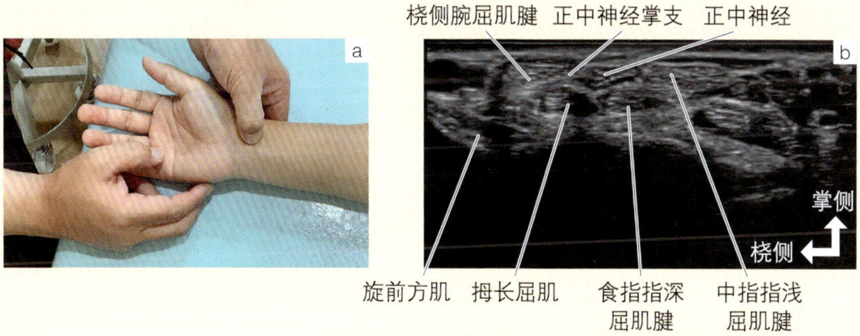

▶图3-33

视频3-33

（9）针对腱鞘及手内在肌的疗法

手掌中具有拇长屈肌腱鞘（桡侧滑膜囊）、指屈肌腱鞘（尺侧滑膜囊）及指腱鞘。**拇长屈肌腱鞘与屈肌总腱鞘**属于滑膜囊，由手关节覆盖到手掌，分别包裹拇长屈肌腱、指浅屈肌腱及指深屈肌腱，并进入腕管。屈肌总腱鞘的掌侧有正中神经及掌浅弓处走行。**指腱鞘**中，小指腱鞘与指屈肌腱鞘相连续，但食指、中指及无名指皆具有独立的腱鞘。包裹指浅屈肌、指深屈肌的滑膜鞘起始于掌指关节（MP关节）近端，一直延伸到远节指骨基底。

在手背部，**伸肌支持**带分为6个区域，各伸肌腱分别通过不同管道。位于各区域的腱皆具备腱鞘，由超过伸肌支持带近端向上1～1.5cm处一直延伸到掌骨基底。屈肌群中的纤维鞘滑车被赋予A1～A5、C1～C3的代号予以区分。

六步手部锻炼法（six pack hand exercises）

对腱鞘进行治疗时，应以滑膜鞘这一疏松结缔组织为治疗对象，而非纤维鞘这一致密结缔组织。由于手关节及手部在大范围内为滑膜鞘所包裹，在石膏固定导致的不动期间以及术后早期恢复期中，如何克服活动受限状态至关重要。通过自主运动促进腱滑动的方法中，六步手部锻炼法（six pack hand exercises）尤为有效（▶图3–34）。

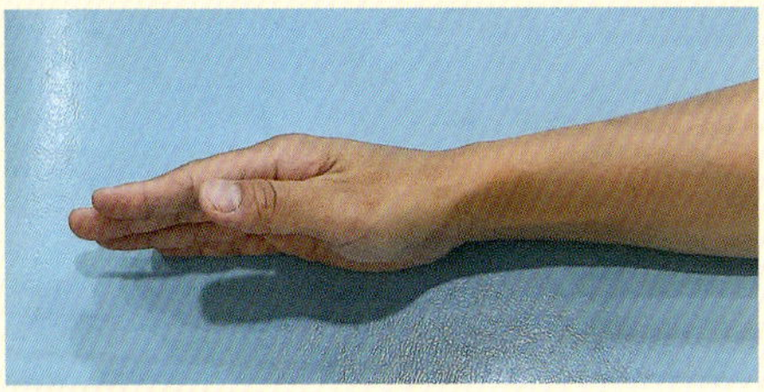

▶图3–34

视频3–34

（10）针对手关节关节囊的疗法

手关节为关节囊所覆盖，关节囊中存在大量胶原蛋白，可形成肥厚的关节囊韧带。该韧带周边存在疏松结缔组织，其中有神经及血管延伸。肥厚的关节囊韧带将不同骨骼紧密连接在一起，本就缺乏伸展性，故很少将其判断为引发挛缩的原因。伴随着活动受限，关节囊韧带周边的疏松结缔组织状态恶化，则可能构成导致挛缩的限制因素。

针对手关节关节囊的疗法

通过引导患者做投飞镖运动（darts throw）以及反向投飞镖运动（reverse darts throw），可改善存在于腕中关节及桡腕关节之间的疏松结缔组织状态。此外，还可徒手触摸桡腕及腕骨间的间隙使其运动进而抑制活动受限状态（▶图3–35）。通过超声技术于掌侧确定该关节囊位置，从背侧对桡腕关节进行压迫，使桡骨及月骨之间部位运动，以达到改善关节囊内部灵活性的目的。

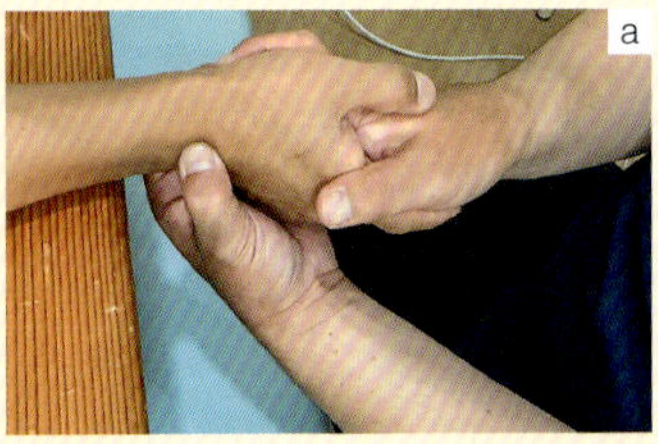

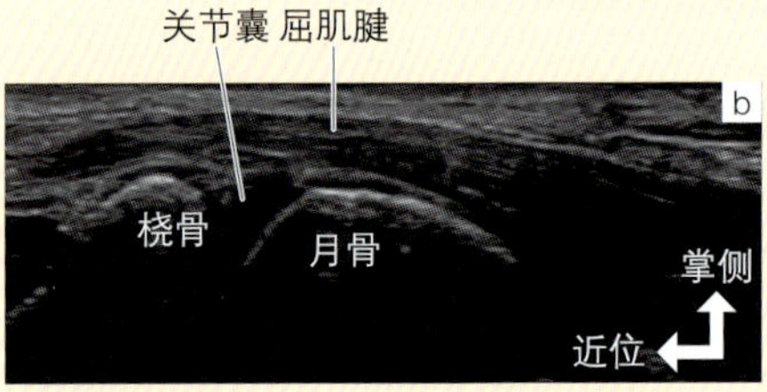

▶图3–35

视频3–35

（11）针对三角纤维软骨复合体的疗法

治疗位于三角纤维软骨复合体（TFCC）中的疏松结缔组织时，重点在于做反向投飞镖运动时，使近排腕骨相对于桡骨运动，从而阻止产生活动受限状态。

针对三角纤维软骨复合体（TFCC）的疗法

可通过改善尺神经手背支、前臂内侧皮神经周边的疏松结缔组织状况进而减轻三角纤维软骨复合体异常所产生的疼痛（▶图3-26）。

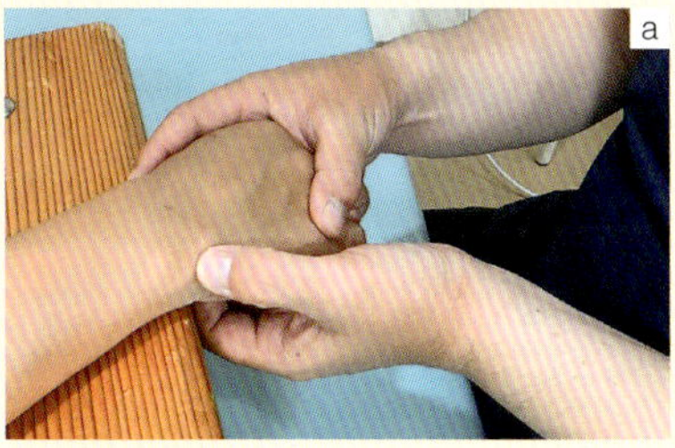

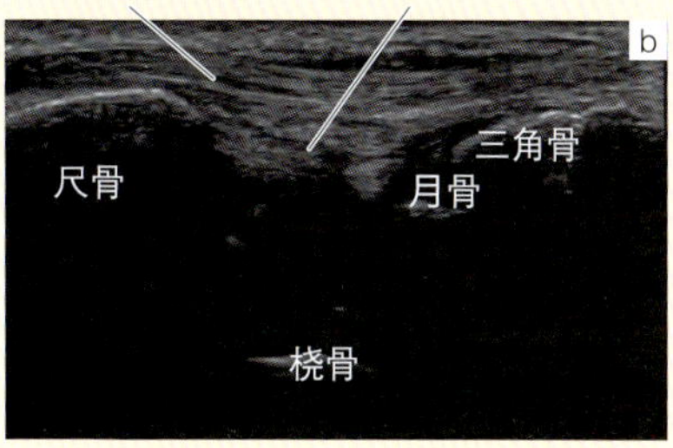

▶图3-36

视频3-36

针对尺神经手背支的疗法

在尺侧腕屈肌的肌腱移动部稍远端处，尺神经手背支从尺神经分出，于手关节尺背侧向手背方向走行。通过超声技术确定由尺神经干发出的手背支位置，通过手指反复压迫、松弛，以达到改善该神经周边疏松结缔组织状态的目的（▶图3-27）。

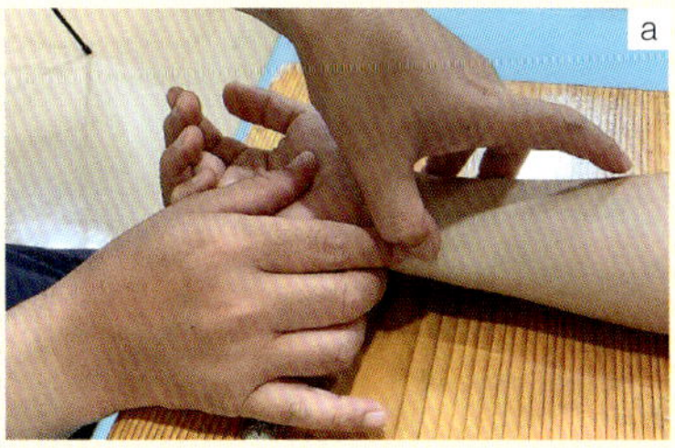

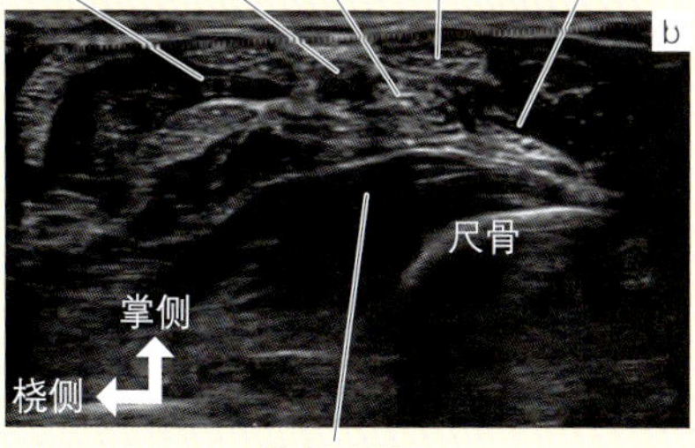

▶图3-37

视频3-37

针对前臂内侧皮神经的疗法

将贵要静脉视作标记确定前臂内侧皮神经位置，向远端方向继续超声探查。确定位于尺侧腕屈肌、指深屈肌及贵要静脉之间的前臂内侧皮神经位置后，通过反复进行轻微压迫及松弛来治疗该神经周边疏松结缔组织（▶图3-38）。

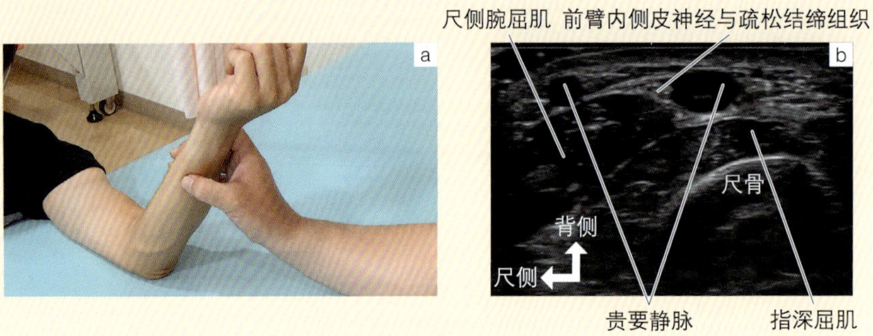

视频3-38

▶图3-38

(12) 针对掌侧板的疗法

掌侧板指以纤维鞘状态存在A1～A5、C1～C3滑车中不相互交叉的A1～A5滑车底面。

针对掌侧板的疗法

使用徒手疗法时，处理远端的纤维软骨成分十分困难，因此需通过治疗近端成分进而改善灵活性。在触诊近指间关节（PIP关节）时感知到坚硬组织，该处的近端具有柔软性。保持触碰近指间关节的状态并将其伸展，可将坚硬组织拉向近端。徒手疗法可直接处理的部位为掌侧板近端的关节囊成分与马缰韧带、副韧带周边的疏松结缔组织。通过超声技术确定掌侧板位置，由屈肌腱的侧面，对掌侧板近端以摩擦状进行直接徒手治疗（▶图3-39）。

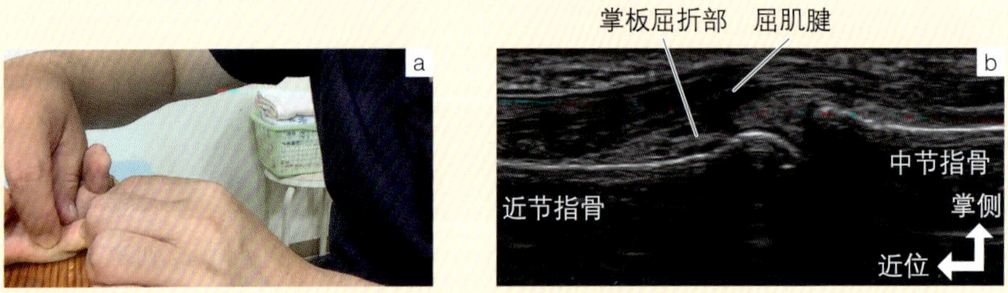

视频3-39

▶图3-39

参考文献

[1] Moritomo H, et al: International federation of societies for surgery of the hand 2013 committee's report on wrist dart-throwing motion. J Hand Surg Am 39 (7): 1433-1439, 2014.

[2] 工藤慎太郎: 上腕骨外側上顆炎. 工藤慎太郎 (編著): 運動器疾患の「なぜ? 」がわかる臨床解剖学. p70, 医学書院, 2012.

[3] 清水弘毅: 橈骨遠位端掌側部の屈筋腱滑動床. 日手会誌28 (6): 643-646, 2012.

[4] Maffulli N, et al (eds): Tendon injuries: basic science and clinical medhisine. pp142-146, Supringer, 2005.

[5] Sami H, et al: Selective Thumb Carpometacarpal Joint Denervation for Painful Arthritis: Clinical

Outcomes and Cadaveric Study J Hand Surg Am 44 (1): 64.e1–64.e8, 2019.
[6] 森田竜治: 手関節, 手. MKPT研究会, 工藤慎太郎 (編集): 機能解剖と触診. p114, 羊土社, 2019.
[7] Nakamura T, et al: Histological anatomy of the triangular fibrocartil age complex of the human wrist. Ann Anat 182 (6): 567–572, 2000.
[8] LaPorte DM, et al: Sensory innervation of the triangular fibrocartilage complex: a cadaveric study. J Hand Surg Am 39 (6): 1122–1124, 2014.
[9] Bettinger PC: Functional ligamentous anatomy of the trapezium and trapeziometacarpal joint (gross and arthroscopic) . Hand Clin 17 (2): 151–168, 2001.
[10] James D Lin, et al: Trapeziometacarpal joint stability: the evolving importance of the dorsal ligaments. Clin Orthop Relat Res 472 (4): 1138–1145, 2014.
[11] 上羽康夫: 手 その機能と解剖. 第6版, p144, 金芳堂, 2017.
[12] Johnson RK, et al: The pronator quadratus in motions and in stabilization of the radius and ulna at the distal radioulnar joint. J Hand Surg Am 1: 205–209, 1976.
[13] Koebke J, et al: The quadrate pronator muscle--a morphological and functional analysis. Anat Anz 157: 311–318, 1984.
[14] Stuart PR: Pronator quadratus revisited. J Hand Surg Br 21: 714–722, 1996.
[15] Sakamoto K, et al: An anatomic study of the structure and innervation of the pronator quadratus muscle. Anat Sci Int 90: 82–88, 2015.
[16] Hoshika S, et al: Medial elbow anatomy: A paradigm shift for UCL injury prevention and management. Clin Anat 32: 379–389, 2019.
[17] Yamamoto R, et al: The ulnar nerve is surrounded by the tendon expansion of the flexor carpi ulnaris muscle at the wrist: an anatomical study of Guyon's canal. Anat Sci Int 96: 422–426, 2021.

第4章 颈椎

颈椎由7块椎骨组成，其中第1颈椎、第2颈椎、第7颈椎分别又称**寰椎**、**枢椎**、**隆椎**。枕骨枕髁与第1颈椎上关节面形成**寰枕关节**，负责头部俯屈运动、仰伸运动及轻微侧屈运动。第1～2颈椎间的**寰枢正中关节与寰枢外侧关节**、第2～7颈椎的**椎间关节**，负责俯屈运动、仰伸运动、侧屈运动及回旋运动。

临床上，多见由退化性改变及姿势不正所致颈椎病而引发的伸展受限，以及由于事故等外伤而引发的屈曲、伸展及回旋受限问题。

1 颈椎灵活性和稳定性的病理要点

（1）颈椎的灵活性障碍

a. 正常情况下的颈椎屈曲、伸展及回旋、侧屈运动

● 寰枢关节（C1～C2）

寰枢关节是由寰枢正中关节与寰枢外侧关节组成的**复合关节**。其中**寰枢正中关节**由寰椎前弓后面、寰椎横韧带及枢椎齿突构成，**寰枢外侧关节**由寰椎下关节面与枢椎上关节面构成。

此复合关节中，**齿突**为寰枢外侧关节的回转中心，因此可进行大幅度回旋运动（▶图4-1）。颈椎整体的回旋活动度为65°～75°，而该复合关节的实际回旋活动度约占整体活动度的一半，达35°～40°。因此，其背侧部的伸展性十分重要（▶图4-2）。此外，该关节的屈曲活动度5°加上伸展活动度10°合计15°，几乎不产生侧屈运动。

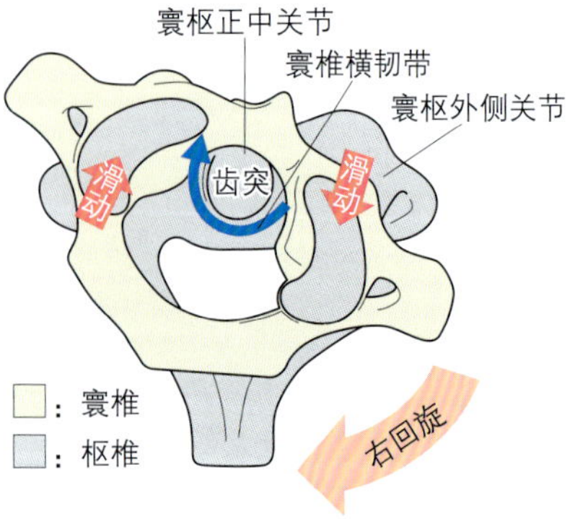

▶图4-1 复合关节的回旋运动

图示为右回旋

以齿突为旋转中心，右寰枢外侧关节向后内侧方向滑动，左寰枢外侧关节向前内侧方向滑动

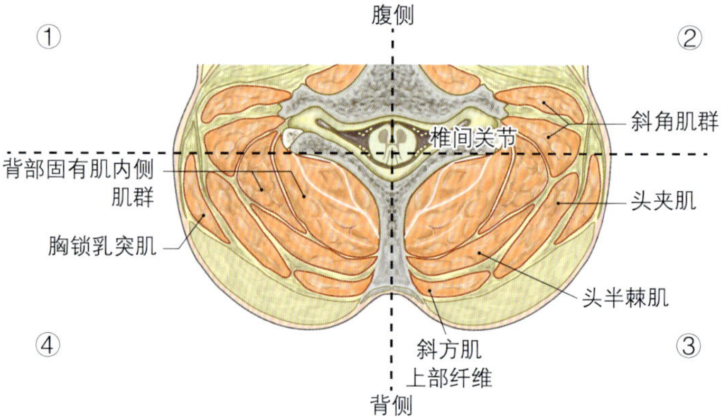

▶图4-2 C2处横截面

大体功能 ①②：颈椎屈曲

③④：颈椎伸展

①④或②③：颈椎侧屈

*胸锁乳突肌通过其两侧的肌肉收缩产生颈椎屈曲运动

椎间关节（C2～C7）

第2～7颈椎的椎间关节中，其关节面相对于水平面向外侧下方呈45°倾斜，越处于下部的颈椎其倾斜程度越大。

- 屈曲、伸展运动：屈曲运动中，相邻的上位椎体的下关节突起相对于下位椎体的上关节突起向前上方滑动，伸展运动中则方向相反朝后下方滑动。因此，在屈曲运动与伸展运动中，位于椎骨背侧部及椎骨腹侧部结构的灵活性十分重要。该关节活动度为屈曲运动35°～40°，伸展运动55°～60°，合计90°～100°，其中伸展运动的活动度较高。此外，C5～C6的屈曲角度最大，C6～C7之间的伸展运动程度最高。
- 侧屈运动：在进行右侧侧屈运动时，右椎间关节中下方颈椎朝后内侧下方滑动，左椎间关节中下方颈椎朝前外侧上方滑动。因此，此情况下椎骨左侧的伸展性十分重要。而在左侧侧屈运动时，滑动方向相反，此情况下椎骨右侧的伸展性十分重要（▶图4-2）。侧屈运动的活动度为30°～35°。
- 回旋运动：在右侧回旋运动时（即上位结构顺时针旋转），右椎间关节的上位颈椎朝内侧下方滑动，左椎间关节的上位颈椎朝外侧上方滑动（▶图4-3）。而在左侧回旋运动时（即上位结构逆时针旋转），上述滑动方向相反。因此，后外侧部的伸展性十分重要（▶图4-2）。回旋运动的运动范围为30°～35°。

侧屈及回旋运动中，椎间关节中皆发生向后下方及前上方的滑动，因此不会产生单纯的侧屈运动。这种伴随侧屈的同侧回旋运动被称为耦合运动。

寰枕关节

寰枕关节为椭圆关节，由枕髁与寰椎的上关节凹构成。主要负责头部的俯屈和仰伸运动，几乎不产生侧屈运动。

屈曲运动中，作为凸面的枕髁相对于作为凹面的上关节面向前方滚动，并向后方滑动。在伸展运动中，则反而向后方滚动，并向前方滑动（▶图4-4）。

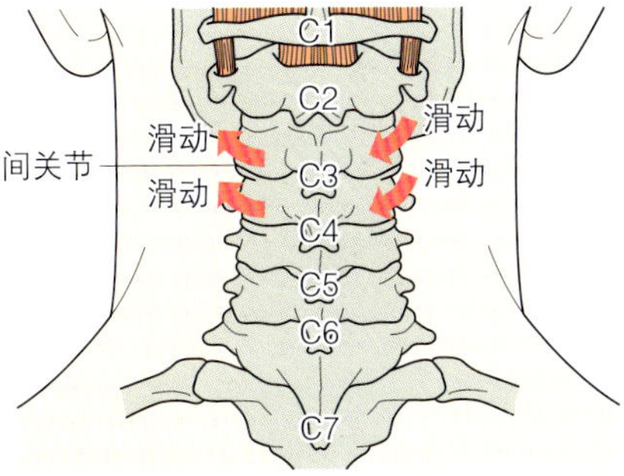

▶图4-3　椎间关节回旋运动
图示为椎间关节右回旋

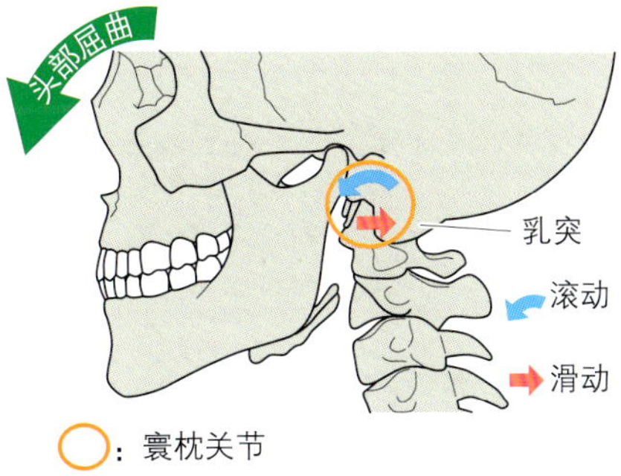

▶图4-4　寰枕关节的关节囊内部运动
作为凸面的枕髁相对于作为凹面的上关节面向前方滚动，并向后方滑动。上述运动能保持运动轴稳定

因此，屈曲运动及伸展运动时，椎骨后部及前部的灵活性至关重要。其运动范围为屈曲5°，伸展10°，合计15°。

补充：钩椎关节（Luschka关节）

第3～7颈椎的椎体外侧存在一处隆起，被称为**椎体钩**，其与上位椎体的唇缘组成钩椎关节。该关节又称**Luschka关节**，其作用在于维持第2～3颈椎间及第6～7颈椎间的侧方稳定性，尤其对维持回旋运动的稳定性具有重要意义。

当钩椎关节负荷过大，会导致变形性关节病以及骨赘，多为**神经根型颈椎病**的病因。

b. 造成灵活性障碍的关键结构（表4–1）

寰枕关节

- 寰枕关节的背部：寰枕关节为椭圆关节，因此基本只在矢状面上做屈曲、伸展运动。其运动范围较小，为屈曲5°、伸展10°，但其常与颈椎做连续运动，因此应将其视为头颈部的复合运动。由于起始于头部的重心线穿过寰枕关节前方，因此在重力作用下头颈部处易发生复合屈曲运动。但此种状态下难以保持视线向前，人体会复合伸展头部、上位颈椎，此时下位颈椎易成为屈曲位。此状态被称为**头部前倾**，易引发头部、上位颈椎的屈曲限制。

表4–1 头颈部周边代表性肌肉的功能

			起点	止点	功能	支配神经
背部固有肌	外侧肌群	头夹肌	C4～T3棘突	上项线外侧，乳突	两侧：头、颈部伸展 单侧：同侧侧屈、同侧回旋	脊神经后支外侧支
		颈夹肌	T3～T6棘突	C1～C3横突后结节		
		头最长肌	C4～C7关节突	乳突		
		颈最长肌	T1～T6横突	C2～C6横突后结节		
	内侧肌群	头半棘肌	C3～T6横突	上项线与下项线之间	两侧：头、颈、胸部伸展 单侧：同侧侧屈、对侧回旋	脊神经后支内侧支
		颈半棘肌	C3～T6横突	C2～C7棘突		
枕下肌群	头后大、小直肌		C2棘突 C1后结节	下项线中间1/3 下项线中间1/3	两侧：头、颈部伸展 单侧：同侧回旋	枕下神经
	头上、下斜肌		C1横突 C2棘尖	下项线中间1/3上部 C1横突	两侧：头、颈部伸展 单侧：对侧回旋	
椎前肌群	胸锁乳突肌		胸骨：胸骨柄上缘 锁骨：锁骨内侧1/3	乳突 上项线外侧	两侧：头、上位颈椎伸展 下位颈椎屈曲 单侧：同侧屈曲、对侧回旋	副神经、颈神经
	前、中、后斜角肌		C3～C6横突 C2～C7横突 C4～C6横突	第1肋骨前斜角肌结节 第1肋骨锁骨下动脉沟后方 第2肋骨外侧面	肋骨：牵引 颈部：两侧性为屈曲 单侧性为同侧侧屈	颈神经前支
其他	斜方肌上部肌束		枕外隆突 项韧带	锁骨外侧1/3上缘	肩胛骨：上举、上方回旋 颈部：同侧侧屈、对侧回旋	副神经、颈神经
	肩胛提肌		C1～C4横突后结节	肩胛骨上角	肩胛骨：上举、下方回旋 颈部：同侧侧屈、同侧回旋	肩胛背神经

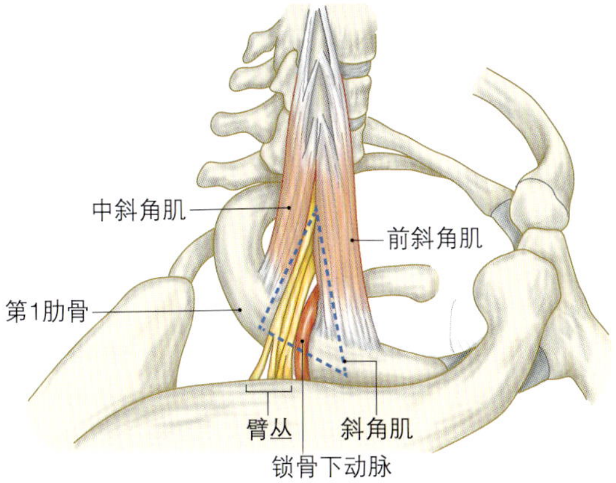

▶图4-5　斜角肌间隙

寰枢关节（C1～C2）

- 寰枢外侧关节的后外侧部：左侧头夹肌、颈夹肌及头最长肌、颈最长肌为颈椎向右回旋时易发生问题的结构。同时，枕下肌群中的左侧头后大直肌、头后小直肌，右侧的头上斜肌、头下斜肌周边的灵活性也十分重要。在表层中，需重视右侧的胸锁乳突肌周边的灵活性。当肩胛骨被固定时，右侧斜方肌、左侧肩胛提肌周边的灵活性同样需要重视。在**枕下三角**（头后大直肌、头上斜肌、头下斜肌）深层，**枕下神经**随椎动脉一同在该深层下方延伸，**枕大神经**由头下斜肌的下方朝上方延伸，于胸锁乳突肌上项线起始点附近同枕动脉伴行向上延伸（▶图4-12）。因此，对枕下肌群及胸锁乳突肌施加的慢性负荷，可能会导致枕下神经、枕大神经以及与之伴行的血管中肌内、肌间结缔组织滑动性下降。

椎间关节（C2～C7）

- 椎间关节背部：两侧**头夹肌**、**颈夹肌与头最长肌**、**颈最长肌以及头半棘肌**、**颈半棘肌**为颈椎屈曲时易发生问题的结构。在颈部，头半棘肌位于浅层，颈半棘肌位于深层，其间隙为硬度较高的结构，从**疏松结缔组织**连续到**项韧带**处。慢性头部前倾等不良姿势，会导致上述疏松结缔组织异常，进而降低了该组织中延伸的神经及血管之滑动性。在半棘肌的表层中，分布有头夹肌、颈夹肌，其浅层中亦有**斜方肌上部肌束**存在。而位于深层结构的伸展性低下，则会对上述肌群的伸展性造成影响。此外，一般认为对此处周边血管造成压迫时，可能引发肩关节僵硬以及头痛。
- 椎间关节前部：**前**、**中**、**后斜角肌与胸锁乳突肌以及颈长肌**、**头长肌**为颈椎伸展时易发生问题的结构。前斜角肌与中斜角肌的间隙被称为斜角肌间隙，其穿过臂丛及锁骨下动脉（▶图4-5）。同时，由锁骨下静脉、膈神经、甲状颈干分出的肩胛上动脉、颈横动脉等在前斜角肌前方延伸（▶图4-6）。

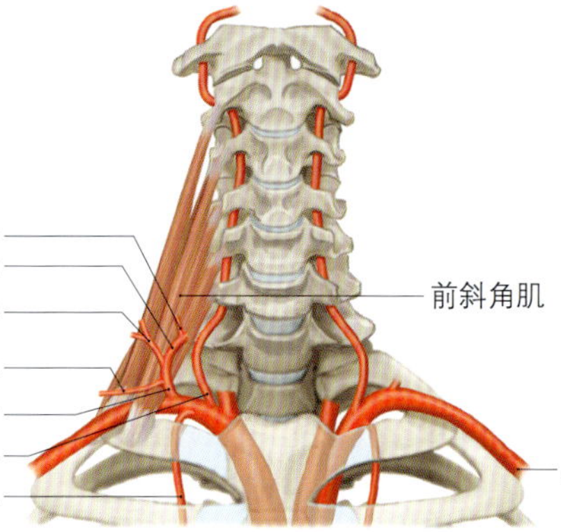

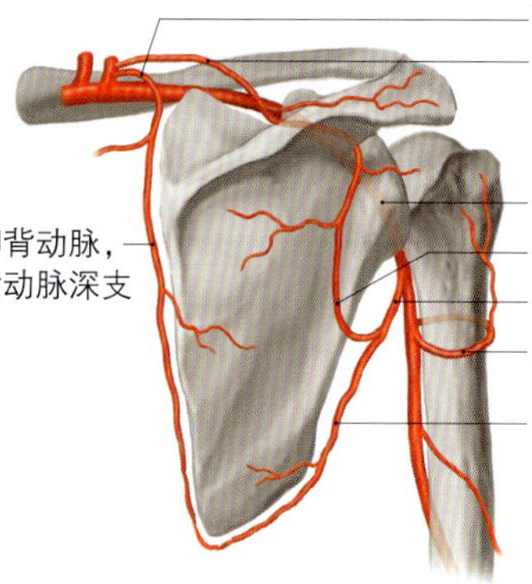

▶图4-6　肩胛上动脉与颈横动脉的分支
（坂井建雄：標準解剖学．p498，図9-27A，p292，図6-52B，医学書院，2017より）

胸锁乳突肌位于前、中斜角肌表层，呈覆盖上述神经及血管状。因此，上位颈椎伸展、下位颈椎屈曲时产生的头部前倾问题，会导致胸锁乳突肌及前、中斜角肌周边结构滑动性降低，甚至可能对分布有神经与血管的肩胛骨周边肌肉的功能产生影响。

- 椎间关节外侧部：**胸锁乳突肌、斜角肌群、背部固有肌外侧肌群的夹肌、颈最长肌、髂肋肌、背部固有肌内侧肌群的半棘肌、多裂肌及长、短回旋肌**为颈椎侧屈时易发生问题的结构。上述肌肉，对同侧结构具有侧屈作用，因此在侧屈时需要对侧的结构具有灵活性。同时，还需**斜方肌及肩胛提肌**周边具有灵活性。在位于深层的肩胛提肌及位于浅层的斜方肌之间，**颈横动脉**由腹侧环绕而来，其分为升支和降支的同时向斜方肌延伸。同时，斜方肌的支配神经即**副神经**也随头部的皮神经一同延伸。因此，伴随头部前倾的肩胛骨提升位的不良姿势，不仅会导致肩胛提肌及斜方肌之间的滑动性下降，也会导致颈横动脉及周围神经的滑动性下降。上述两种肌肉皆对肩胛骨提升、颈椎同侧侧屈发挥作用，因此需在固定肩胛骨之后，利用对侧侧屈时产生的伸展效果进行治疗（后述）。

（2）颈椎的稳定性障碍

a. 颈椎的稳定性及动态稳定结构

●上位颈椎的稳定性

头颈部稳定性的作用，在于避免损伤椎体间的椎间盘、于椎骨内延伸的椎骨动脉、出自椎骨间的脊髓神经以及动脉及神经支等结构的同时，控制**头部的重量**。

颈椎处各关节的关节囊能维持上位颈椎处的寰枕关节、寰枢关节、上位颈椎的椎间关节的稳定性。然而，仅凭上述结构能提供的实际力小于头部重量时，稳定性将不复存在。因此，位于头颈部各种肌肉的协调性至关重要（▶图4-7）。

该肌群协调运作时，最大可承受头部重量20倍以上的力学负荷，维持头颈部的稳定性。

下位颈椎的稳定性

一般认为，线性系统能够强化头颈部肌肉相互作用所维持的稳定性。**线性系统**为一种力学原理，可理解为用绳索从4个方向拉拽帐篷而维持其稳定。**前方线性**部分包括胸锁乳突肌和前斜角肌，**后方线性**部分包括头半棘肌和肩胛提肌。上述肌肉通过在4个方向牵引头部，以保证越接近中央的部分其稳定性越高。

然而，头部易发生前倾。头部前倾的姿势不仅会削减头颈部肌肉的相互作用效果，也会增加后方线性部分的负担，导致头颈部动态稳定性失衡（▶图4–8）。

b. 颈椎的灵活性及稳定性病理要点

项韧带

➔ 项韧带
nuchal ligament

项韧带不仅是斜方肌的附着处，背部固有肌（外侧肌群：夹肌；内侧

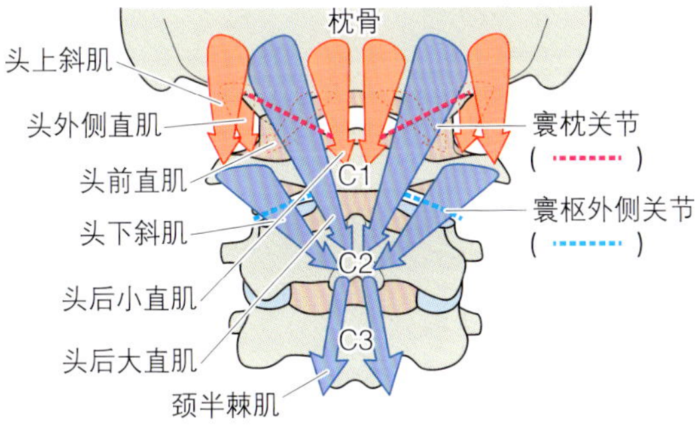

▶图4–7　头颈部肌肉的相互作用
颈半棘肌承担枕下肌群的头后大直肌、头下斜肌的压应力，维持下位颈椎的稳定性

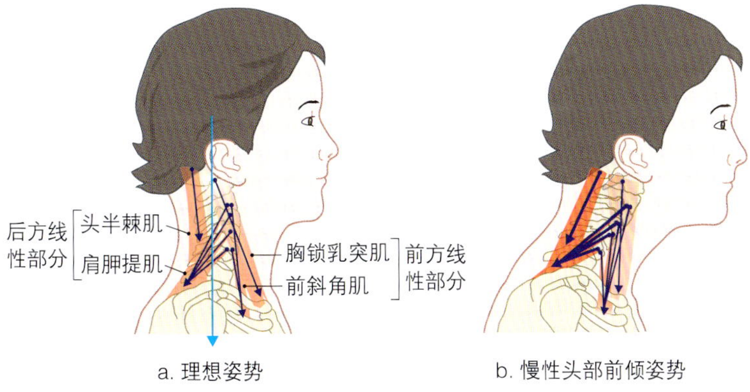

▶图4–8　颈部线性系统
当处于b图姿势时，后方线性部分负担增大

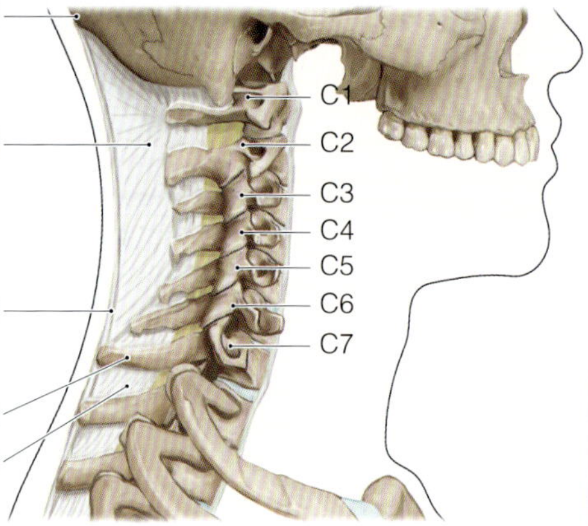

a. 矢状断面图

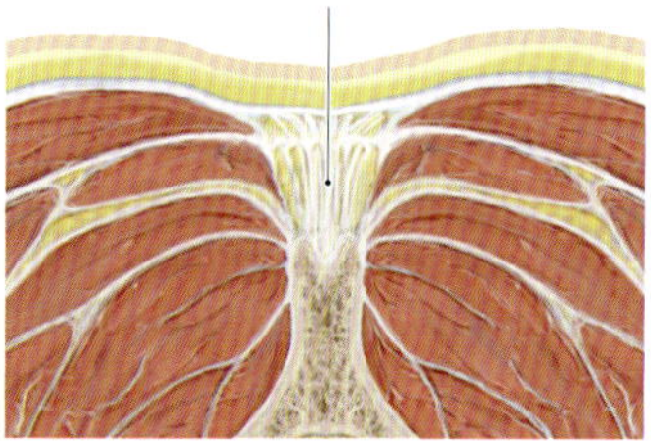

b. 水平断面图

▶图4-9　项韧带

肌群：半棘肌）的筋膜也通过棘上韧带、棘间韧带于项韧带处汇合（▶图4-9a），即该结构能够有效伸展颈部，此结论在C4范围最为明显（▶图4-9b）。此外，项韧带亦附着于枕外隆突，可伸展具有重量的头部。

头部及上位颈椎，在反重力位时会产生屈曲力矩，因此借由项韧带进行的头颈部伸展肌活动有利于加强头颈部的稳定性。

总结

灵活性

颈椎控制占人体体重1/10重量的头部，并具有大范围活动度。该灵活性建立在头颈部稳定的前提上，因此除枕下肌群、胸锁乳突肌及斜角肌群、半棘肌群及肩胛提肌的相互协调作用外，其灵活性也十分重要。

稳定性

头部的位置对肌肉相互协调作用具有巨大的影响。因此，必须在患者的日常生活（ADL）中进行姿势管理。

2 改善颈椎功能所需的解剖学知识

（1）项韧带

项韧带是否属于韧带

项韧带虽被称为“韧带”，但并不属于关节囊。皮下组织（疏松结缔组织）的一部分形成层状，是为**项筋膜**，其位于颈部后方肌群周边。项筋膜与**棘上韧带**、**棘间韧带**相连续，该连续结构即为**项韧带**（▶图4-10a）。

因此，颈部后面处，皮下组织的疏松结缔组织较为坚硬，皮下组织及筋膜与棘间韧带的分界线颇为模糊。项韧带中富含**胶原纤维**，有大量斜走纤维朝向棘间韧带延伸，同时该结构亦富含**弹性纤维**（▶图4-10b）。由于颈部后面的皮下组织十分坚硬，在解剖实操中，要剖出颈部后面的肌群与神经、血管将十分考验操作者手指耐力。

俯睡与仰睡造成压痕的原因

人们在俯睡时，常会在面部特别是前额留下枕套或袖口的压痕。而当人们伏案就睡后，则会在前额部留下手表状的压痕。笔者认为，造成此现象的原因在于包含前额的脸部皮下组织（疏松结缔组织）中胶原纤维数量少，**基质易移动**（▶图4-11a）。

与俯睡相反，当人们仰睡时，并不会在颈后区留下相似的压痕。即便是古人使用木质枕头入睡，其可能会在颈后区留下一定痕迹，但也不会留下十分明显的压痕（▶图4-11b）。笔者认为，这是因为颈后区皮下组织较硬，如上文所述，该组织中富含胶原纤维与弹性纤维。

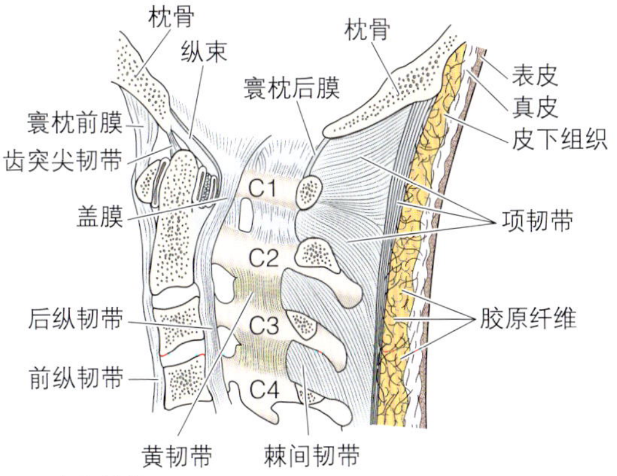

a. 正中矢状截面

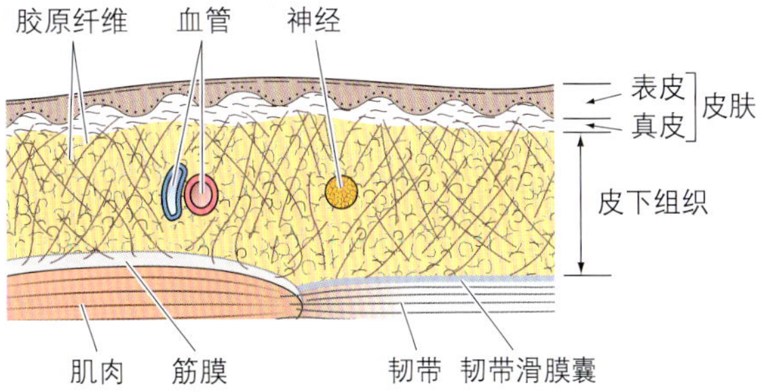

b. 皮下组织与胶原纤维

▶图4-10　颈椎与枕骨之间的韧带

C1 ~ C4：第1 ~ 4颈椎

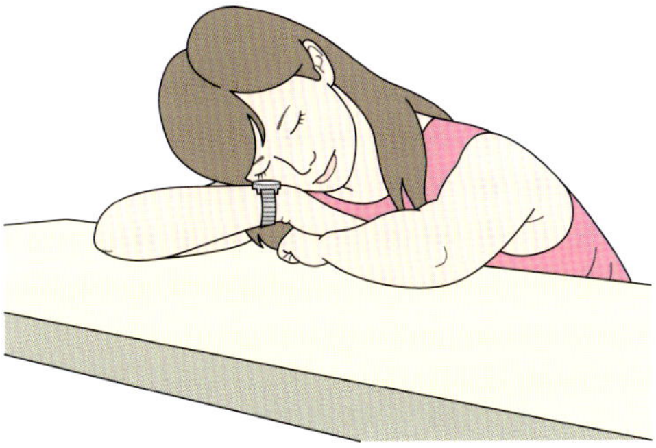

a. 俯睡

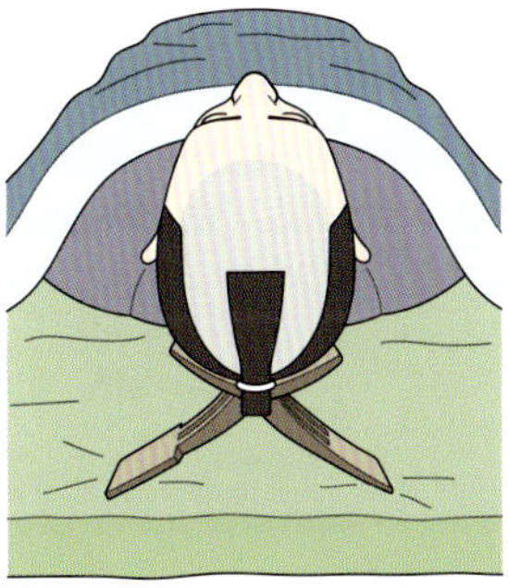

b. 仰睡（日本江户时代的木枕）

▶图4-11

活用项韧带特性的疗法

项韧带与由皮下组织及肌肉周边筋膜所构成的**疏松结缔组织紧密相连**，因此对颈部皮下组织的治疗方法，与人体其他部位的治疗手法略有不同。通过伸展颈部后面的皮下组织，能够达到高强度拉拽肌肉间结缔组织的效果，也能够拉拽棘间韧带。

肌肉间的结缔组织中，分布有脊神经后支的皮支（枕大神经、第3枕神经）、自寰椎后面到上方范围内的椎动脉，此外还有于椎动脉上方延伸的枕下神经（▶图4-12）。因此，笔者认为即便不对上述神经进行直接触诊，通过项韧带运动，在考虑压迫部位后进行相应运动或调整姿势，亦可获得与直接触诊神经同样的治疗效果。

（2）脊神经后支与枕动脉的分支

为头后大直肌、头上斜肌与头下斜肌所包围的三角形结构被称为**枕下三角**。在此三角中，寰椎椎弓上方存在**椎动脉**（▶图4-12）。

脊神经后支

脊神经的**第1颈神经后支**即**枕下神经**于椎动脉与寰椎的椎弓之间穿出，向头后大、小直肌及头上、下斜肌发出支配神经。通常，第1颈神经的后支并不会发出皮神经，但偶见此情况时，有报告称该皮神经会穿过头上斜肌深层沿外侧延伸出表层，由头夹肌上方进入皮下。

第2颈神经后支由头上斜肌下方、枢椎椎弓上方穿出，其向头夹肌、头半

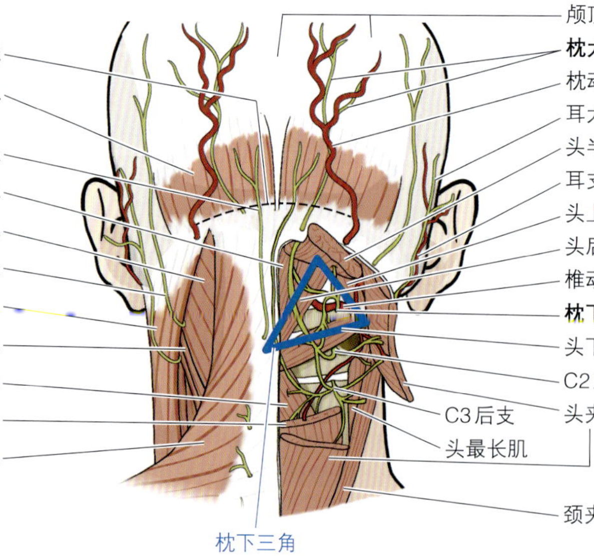

▶**图4-12　枕下三角**

［河上敬介，荒川高光：第8章 局所解剖学と体表解剖学．野村嶬（編集）：標準理学療法学・作業療法学 専門基礎分野 解剖学 第5版．p412，図8-5，医学書院，2020より一部改変］

棘肌发出肌肉支的同时，由头半棘肌内侧穿出表层，贯穿斜方肌的起始腱膜后穿出皮下，成为**枕大神经**，与枕动脉伴行，于枕部广泛分布。

第3颈神经后支由枢椎与第3颈椎之间在后方穿出，由颈半棘肌外侧上方向后面前行，在向头夹肌、颈夹肌及头半棘肌、颈半棘肌发出肌支的同时，沿着颈半棘肌的表层、头半棘肌的深层向内侧前进，在棘突外侧处贯穿腱膜（项韧带、棘间韧带、夹肌的起点）于皮下穿出，成为**第3枕神经**。除第3枕神经不充分发达的情况外，存在第3枕神经与第4颈神经后支皮支发达的情况。

枕动脉分支

分布在后颈部肌肉中的动脉为枕动脉的分支。枕动脉分支由颈外动脉后方分出，于二腹肌后腹深层及胸锁乳突肌深层处，由头夹肌深层向后方前行，于头夹肌与头上斜肌之间的层结构穿出。其于头夹肌深层向下方及周边肌群发出动脉。

大体上看，脊神经后支与枕神经分支于构成枕下三角的肌群与颈半棘肌的浅层延伸，此部分属于头、颈夹肌及头半棘肌的深层。在上述神经、血管延伸的层结构中，分布有大量较硬的疏松结缔组织，该组织与皮下组织、颈筋膜及项韧带相连续。治疗枕下三角时，除需重视上述疏松结缔组织外，还需重视其他个别神经及动脉的延伸情况及其周围疏松结缔组织的状态。

（3）颈部的皮神经（发自脊神经前支）与胸锁乳突肌

在侧颈部的皮神经中，发自脊神经前支的有**枕小神经**、**耳大神经**、**颈横神经及锁骨上神经**（内侧、中间、外侧）。上述神经皆于胸锁乳突肌的后缘处由深层向浅层环绕延伸，各自随颈阔肌贯穿颈筋膜浅层达于皮下（▶图4-13）。上述皮神经在胸锁乳突肌深层处，于前斜角肌、中斜角肌与肩胛提肌的表层延伸。在于胸锁乳突肌深层的同一层，副神经的斜方肌支配神经延伸，由深层进入斜方肌。皮神经也会在延伸途中与副神经的斜方肌支配神经伴行，有一部分进入斜方肌深层，另一部分会贯穿斜方肌于皮下穿出。后者被称为**外侧锁骨上神经**（▶图4-13）。

胸锁乳突肌的后缘以及深层是前斜角肌周边神经、血管进行延伸的层结构。该部位可视作重要治疗对象。

（4）前斜角肌的局部解剖学：颈横动脉与肩胛上神经、动脉

在紧靠前斜角肌的前方，**膈神经**下行。在膈神经下行更前方，由甲状颈干发出的颈横动脉和肩胛上动脉由内侧向外侧延伸。在前斜角肌下方，通常**锁骨**

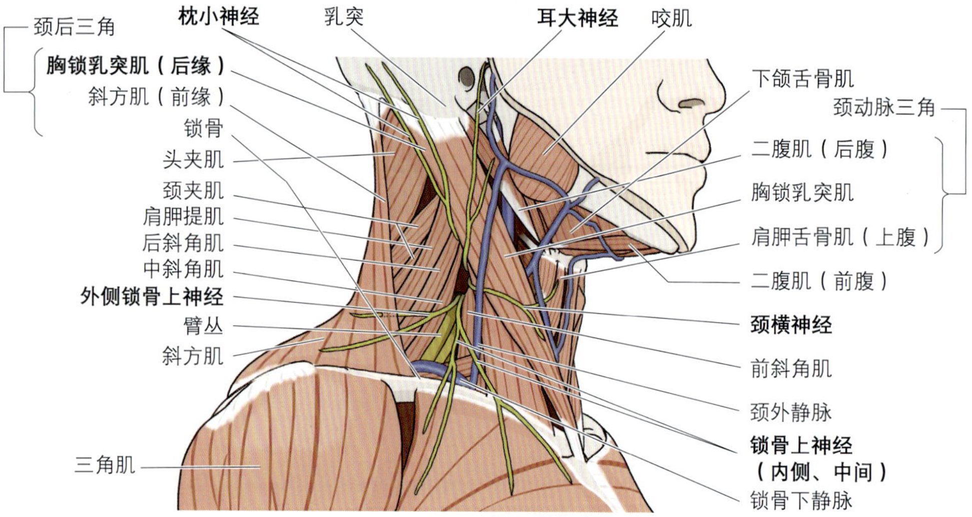

▶图4-13　颈部的皮神经以及胸锁乳突肌

［河上敬介，荒川高光：第8章 局所解剖学と体表解剖学．野村嶬（編集）：標準理学療法学・作業療法学 専門基礎分野 解剖学 第5版．p410，図8-3，医学書院，2020より一部改変］

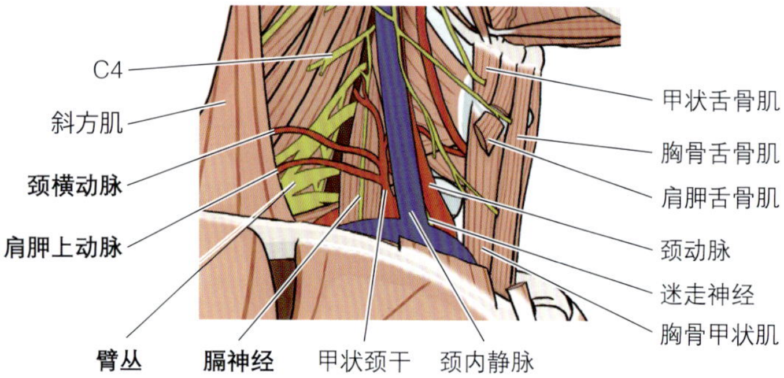

▶图4-14　臂丛

［河上敬介，荒川高光：第8章 局所解剖学と体表解剖学．野村嶬（編集）：標準理学療法学・作業療法学 専門基礎分野 解剖学 第5版．p411，図8-4，医学書院，2020より］

下静脉位于膈神经之前。但膈神经与锁骨下神经的相对位置并非固定，特别是由锁骨下肌神经向膈神经发出神经支时，多数情况下该神经支于锁骨下静脉前方走行。

在紧靠前斜角肌的后方，存在**臂丛和锁骨下动脉**（▶图4-14）。锁骨下动脉位于前斜角肌后方，臂丛下干前。臂丛中第5颈神经前支构成上干，其时常贯穿前斜角肌。此外，肩胛背神经与胸长神经合为一支延伸而出的情况较多，二者共同贯穿中斜角肌后于后方穿出。

颈横动脉在前、中斜角肌及肩胛提肌的表层处，于胸锁乳突肌及斜方肌的深层处延伸，向斜方肌分布。颈横动脉常出现变异，有时可分出两条。此外，存在其前方出现肩胛降动脉的情况，以及从肩胛升动脉分出肩胛背动脉的情况。**肩胛降动脉**由肩胛骨上角朝向肩胛骨内侧缘，与肩胛背神经伴行而下行，其不仅分布在菱形肌群处，也会贯穿菱形肌群向斜方肌发出分支。

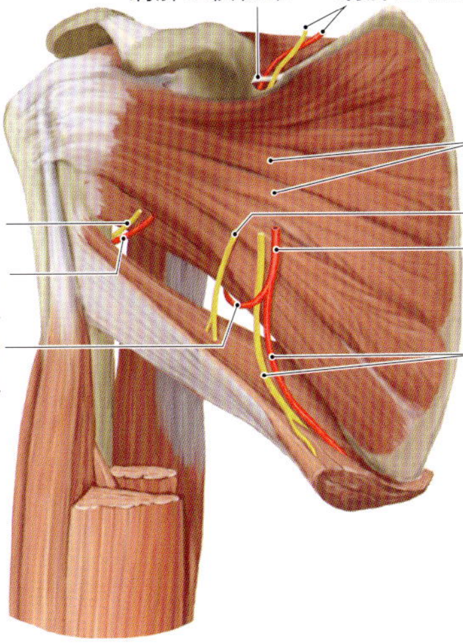

▶图4-15　肩胛上动脉、神经的走行

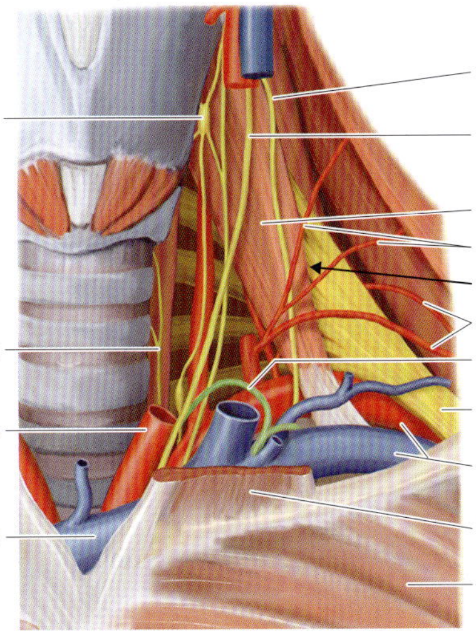

▶图4-16　前斜角肌与周边血管、神经
（坂井建雄：標準解剖学. p497，図9-26，医学書院，2017より）

肩胛上动脉为甲状颈干分支（由甲状颈干穿出），于前斜角肌前方从内侧向外侧横穿而过，由颈横动脉同层下方向外侧行进，与肩胛上神经共同朝向肩胛切迹前行。通常，肩胛上动脉通过肩胛上横韧带之上方，肩胛上神经在肩胛上横韧带下方延伸（▶**图4-15**）。但肩胛上动脉多见变异，其中常见的一种变异即为肩胛上动脉在前斜角肌外侧，从锁骨下动脉单独分支。此情况下，其穿过臂丛外侧神经束后方，以及发源于正中神经及内侧神经束神经的前方朝后方行进。此外，该情况下肩胛上动脉可能分出肩胛降动脉，其可能通过肩胛上横动脉的深层于后方穿出。

上述神经、血管从**前斜角肌周围**出发，其分布区域广泛（▶**图4-16**）。因此多数情况下，可认为在该分布区域附近感到的异常感和疼痛感，源于前斜角肌周边局部的疏松结缔组织发生异常。因此，诊断集中在斜方肌与胸锁乳突肌（特别是后缘处）的深层，前、中斜角肌与肩胛提肌表层的周围神经及血管周围的状态时，不仅要分析其分布范围，亦要详细判断其局部情况。

触诊膈神经的风险

膈神经支配着膈肌，而后者是完成呼吸时重要的肌肉。因此新手治疗师在对膈神经进行治疗时会伴有风险。

笔者在学习理疗师课程时，曾与同学们进行了前斜角肌触诊。当时，作为实验体的学生连续两三天打嗝不停。当时还是学生的我们不知原因，只是觉得有趣。但现在想来，不得不反省当时的行为十分危险。笔者担心由于触诊时刺激了与前斜角肌相邻的膈神经，怀疑导致损伤部分神经，引发了异常神经冲动。之后，笔者深感不具备充足的知识储备而进行触诊的危险性，并意识到解剖学的重要性。

希望各位读者也能注意此事。

3 改善颈椎功能的超声引导下疗法

(1) 针对项韧带的疗法

项韧带是富含胶原纤维的致密结缔组织，不能成为徒手治疗的直接治疗对象，但可以通过项韧带对背部固有肌中的头、颈半棘肌进行伸展训练。

针对项韧带的疗法

背部固有肌的筋膜通过棘上韧带、棘间韧带于项韧带处汇合。

首先，在C4处确认项韧带位置（▶图4-17a）。先于C7（隆椎）棘突进行触诊，将手指移动到远端棘突处，一直触诊到C4处棘突，确定位于皮下与棘突之间的项韧带位置。

其次，在轻度压迫的同时，将皮肤、皮下及项韧带朝治疗侧及对侧拉拽，伸展背部固有肌（▶图4-17b、c）。治疗时间为1～2min，拉拽方向在探寻皮肤、皮下灵活性低下处时予以确定。该疗法可避免关节运动，在治疗颈部剧烈疼痛病例时十分有效。

此外，项韧带附着在枕外隆凸处，在进行此疗法时并用针对枕下肌群的疗法，则会取得更好的效果。

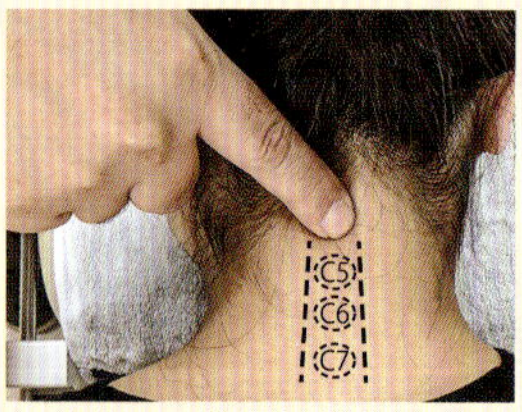

a. 确定C4处项韧带位置

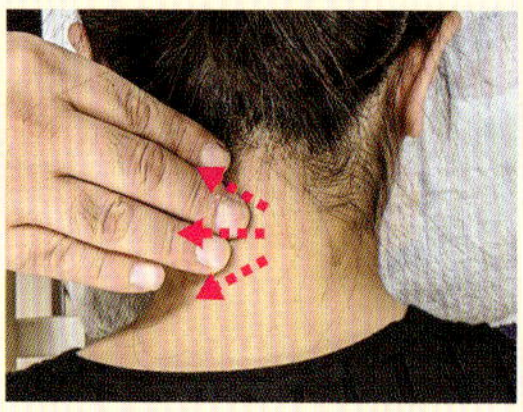
b. 治疗侧为右侧的情况

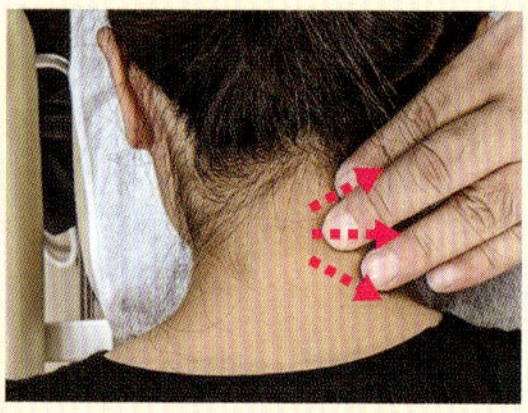
c. 治疗侧为左侧的情况

▶图4-17

查看超声成像可发现，在治疗前进行规定运动时，头半棘肌、颈半棘肌对项韧带呈上推动态（▶图4-18a）。而治疗后，上推动态消失，可观测到舒缓的收缩动态（▶图4-18b）。

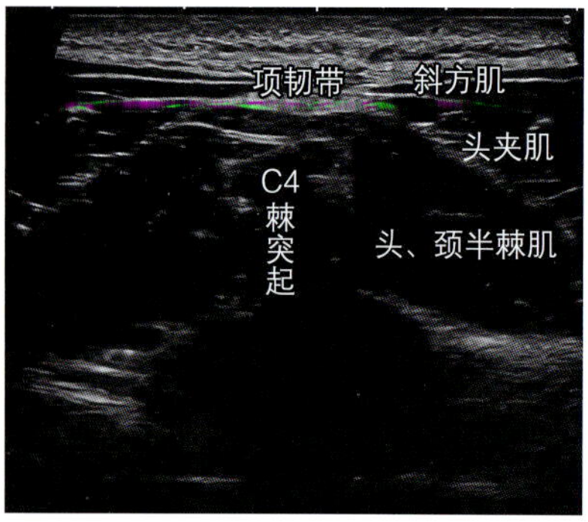

a. 治疗前

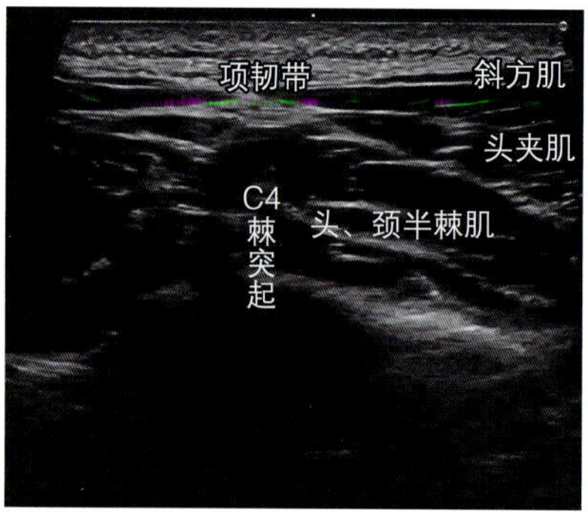

b. 治疗后

视频4-18a

视频4-18b

▶图4-18 对项韧带进行治疗前后对比超声图像

（2）针对枕下肌群过度紧张的疗法

慢性头部、上位颈椎伸展位状态会导致枕下肌群过度紧张，而过度紧张会引起通过枕下三角的椎动脉、枕下神经、枕大神经、第3枕神经等神经周边滑动性降低，活动度降低。

针对枕下肌群的疗法

虽然实操中直接触摸枕下肌群较为困难，但可采用以下治疗手法，即将头部置于轻度屈曲位，对枕下周边的疏松结缔组织施加剪切力，进行轻缓压迫，此时的该压迫力量利用了头部重量（▶图4-19a）。在感受枕下肌群以及周边的柔软性的同时，进一步屈曲头部，释放压迫力量后牵引头部。牵引方向为上方（头侧）及屈曲方向（▶图4-19b）。

进行自主训练时，向头部屈曲方向用力，通过上肢将头部向伸展方向按压。由于该训练利用收缩-放松（hold-relax）的技巧，可在吐气同时用力5s左右，进行3~5次。可在颈部下放置毛巾等，使颈部容易放松（▶图4-19c）。

施加压迫的治疗范围为从枕外隆突正下方开始，外侧方向直到乳突下端内侧，下方方向直到C2棘突。

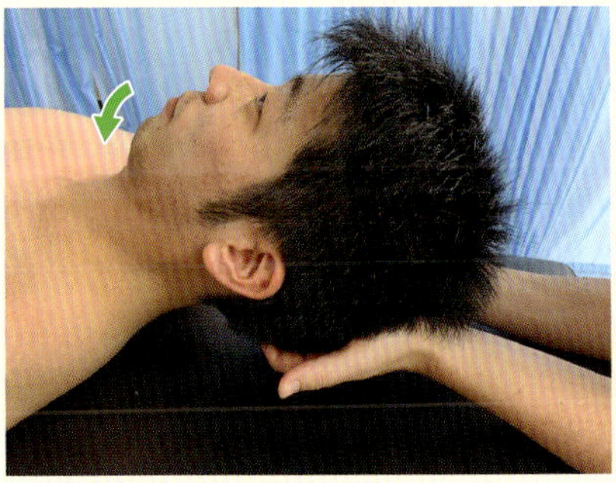

a. 利用头部自重的释放手法

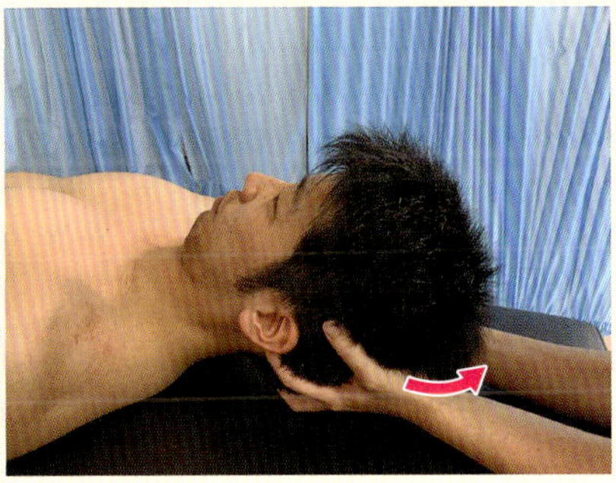

b. 释放及牵引

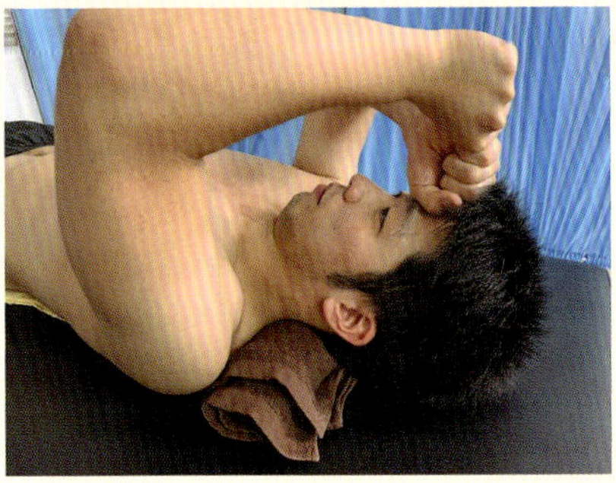

c. 自主训练

▶图4-19

针对头、颈半棘肌的收缩-放松疗法

头、颈半棘肌是颈部后面较为粗大的肌肉，其在颈部伸展时提供了约整体40%的扭矩。因此，在头部中间位、颈部伸展位进行收缩-放松疗法，可有效松弛头、颈半棘肌（▶图4-20）。治疗师可单手沿红色箭头方向施加反向力阻抗头部伸展，另一只手在T6水平更远端固定住患者胸部。患者在吐气时施加压力约5s，反复进行3～5次（▶图4-20）。

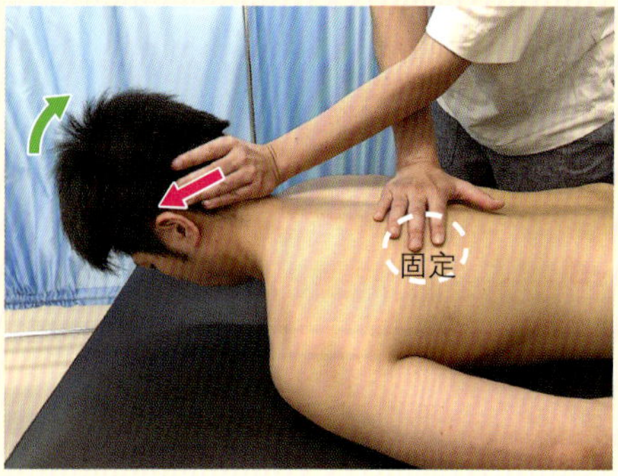

▶图4-20

> **笔记**
> **收缩-放松（hold-relax）**
> 指的是进行2～3s的最大等长收缩后立刻去除施加的力，进而获得松弛效果的技法。在改善关节活动度及缓解疼痛时可利用此法。

（3）针对头、颈半棘肌过度紧张的疗法

头、颈半棘肌位于斜方肌与夹肌的深层，颈半棘肌位于头半棘肌的深层（▶图4-21）。

头、颈半棘肌组成线性系统的后方部分，具有提高头部、颈椎稳定性的重要作用。头部前倾等不良姿势会使头半棘肌过度紧张，进而压迫延伸在头半棘肌及颈半棘肌之间的脊髓神经后支皮神经，并压迫两处肌群的营养血管，引发头痛。

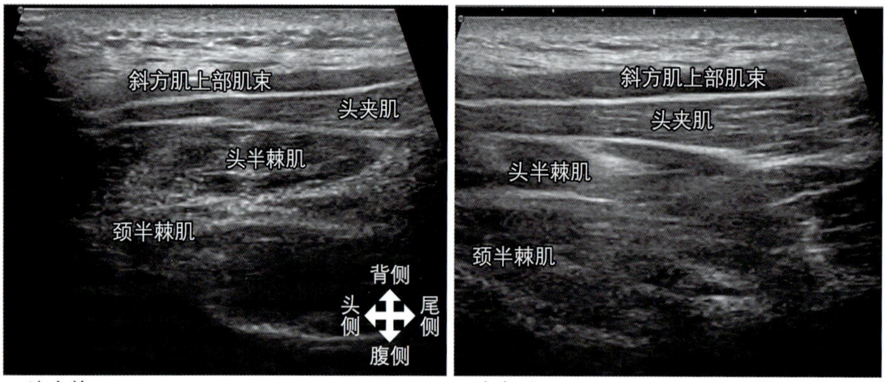

a. 治疗前　　b. 治疗后

视频4-21a

视频4-21b

▶图4-21　颈部伸展时头、颈半棘肌的超声成像

a：颈部伸展时，头、颈半棘肌向头侧方向滑动减少，肌肉厚度变化也较小

b：可观测到向头侧方向的滑动以及肌肉厚度变大

针对头、颈半棘肌的释放疗法

实操中触摸到头、颈半棘肌较为困难，但在治疗右侧头、颈半棘肌时，可将头颈部置于轻度屈曲位、左侧屈位，缓慢地沿顺时针方向回旋该部，对头、颈半棘肌周边疏松结缔组织施加剪切力，进行轻缓压迫（▶图4-22）。

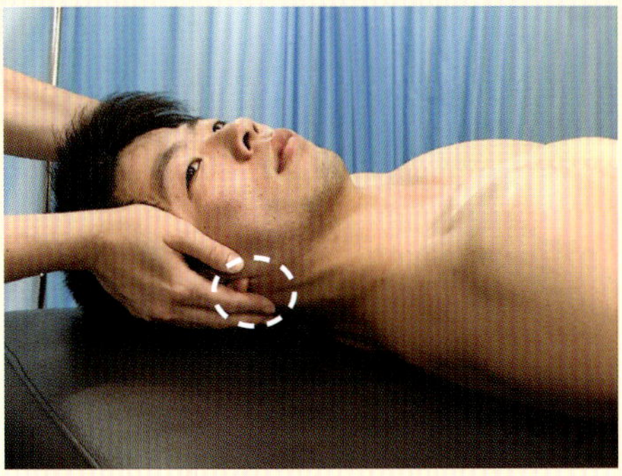

▶图4-22

确认进行释放疗法过程中的超声成像可发现，头夹肌以及头半棘肌与颈半棘肌的肌肉间产生了运动（▶图4-23）。

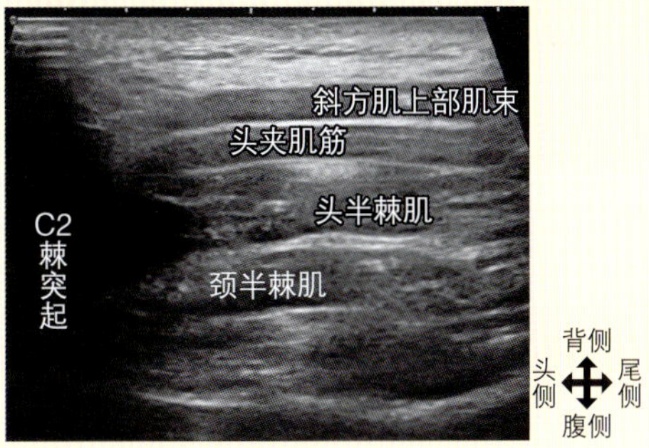

▶图4-23　释放疗法操作过程中的超声成像

视频4-23

针对头、颈半棘肌的自主训练

在进行自主训练时，可两手对头颈部进行大范围按压固定，阻抗头部伸展动作。利用收缩-放松（hold-relax）的技巧，可在吐气同时用力5s左右，进行3～5次。

同时，为减少对斜方肌上部的影响，训练时应将肩胛骨置于上举位（▶图4-24）。

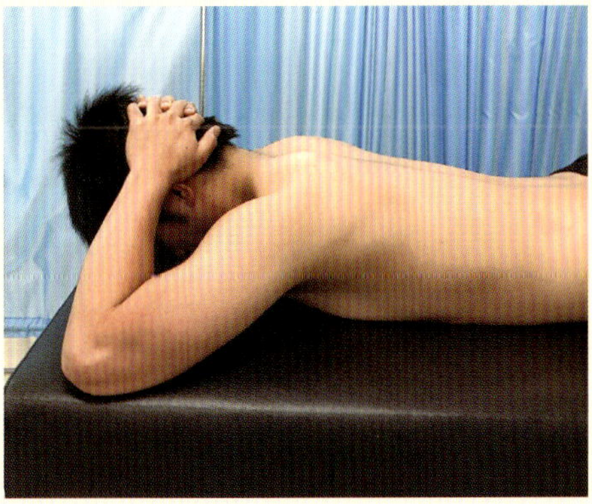

▶图4-24

（4）针对胸锁乳突肌及斜角肌群的疗法

颈部前面到侧面有诸多重要的神经、血管延伸，如于胸锁乳突肌后方延伸的皮神经、于前斜角肌前方延伸的膈神经、颈横动脉、肩胛上动脉、锁骨下静脉、穿过斜角肌间隙的臂丛以及锁骨下动脉、贯穿中斜角肌的肩胛背神经以及胸长神经。因此，此部位血管、神经周围疏松结缔组织需具备很好的滑动性。

头部前倾这种不良姿势会使**胸锁乳突肌**、**斜角肌群**处于收缩位，其对周围造成影响后，很可能导致头颈部伸展活动度降低。因此，受疏松结缔组织状态变化影响，神经及血管的滑动性会降低。比如，肩胛背神经贯穿中斜角肌，于后斜角肌及肩胛提肌之间延伸，其向肩胛提肌发出支配神经并分布于大、小菱形肌处。而肩胛背神经部分结构与肩胛降动脉伴行。因此，位于颈部前面到侧面的疏松结缔组织状态发生的变化，有可能对位于颈部背面的肩胛提肌及菱形肌的伸展性造成影响，也可能引发疼痛。

针对胸锁乳突肌、斜角肌群的收缩-放松疗法

当患者神经、血管周围的症状过于严重，以及难以承受释放疗法的刺激时，可使用收缩-放松疗法。

治疗师可对患者朝向颈部同侧侧屈、向反对侧的回旋施加力加以抑制（▶图4-25）。

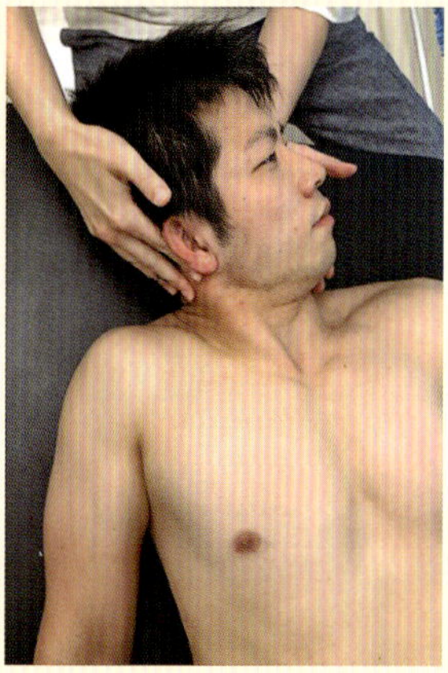

▶图4-25

通过超声成像可见，进行收缩-放松疗法之前，在颈部同侧侧屈、反对侧回旋时，斜角肌群与颈横动脉的滑动性低下，肌肉厚度变化微小（▶图4-26a）。

而在进行收缩-放松疗法之后，斜角肌群与颈横动脉的滑动性得以改善，肌肉厚度变化显著（▶图4-26b）。

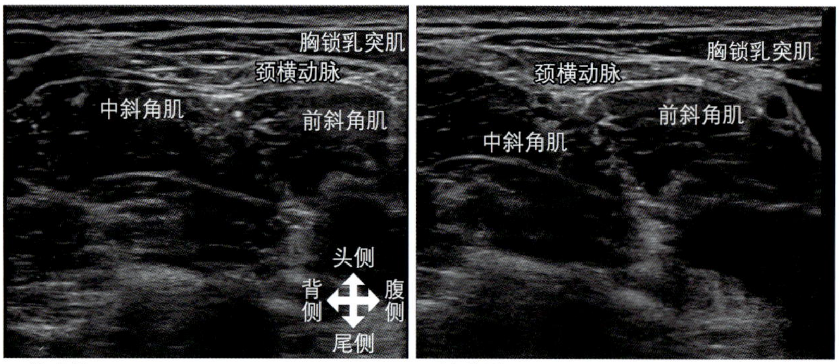

a. 治疗前　b. 治疗后

▶图4-26　进行收缩-放松疗法前后的超声成像

视频4-26a

视频4-26b

针对胸锁乳突肌、前斜角肌的释放疗法

当患者能够承受刺激时，可对胸锁乳突肌、前、中斜角肌周边的疏松结缔组织施加剪切力，进行轻缓压迫（▶图4-27）。通过胸锁乳突肌在胸骨、锁骨部分的肌束施加剪切力进行轻缓压迫，对其与前斜角肌的中间部进行整体性释放。

肌肉间有颈横动脉延伸，在进行压迫时需注意。进行治疗时，需保证避免类似麻木等神经症状的发生或恶化。

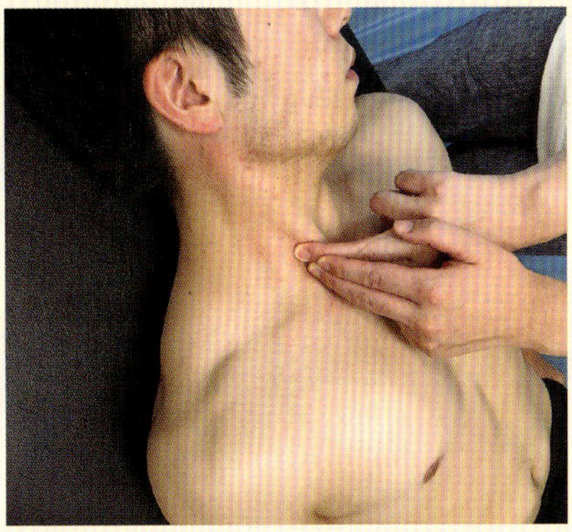

▶图4-27

针对胸锁乳突肌、斜角肌群的自主训练

患者进行自主训练时，由于其向反对侧的颈部回旋困难，可通过胸锁乳突肌、斜角肌群进行同侧侧屈并吐息，用力约5s（▶图4-28），重复进行3～5次。

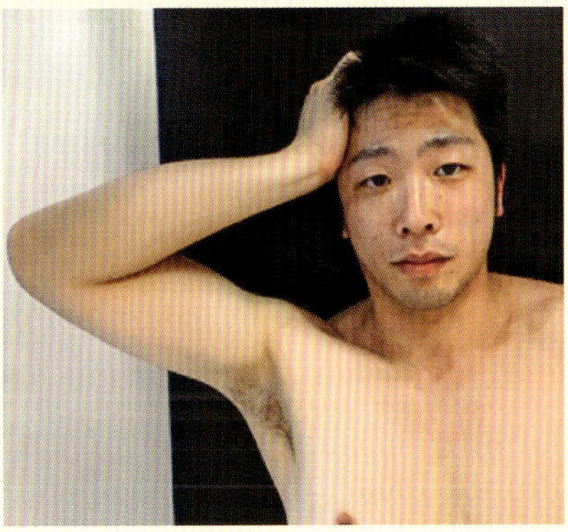

▶图4-28

（5）针对头部皮神经及副神经周边疏松结缔组织的疗法

头部前倾姿势会导致肩胛骨易处于上提位，此时斜方肌上部肌束与肩胛提肌处于短缩位。此姿势长期持续，会引发肌肉周边疏松结缔组织状态变化，易使头颈部侧屈、回旋活动度降低。这种情况下，存在于斜方肌上部肌束与肩胛提肌之间的颈部皮神经、副神经、颈横动脉周边的滑动性将降低。因此，需要对肩胛提肌及斜方肌上部肌束进行治疗。

针对肩胛提肌的收缩-放松治疗

对肩胛骨的上提和同侧侧屈施加抑制力，进行收缩-放松治疗。当颈部侧屈时产生疼痛，可仅对肩胛骨上提施加抑制力（▶图4-29）。随后，在可能的运动范围内于侧屈状态进行收缩-放松治疗。

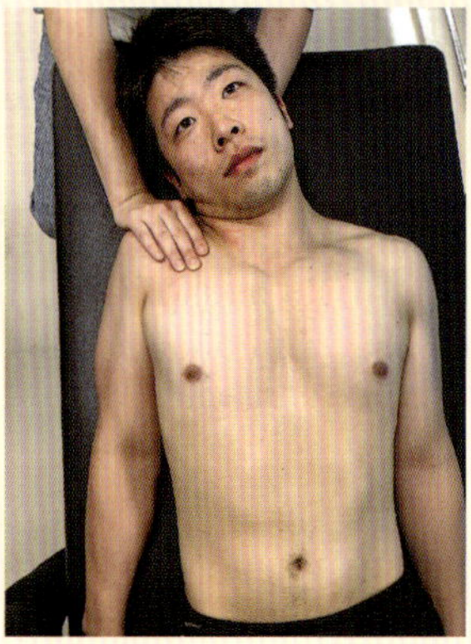

▶图4-29

针对肩胛提肌的肌肉锻炼

为改善活动度，向屈曲、侧屈、回旋方向进行肌肉锻炼。肩胛提肌，在斜方肌上部肌束偏腹侧处，位于胸锁乳突肌深层。将颈部向反对侧屈曲、回旋、侧屈，让肩胛带下降。牵引强度通过肩胛带的下压来调节。需在不产生麻木等神经症状的范围内进行治疗（▶图4-30）。

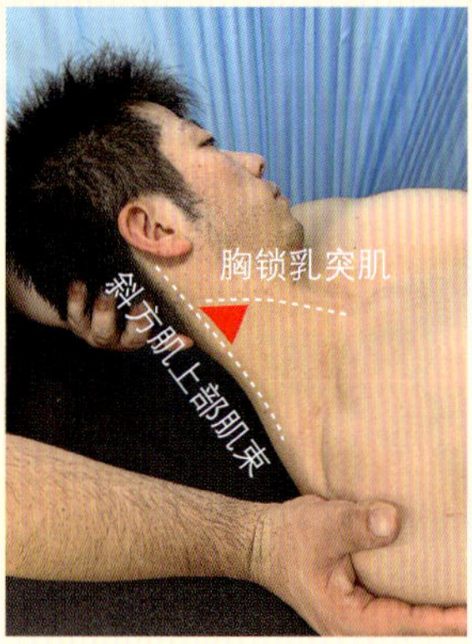

▶图4-30

▲为可触诊处

针对斜方肌上部肌束的肌肉锻炼

斜方肌上部肌束具有使颈部向反对侧回旋的作用，因此要使颈部处于更大伸展位，可使斜方肌上部肌束向同侧回旋（▶图4-31）。将颈部向反对侧侧屈，向同侧回旋，肩胛带被下拉。牵引强度可通过肩胛带的下拉进行调整。需在不产生麻木等神经症状的范围内进行治疗。

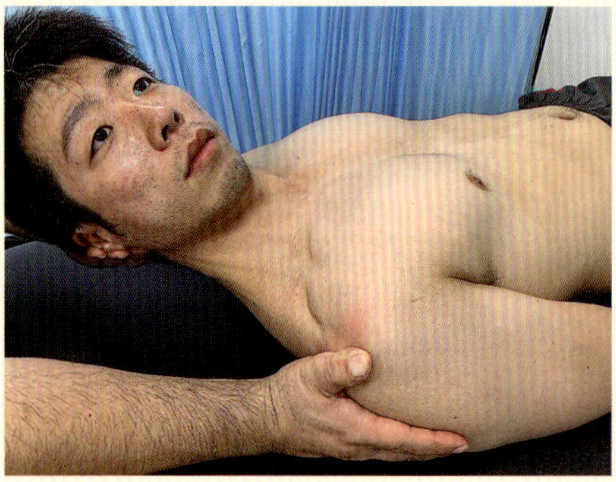

▶图4-31

通过超声成像可见，进行治疗前，在颈部同侧侧屈、同侧回旋时，斜方肌上部肌束与肩胛提肌肌肉间的滑动性低下（▶图4-32a）。

而在进行治疗后，可见斜方肌上部肌束与肩胛提肌肌肉间的滑动性得以改善（▶图4-32b）。

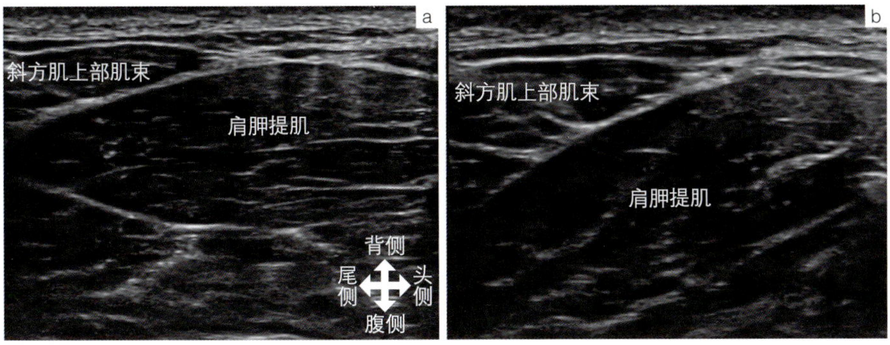

a. 治疗前　　b. 治疗后

▶图4-32　斜方肌上部肌束、肩胛提肌的超声成像

▶视频4-32a

▶视频4-32b

（6）体态管理

头部前倾会导致位于背部后面的肌肉处于过紧张状态，位于前面的肌肉处于短缩状态，其不仅会引发动态稳定性降低，也会导致肌群周围灵活性减低。此外，其还会对前后肌肉周边的疏松结缔组织造成影响，使神经、血管滑动性降低，加剧关节活动度下降。因此，需进行体态管理防止头部前倾。

体态管理治疗法

体态管理有3个要点，分别为**头部重量控制**、**胸廓重量控制**、**防止骶骨后倾**。

在**站立姿势**时，需对患者进行功能性站立姿势（耳–肩峰–大转子–膝盖骨后面–外踝位于一条直线上）指导。特别是需要指导患者避免长时间观看手机画面，该姿势会导致头、颈部前倾，尤其需重视位于脊柱前方的胸廓的重量控制。因此，以位于胸腰筋膜深层的肌群为中心，维持腰部的背部固有肌、髋关节伸展肌群的灵活性至关重要（▶图4–33）。

在**就坐姿势**时，防止骨盆后倾十分重要。这是因为在矢状面上，脊柱位于坐骨后方，自然骶骨会进一步后倾，使腰椎处于后屈位。因此，要有意识地提高腰部的背部固有肌的灵活性。如▶图4–34a所示的驼背姿势，易导致头、颈部前倾。因此，要指导患者以▶图4–34b所示姿势就坐，此时头部、上位颈椎处于屈曲位。必要时可教导患者腰部支撑工具的使用以及如何调整桌椅高度。特别是在使用电脑等事务性工作中，患者易发生头部前倾，因此对患者进行办公环境指导也很重要（▶图4–34）。

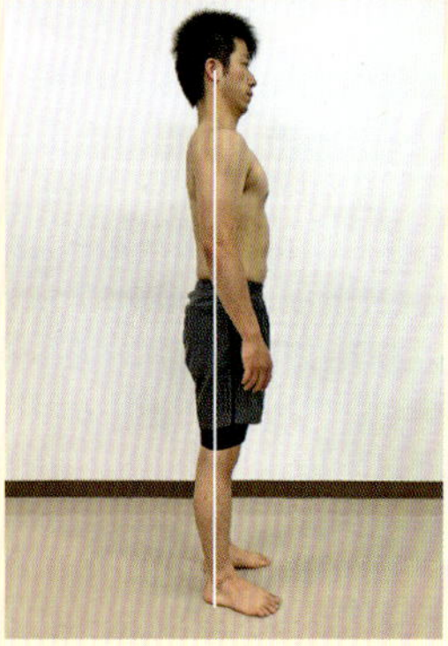

▶图4-33　站立姿势

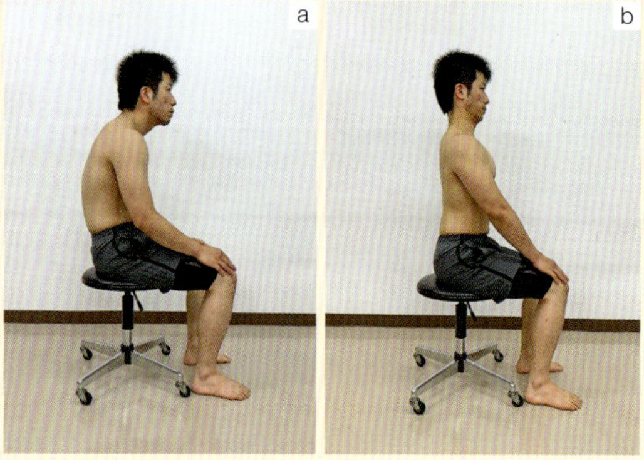

▶图4-34　就坐姿势

参考文献

[1] 成田崇矢 (編): 脊柱理学療法マネジメント. pp12-22, メジカルビュー, 2019.
[2] 中村隆一, 他: 基礎運動学. 第6版補訂, pp271-292, 医歯薬出版, 2003.
[3] Penning L: Normal movements of the cervical spine. AJR Am J Roentgenol 130 (2): 317-326, 1978.
[4] Paul D, 他 (監訳): 筋骨格系のキネシオロジー. 原著第3版, pp351-427, 医歯薬出版, 2018.
[5] Cook C, et al: Coupling behavior of the cervical spine: a systematic review of the literature. J Manipulative Physiol Ther 29 (7): 570-575, 2006.
[6] Jian K, et al: In vivo three-dimensional kinematics of the cervical spine during maximal active head rotation. PLoS One 14 (4): e0215357, 2019.
[7] Clausen JD, et al: Uncinate processes and Luschka joints influence the biomechanics of the cervical spine: quantification using a finite element model of the C5-C6 segment. J Orthop Res 15 (3): 342-347, 1997.
[8] Rohen JW, 他: 解剖学カラーアトラス. 第8版, pp156-182, 医学書院, 2016.
[9] 坂井建雄, 他 (監訳): プロメテウス解剖学アトラス　解剖学総論/運動器系. 第3版, pp192-209, 医学書院, 2019.
[10] 佐藤達夫: 頸部筋の解剖―特に神経支配との関連について. 理学療法ジャーナル49 (5): 383-392, 2015.
[11] 神林隆幸, 他: ヒトの棘上筋の動脈分布について. 杏林医会誌22 (3): 435-446, 1991.
[12] Sean P Moroney: Analysis and measurement of neck loads. J Orthop Res 6 (5): 713-720, 1988.
[13] 弓岡光徳, 他 (監訳): エッセンシャル・キネシオロジー　機能的運動学の基礎と臨床. 原書第2版, pp183-206. 南江堂, 2015.
[14] Johnson GM, et al: The fine connective tissue architecture of the human ligamentum nuchae. SPINE 25 (1): 5-9, 2000.
[15] Zheng N, et al: Definition of the to be named ligament and vertebrodural ligament and their possible effects on the circulation of CSF. PLoS One 9 (8): e103451. 2014.
[16] 森於菟: 脊柱各部の連結. 森於菟, 他: 解剖学. 第1巻, 第11版, pp181-186, 金原出版, 1982.
[17] 熊木克治: 外側後頭神経 (新称) . 堀口正治, 他 (編著): 末梢神経解剖学: 基礎と発展. サイエンス・コミュニケーションズ・インターナショナル, 1995.
[18] David C, et al: Moment arms of the human neck muscles in flexion, bending and rotation. J Biomech 44 (3): 475-486, 2011.

第5章 腰椎

腰椎由5块椎骨组成。运动学上，位于第1～5腰椎与第1骶椎之间的椎间关节中，可发生屈曲运动、伸展运动、侧屈运动以及微小的回旋运动。同时，**椎间盘**在运动时可柔软变形，使腰椎运动顺畅进行。

临床上，多见以下两种症状，即从座椅上进行站立时产生伴随疼痛的伸展限制，以及穿鞋脱鞋时产生伴随疼痛的屈曲限制。

1 腰椎灵活性和稳定性的病理要点

（1）腰椎的灵活性障碍

a. 正常情况下的椎间关节屈曲、伸展及侧屈、回旋运动

●椎间关节

椎间关节是平面关节，在屈曲、伸展运动时主要发生滑动运动。在屈曲运动时，相对于下位椎骨的上关节突、上位关节的下关节突向前上方发生滑动，因此位于椎骨背侧的结构需要具有灵活性。在伸展运动时，上位椎骨的下关节突向下后方发生滑动，因此位于椎骨**腹侧**的结构需要具有灵活性（▶图5-1）。椎间关节的可动范围为，屈曲时40°～50°，伸展时15°～20°，合计55°～70°，下位腰椎（L4～L5之间，L5～S1之间）的运动范围更广。

同时，腰椎间的椎间关节相对于水平面有90°倾角，相对于前额面有45°倾角，因此回旋运动只有5°～7°，几乎可以忽视（▶图5-2）。而其侧屈运动范围较胸椎、颈椎相同运动角度较小，但仍具有20°运动范围。椎间关节在右侧屈曲运动时，右椎间关节之中，上位椎骨向后内侧下方滑动，左椎间关节的上位椎骨向上外侧前方滑动（▶图5-3）。因此，在右侧屈曲运动时，位于椎骨左侧的结构需要具有灵活性。**左侧**屈曲运动时，由于其运动方向与**右侧**屈曲运动相反，则需要位于椎骨右侧的结构具有灵活性。

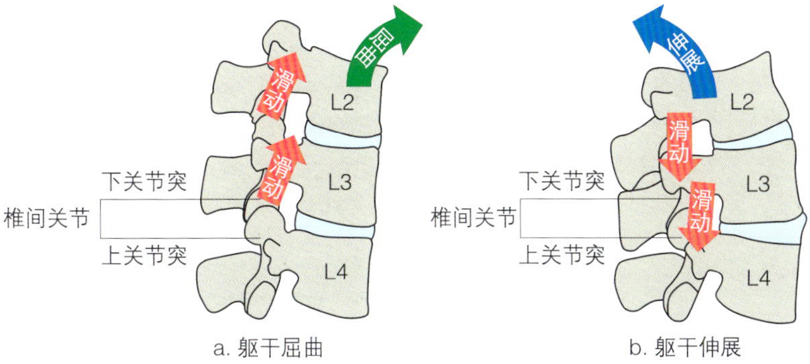

▶图5-1 椎间关节的运动

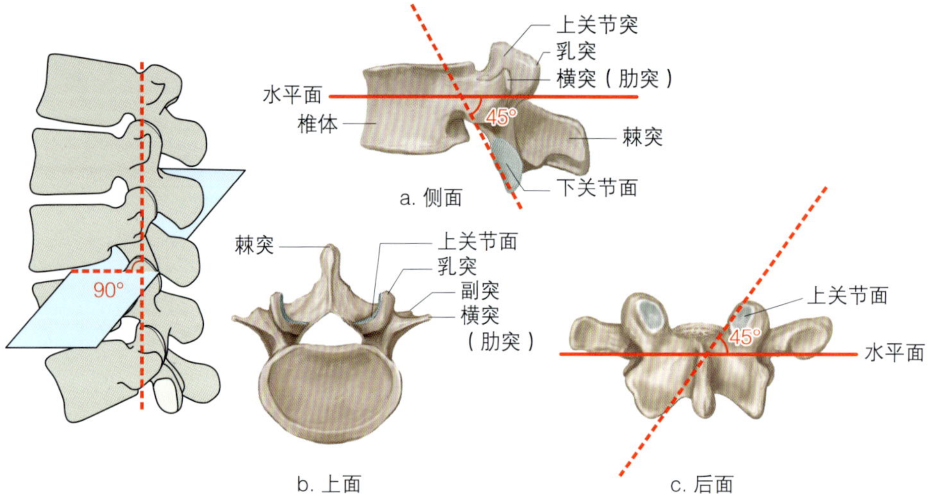

▶图5–2　相对于水平面关节面的位置关系

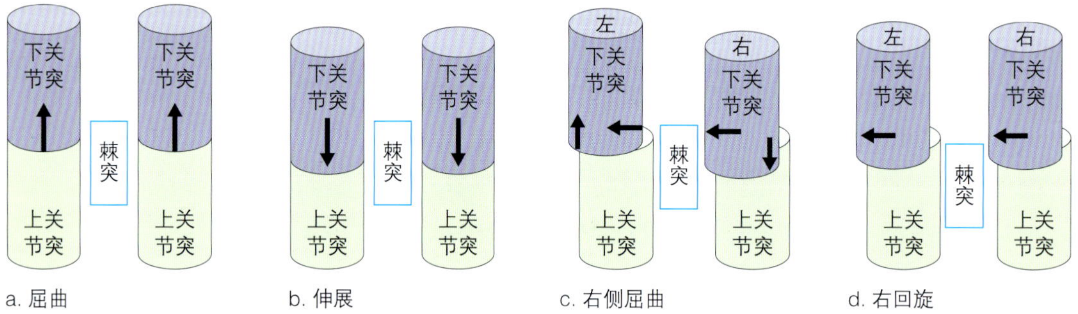

▶图5–3　椎间关节的运动方向

a：两侧的下关节突相对于上关节突向头侧方向并进
b：两侧的下关节突相对于上关节突向尾侧方向并进
c：右下关节突相对于上关节突向尾侧及左侧并进，左下关节突朝头侧及左侧并进
d：两侧的下关节突相对于上关节突向左方向并进

腰椎的耦合运动（lumbar coupling motion）

椎间关节内部的滑动运动受下位椎骨关节面倾斜程度影响。在颈椎部（C2～C7），相对于水平面其上下关节面呈45°倾斜，因此很少只产生前额面上的滑动，一般会伴随水平面上的滑动。因此，滑动运动作为脊柱运动的一部分，同时会引起朝侧屈同方向的回旋运动。这种情况被称为耦合运动。

至于腰椎的耦合运动，有关其具体情况的意见不一。有报告称其向侧屈的同侧方向发生回旋，但亦有报告称上位腰椎向对侧方向回旋，下位腰椎向同侧方向回旋。

骶髂关节

骶髂关节是由骶骨和髂骨组成的滑膜关节，骶骨相对于髂骨，通过前倾、后倾及并进运动使关节得以运动。但骶髂关节少见单独运动，其会与下部腰椎运动形成连动，其运动范围极小，平均约2°。

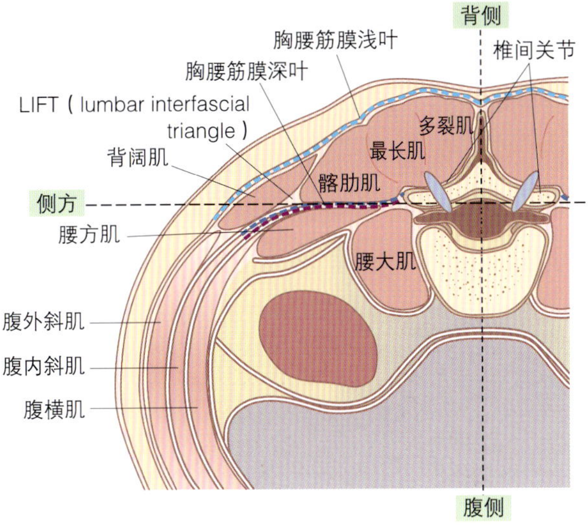

▶图5-4　胸腰筋膜与背部固有肌的位置关系

［Elsharkawy H, et al: Quadratus Lumborum Block: Anatomical Concepts, Mechanisms, and Techniques. Anesthesiology. 130(2): 322-335, 2019を参考に作成］

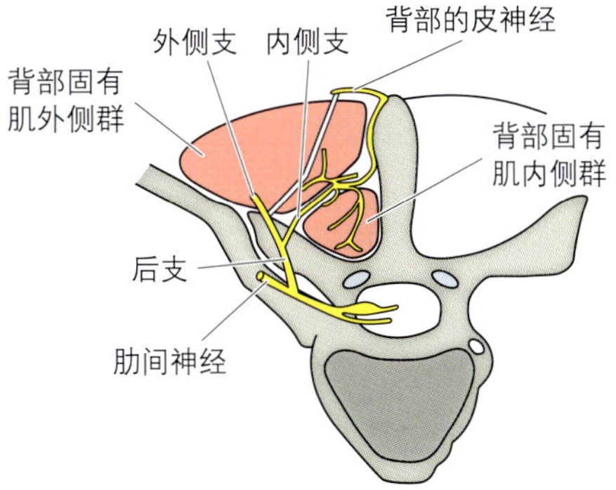

▶图5-5　脊神经后支内侧支

内侧支支配背部固有肌内侧群及棘上韧带、棘间韧带。外侧支支配背部固有肌外侧群，其皮支（L1～L3）广范围分布至背部到臀部上部、大转子处

当骶髂关节不稳定或产生疼痛时，会导致腰椎屈曲、伸展运动的灵活性降低。

b. 造成灵活性障碍的关键结构

椎间关节

➔胸腰筋膜 thoracolumbar fascia: TLF

- 椎间关节的背部：**胸腰筋膜**及与其相关的**背部固有肌**周边的筋膜、**皮神经**周边结构可能在椎间关节屈曲时引发问题。胸腰筋膜是覆盖背部固有肌的致密结缔组织筋膜（▶图5-4），本身并无伸展性。但脊神经后支的内侧支及外侧支与同其伴行的血管一同于背部固有肌之间延伸，贯穿胸腰筋膜后于皮下穿出（▶图5-5）。因此，对背部固有肌及胸腰筋膜的慢性过负荷，可能会导致脊神经后支周边及与其伴行的血管特别是肌肉间与肌肉内的结缔组织的滑动性降低。此外，有报告称，胸腰筋膜最外层及皮下组织中存在大量伤害性感受器，因此胸腰筋膜周边的灵活性低下时会引发屈曲限制及疼痛。
- 椎间关节的外侧部：LIFT（lumbar interfascial triangle）即由胸腰筋膜深叶与腹横肌起始点等结构包围的区域（▶图5-4）。LIFT内部为充满脂肪的疏松结缔组织，其中存在后支外侧支及其伴行的血管。LIFT的断面为三角形，有报告称其具有将腹横肌的张力传导到背部固有肌的功能。因此，当LIFT状态异常，在腰椎伸展运动（自主性）时会对腰部多裂肌产生过负荷，此外神经、血管滑动性降低会诱发疼痛。此外，**腰方肌**对维持腰椎部稳定具有重要作用，其在下位腰椎部可产生200N以上的压应力。因此，当腰椎不稳定或姿势不良时，会因为过度使用引发腰方肌周边状态异常（▶图5-6）。而LIFT

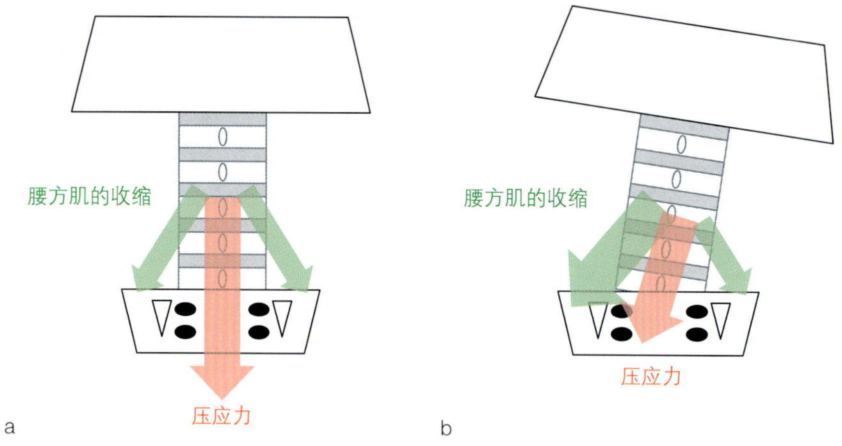

▶图5-6　腰方肌的功能

a：正常姿势：位于两侧的腰方肌张力均等，合力大

b：向左侧屈姿势：右腰方肌张力变大，合力变小

与腰方肌周边状态异常会对腰椎侧屈及屈曲产生影响。

- 椎间关节的前部：**腰大肌**位于此部。腰大肌前部位于第12胸椎，第1～4（第5）腰椎的椎体侧面，即腰间盘的部分及前纵韧带起始。腰大肌后部起始于腰椎整体的肋突前面，借由腱组织于髋关节前方延伸，**髂肌**在上述腱处停止并附着在小转子处。腰大肌受**第2～3腰神经前支**支配，从**髂腰动脉及旋股内侧动脉**获取营养。髋关节前面灵活性低下时，会导致支配神经及营养血管的肌肉与周边滑动性降低，影响椎间关节的伸展运动。

骶髂关节

- 骶髂关节的背部：骶髂后韧带、骶髂骨间韧带、骶结节韧带及骶棘韧带存在于此部。特别是**骶髂骨间韧带**是将骶骨与髂骨耳状面稳定连接的重要韧带，对维持骶髂关节稳定具有重要意义。上述韧带皆属于致密结缔组织，几乎不存在伸展性，上文已阐述，骶髂关节的可动范围仅有2°，一般不将其视为造成灵活性障碍的原因。

（2）椎间关节的稳定性障碍

椎间关节的稳定性及动态稳定结构

前方（剪切力）稳定性

由于脊柱中圆柱形的椎体呈S形排列，导致其应对压迫负荷时十分不稳定。因此有报告称，要维持脊柱稳定性，不能仅依靠骨骼以及关节囊，主动肌及拮抗肌间的活动十分重要，例如当腰椎屈曲时，椎间关节会产生剪切力。因此，需要位于椎体后方的后纵韧带、黄韧带、棘间韧带及棘上韧带控制关节运动。此外，胸腰筋膜及附着于其上的腰部多裂肌、最长肌及髂肋肌的离心收缩也控制关节运动。

在伴随四肢运动所发生的动作中，腰方肌的活动以及附着于胸腰筋膜之上的臀大肌、背阔肌等肌肉发挥维持稳定性的作用。

后方（剪切力）稳定性

腰椎的伸展角度为20°，因此相较于屈曲时椎间关节的不稳定性较低。位于椎体前方的前纵韧带控制关节运动，两侧的腹直肌、腹外斜肌、腹内斜肌及腹横肌的离心收缩也发挥相同作用。因此，躯干屈肌群灵活性降低会加剧椎间关节后方不稳定性。

侧方（剪切力）稳定性

在维持侧方（剪切力）稳定性时，位于椎体侧方的横突间韧带控制关节运动，反对侧的腰方肌、单侧的腹外斜肌、腹内斜肌、腹横肌的离心收缩亦发挥相同作用。

骶髂关节的稳定性

在反重力位上，躯干的重量以剪切力的形式通过腰椎传达至骶髂关节。剪切力的增大会刺激骶髂关节周围的伤害性感受器，进而导致疼痛及不稳定。如前节所述，致密结缔组织对骶髂关节的稳定性影响重大。

骶髂关节的前屈运动会使骶结节韧带更为紧绷。同时，骶髂后韧带、骶髂骨间韧带及骶结节韧带为背部固有肌（包括胸腰筋膜）与臀大肌、股二头肌长头的附着部，背部固有肌可使腰椎伸展，臀大肌、股二头肌可使髋关节伸展。因此，上述肌肉的收缩能够使韧带紧绷，维持骶髂关节的稳定性（▶图5–7）。

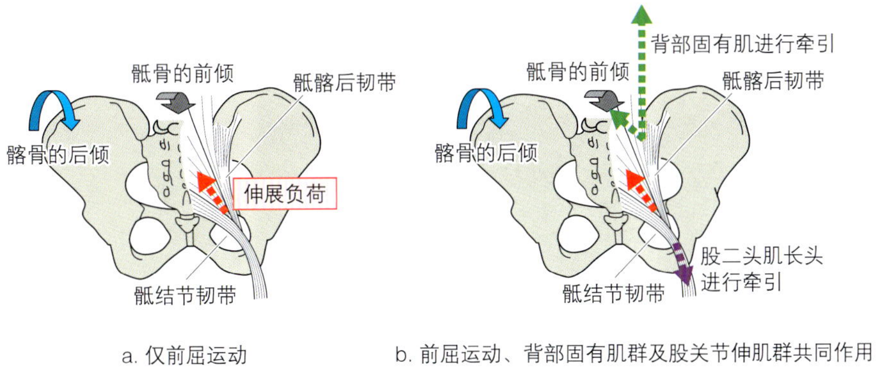

▶图5–7　骶髂关节运动与韧带紧绷

a：骶骨、髂骨在回旋运动时，对骶结节韧带造成伸展负荷，使其紧绷

b：背部固有肌使腰椎伸展，促进骶骨前倾

股二头肌长头将骶结节韧带向下牵引，由此使其更为紧绷

总结

■灵活性

要保证腰椎的灵活性，重点在于保持以下部位的灵活性：位于椎间关节背部的胸腰筋膜及其周边筋膜、背部固有肌及贯穿其的神经、位于前部的腰大肌及其周边、位于外侧的LIFT及腰方肌周边。此外，当LIFT状态异常，会在腰椎伸展运动（自发性）时导致多裂肌过负荷运转。

■稳定性

骨骼及关节囊提供的稳定性较低，因此拮抗肌相对于主动肌的离心收缩在维持稳定时十分重要。因此，需保证进行离心收缩的同时能提供稳定性，进行伸展运动的同时能提供灵活性。

2 改善腰椎功能所需的解剖学知识

（1）胸腰筋膜

胸腰筋膜是包裹背部固有肌的致密结缔组织（▶图5-8）。其在腰部发达的部分称**腰背腱膜**。**斜方肌**位于其浅层处，也有文献将与斜方肌表层疏松结缔组织（皮下组织）相连续的层结构称为背浅肌膜。然而，背浅筋膜无法区分它是疏松结缔组织还是致密结缔组织，由于其与其他结构相连续，因此分界模糊（见▶p.20），因此本书不使用背浅筋膜这一称呼。

背阔肌起始于胸腰筋膜后面。胸椎上方处，致密结缔组织看似逐渐转化为疏松结缔组织，可将其连续到颈部的部分作为一个结构予以观察。在上部胸椎处，胸腰筋膜位于**上后锯肌**深层。在下部胸椎部与腰椎上部，胸腰筋膜与**下后锯肌**的起始点完全连续，成为一体，即胸腰筋膜后面存在背阔肌的起始点。腰椎下部至骶骨的范围为结实的致密结缔组织。在腰部内侧，**多裂肌**多起始于胸腰筋膜前面。

综上所述，胸腰筋膜基本可视为致密结缔组织，因此并不将其作为治疗对象，需要治疗的则是其周边结构。附着于胸腰筋膜的肌群周边的疏松结缔组织，位于胸腰筋膜浅层及深层的疏松结缔组织，以及贯穿胸腰筋膜的脊神经后支分支及其伴行血管的周围结构为治疗对象。

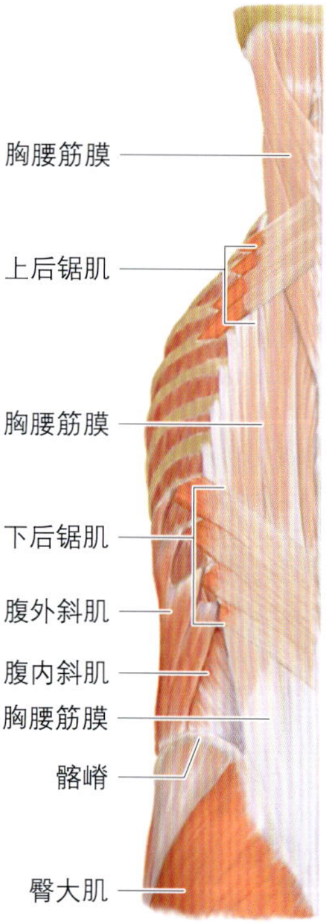

▶图5-8 胸腰筋膜

（2）背部固有肌

●背部固有肌

背部固有肌指的是在背部肌肉中受脊神经后支支配的肌肉（▶图5-9）。其属于背部固有的肌肉，与位于背部的其他肌肉分类不同，例如斜方肌和背阔

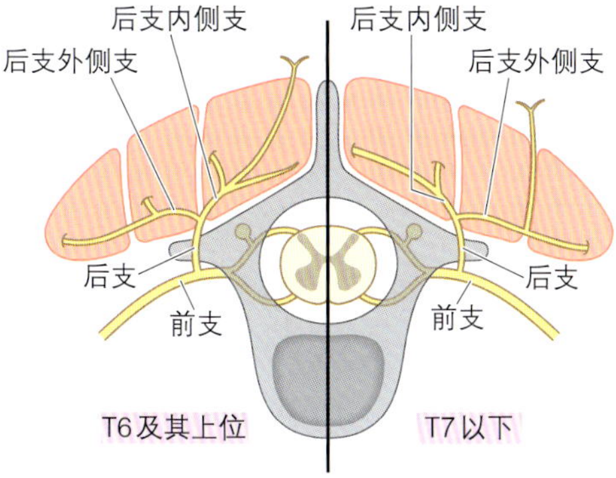

▶图5–9　支配背部固有肌的神经

左：上半部（第1～6胸神经）

右：下半部（第7～12胸神经）

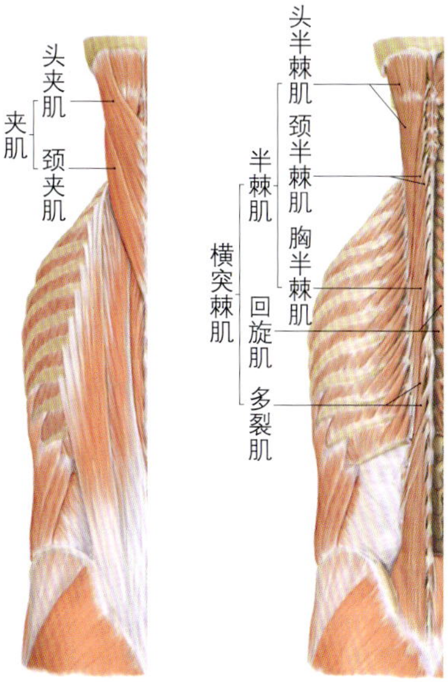

▶图5–10　背部固有肌

（坂井建雄：標準解剖学．p220，図5–19，p222，図5–20，医学書院，2017より）

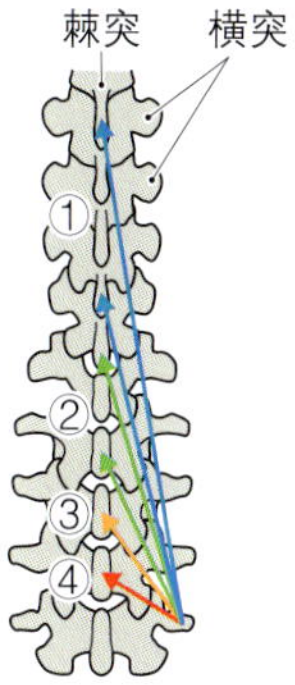

▶图5–11　回旋肌、多裂肌、半棘肌的关系

上述肌群皆从横突起始朝内侧上方延伸，停止于棘突

①半棘肌：附着于6个以上的椎骨上

②多裂肌：附着于3～5个椎骨上

③长回旋肌：附着于2个椎骨上

④短回旋肌：附着于1个椎骨上

肌属于**背浅肌群**肌肉，其分类与背部固有肌不同，分别受副神经及胸背神经支配。神经支配情况不同，即肌肉来源不同。

背部固有肌具体包括以下肌肉：**髂肋肌**、**最长肌**、**棘肌**（上述三者总称为竖脊肌），位于背部固有肌深层的半棘肌群即横突棘肌（其起始点为**横突**，停止点为**棘突**），**多裂肌**，**回旋肌群**，位于颈部的**夹肌群**，以及**枕下肌群**（▶图5–10）。

横突棘肌的分类及其在腰部的特征

横突棘肌由深至浅分为：横跨1个椎骨停止于棘突上的为**短回旋肌**，横跨2个椎骨停止于棘突上的为**长回旋肌**，横跨3～5个椎骨停止于棘突上的为**多裂肌**，横跨6个以上椎骨停止于棘突上的为**半棘肌**（▶图5–11）。腰部与胸部上位不同，此处几乎无法观察到半棘肌群，也难以观察到回旋肌群，即在腰部的横突棘肌中，基本只能观察到**多裂肌**，该肌肉时而起始于胸腰筋膜前面。详细观察腰部的横突棘肌可发现，从支配神经的形态来看，似乎可以发现半棘肌及回旋肌群。然而若以起始停止点进行命名的原则来看，上述肌肉多横跨3～5个棘突，因此不得不将其定义为多裂肌。这种特性也许具有重大意义。

“竖脊肌”之歧义

如前文所述，髂肋肌、最长肌、棘肌，总称为竖脊肌（▶图5–12）。**髂肋肌**基本上起始于肋骨，停止于肋骨。由于腰部以下不存在肋骨，其附着于髂骨之上。颈部也不存在肋骨，但颈椎横突前结节分化前为肋骨，故髂肋肌附着于

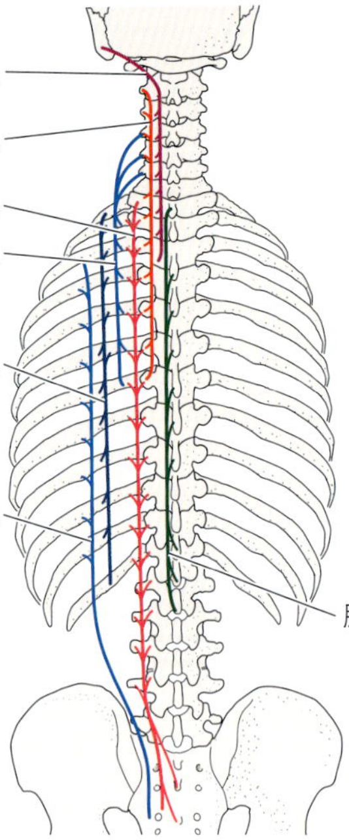

▶**图5-12　竖脊肌延伸图**

［小林邦彦，河上敬介：Ⅱ筋系各論．野村 嶬（編集）：標準理学療法学・作業療法学 解剖学 第5版．p194，図4-23B，医学書院，2020より一部改変］

其上。**最长肌**起始并停止于横突。其单个肌束长度较短，但连接各肌束起始点与停止点的腱则变长。**棘肌**起始并停止于棘突外侧面，只能在胸部处观察到其存在，在腰部处也只存在于上位区域。

那么我们需要考虑上述多种**竖脊肌**中，让**脊柱竖立即伸展**的肌肉具体为哪一种。髂肋肌起始并停止于肋骨，直接控制肋骨运动。当然，通过肋骨运动也可能间接地使脊柱竖立，但似乎直接附着在腰椎上的下后锯肌及背阔肌更能在脊柱竖立中发挥作用。最长肌将横突向后牵引，似乎也有竖立脊柱之作用。而棘肌位于棘突两侧，当其两侧共同收缩时，也看似能够使脊柱竖立，但要注意棘肌只存在于胸部，并且力量较弱，因此很难将其判定为竖立脊柱的主要肌肉。

当胸腰筋膜下部产生过紧张状态，面对具体是哪些肌肉过紧张这个问题，治疗师必然会在回答中加入“竖脊肌”这一项。相反，在发生脊柱后弯或骶骨前倾问题时，判定发生弱化或机能不全的肌肉时，治疗师往往也会回答“竖脊肌”。这种回答受制于“竖脊肌”这一名称特点，而实际上很难考虑腰部的髂肋肌、最长肌、棘肌，全部陷入过紧张状态或机能不全。笔者认为最有可能发生问题的是最长肌，并且腰部中几乎不存在棘肌，更应考虑是不是附着于胸腰筋膜下部的**背阔肌**、**下后锯肌**、**多裂肌**发生了问题。或是在治疗时，更重要的是考虑位于胸腰筋膜下部浅层及深层的**疏松结缔组织**是否发生了问题。

在对胸腰筋膜下部采用运动疗法时，只有正确判断产生问题的肌肉名称及位置，才能使治疗符合解剖学原理。

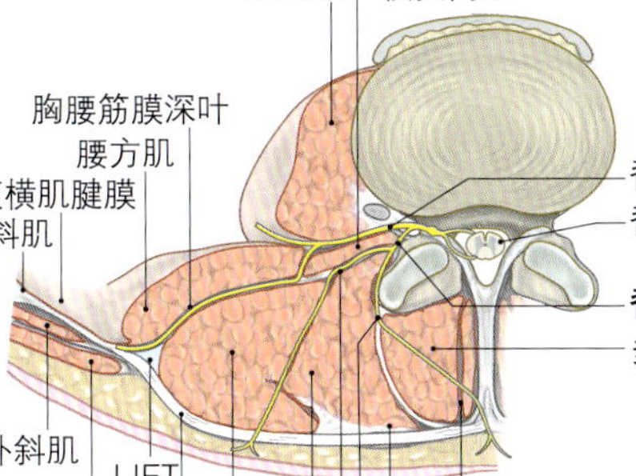

▶图5-13　脊神经后支延伸图

（3）脊神经后支

脊神经分为前支与后支，其后支再分为**内侧支**与**外侧支**（▶图5-13）。

后支的内侧支

内侧支于回旋肌群、多裂肌及半棘肌群之间的层结构中延伸，在棘突外侧成为皮支穿出皮下。但从下部胸椎到下位椎骨，内侧支几乎不会成为皮支穿出皮下。

在腰部，可观察到位于后支内侧支表层的多裂肌多层重合。从支配神经来看，其酷似位于上位椎骨的**半棘肌**，因此，在腰部半棘肌的起始点与停止点都变短，其可能转化为多裂肌。从支配神经的形态来看，在形似回旋肌的层结构中也存在肌肉，但该肌肉基本上横跨3～5个椎骨停止，因此只能称之为多裂肌。

后支的外侧支

外侧支于最长肌与髂肋肌之间延伸，贯穿胸腰筋膜后于皮下穿出。位于腰部的外侧支向更外侧延伸，贯穿髂肋肌。同时，其在髂嵴上部成为臀上皮神经。在下位处，其进入臀大肌深层并由内侧穿越而出成为**臀中皮神经**（▶图5-14）。臀上皮神经与臀中皮神经的延伸情况及出现部位易变，也有介于臀上皮神经与臀中皮神经之间的分支出现，笔者认为将臀中皮神经视为后支外侧支即可。臀中皮神经由骶后孔穿出，随后于骶骨后面延伸，此处有**骶髂后韧带**及**骶结节韧带**，为**致密结缔组织**，呈重层状态。臀中皮神经多在该致密结缔组织复合层中下行。之后，其穿过臀大肌骶骨起始处附近的肌束间隙，穿出浅层，分布于皮肤处（▶图5-15）。

上述脊神经后支分支皆有血管伴行。因此进行的治疗需能应对周围神经伴行血管周边的疏松结缔组织状态变化问题。

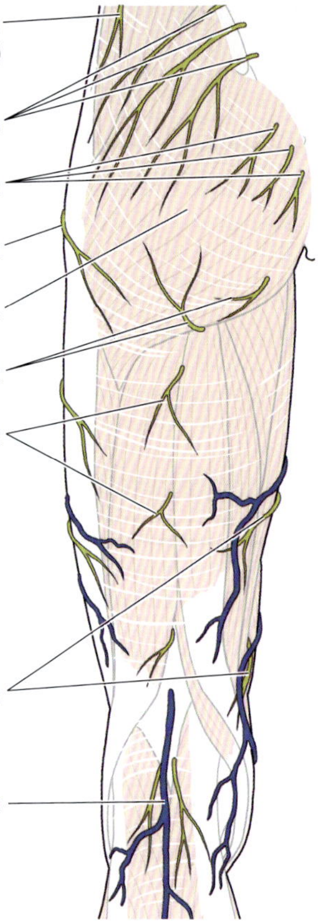

▶图5–14　脊神经后支外侧支

［河上敬介，荒川高光：第8章 局所解剖学と体表解剖学．野村嶬（編集）：標準理学療法学・作業療法学 専門基礎分野 解剖学 第5版．p461，図8–76，医学書院，2020より］

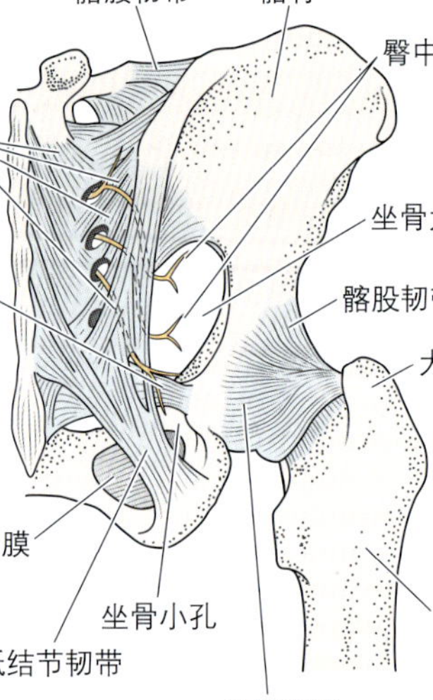

▶图5–15　臀中皮神经

（4）腰方肌

脊神经前支在腰方肌后面层结构中延伸，与LIFT接近。此外，有研究将腰方肌的前面视为胸腰筋膜的一部分，但通常来说，被称为外侧弓状韧带的横膈膜起始腱膜位于其上方。**腰神经前支（相继成为髂腹下神经及髂腹股沟神经）**则在腰方肌后方延伸。

在腰方肌后面延伸的神经分布范围广，在治疗时要注意防止腰方肌周边的疏松结缔组织状态异常，并可将腰方肌周边结构视为治疗对象。

（5）骶髂关节

学界就**骶髂关节**是否具有灵活性争论已久。主张通过对骶髂关节施加松动术改善腰痛情况的治疗师从经验出发认为骶髂关节具有灵活性，但他们同时认为从解剖学角度来看该关节几乎不具备灵活性。实际上对遗体进行解剖后，也难以断言该关节具有灵活性。

笔者认为，要点不在于骶髂关节本身是**否具有灵活性**，而应该查明在该关节周边延伸的神经及血管周围的灵活性降低是否引发了问题。因此，通过治疗骶髂关节周边结构，有可能消除大范围腰痛等症状。

骶髂后韧带与骶结节韧带相连续，腘绳肌腱起始点也与其连续。前文有描述，**臀中皮神经**于骶髂后韧带与骶结节韧带中间的层结构中延伸。臀下动脉、静脉分支亦多于上述层结构中延伸。上述结构的解剖学位置，很可能与该处产生的疼痛感及违和感高度相关。

3 改善腰椎功能的超声引导下疗法

(1) 提升胸腰筋膜浅层滑动性的疗法

在腰椎部，皮肤与胸腰筋膜之间存在**疏松结缔组织**（▶图5–16）。该组织中富含脂肪组织，一般来说其与胸腰筋膜之间存在滑动性。

慢性不良姿势与不动状态会导致疏松结缔组织状态变化，在椎间关节屈曲时，该疏松结缔组织与胸腰筋膜之间摩擦应力增大，可能会使胸腰筋膜周边产生过度紧张状态。在这种状态下，虽然伴随着躯干伸展运动，背部固有肌仍可以向头侧运动，胸腰筋膜浅层的组织仍可以向尾侧运动，但其运动范围很小（▶图5–16a）。

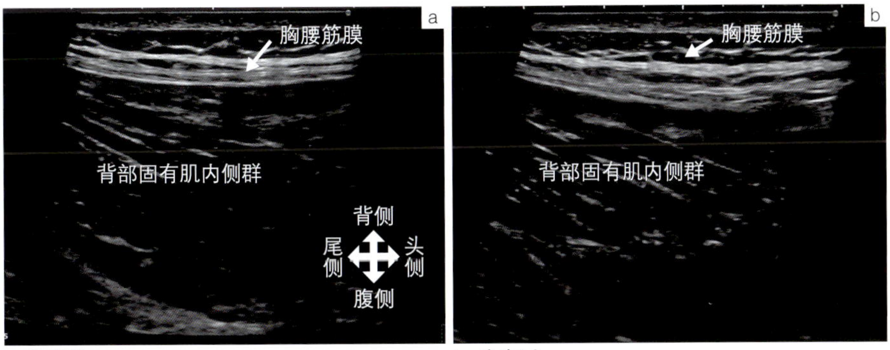

a. 治疗前　　b. 治疗后

视频5–16a
视频5–16b

▶图5–16　躯干伸展时背部固有肌内侧群的超声成像（长轴观）

观察图像可确认治疗后较治疗前活动范围更大

提升胸腰筋膜浅层滑动性的疗法

使患者处于轻度屈曲位，确认胸腰筋膜浅层的紧张状态，针对滑动性低的位置，徒手施加剪切力的同时进行压迫，提升其滑动性（▶图5–17）。在患者腹部下放入毛巾，使其腰部略微弯曲。治疗师一只手放在患者腰部近位，另一只手置于远端。位于近位侧的手以固定方式轻微压迫胸腰筋膜，位于远端侧的手向头侧轻微伸展。针对浅筋膜伸展性较低处，通过位于远端的手施行持续性伸展释放疗法。

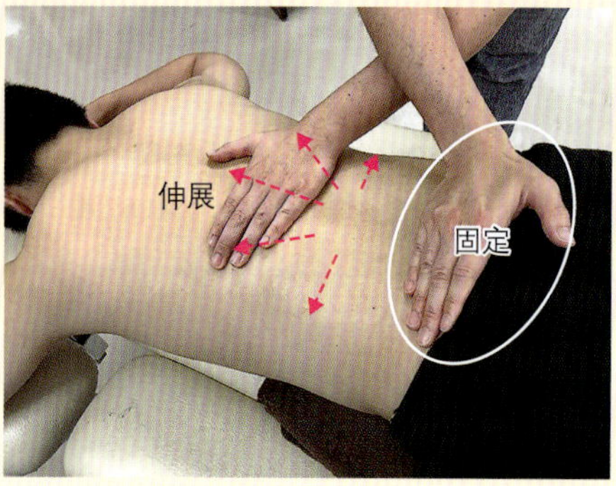

▶图5-17

（2）提升脊神经后支内侧支滑动性的疗法

脊神经内侧支支配背部固有肌中的**横突棘肌**（半棘肌群、多裂肌群、回旋肌群），并向上内侧前行直到棘突附近处，其贯穿**胸腰筋膜**后分布于**棘上韧带及棘间韧带**处。在腰部很少发出皮支。胸腰筋膜以及横突棘肌群的不动状态会影响内侧支的滑动性，使椎间关节后方的灵活性降低，造成屈曲活动度受限。

提升脊神经后支内侧支滑动性的疗法

沿着棘突外侧部，通过手指探寻内侧支与周边疏松结缔组织的间隙（▶图5-18）。在患者腹部下放入毛巾，使其腰部略微弯曲。治疗师对棘突或背部固有肌做切削状压迫。由于背部固有肌内侧群被胸腰筋膜深叶完全包裹，因此应与▶图5-17的疗法进行搭配治疗（▶图5-18为治疗左侧图）。

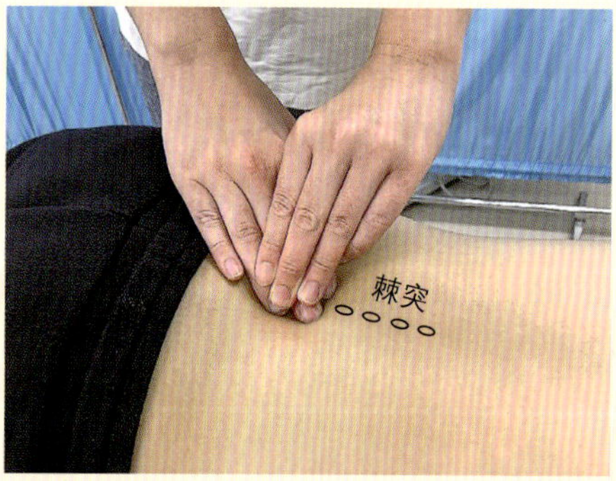

▶图5-18

（3）提升背部固有肌柔软性的疗法

背部固有肌的过度紧张会使其周围灵活性降低，成为腰痛及活动度受限的原因。因此，需提高背部固有肌的柔软性。

提升背部固有肌柔软性的收缩-放松疗法

以促进肌肉放松为目的，进行收缩-放松疗法（▶图5-19）。以轻度屈曲位为起点，在不产生疼痛的范围内进行伸展，施加徒手抵抗力的同时维持3～5s的最大收缩状态。

治疗内侧群时，在轻微伸展位施加徒手抵抗力。治疗师一只手置于患者骶骨处，另一只手置于胸部。置于骶骨处的手为固定端，另一只手对患者的伸展运动施加抵抗力。患者需维持头颈部在中间位，将腰部伸展运动范围控制在20°以内。在患者吐气时向其腰部伸展方向施加5s左右的力，重复3～5次。此外，利用上肢辅助进行伸展运动，有利于避免背部固有肌产生过度紧张。

治疗外侧群时，使患者由▶图5-19a所示的体位在伸展肘关节的同时伸展、回旋脊柱（图示为左回旋）。治疗师对患者的运动施加抵抗力。与治疗内侧群时相同，在患者吐气时向其脊柱伸展、同侧回旋方向施加5s左右的抵抗力，重复3～5次。

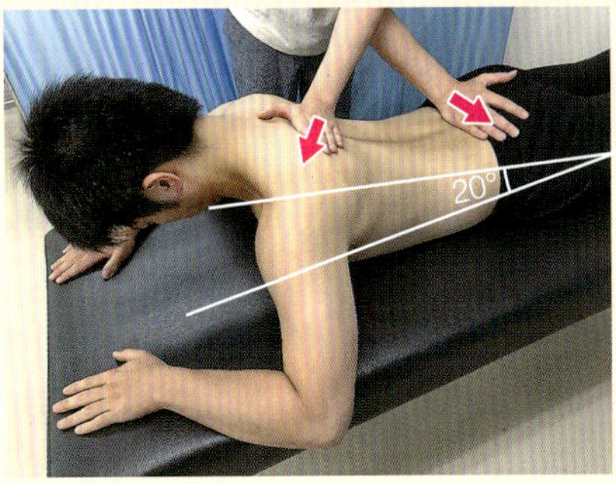

a. 治疗内侧群

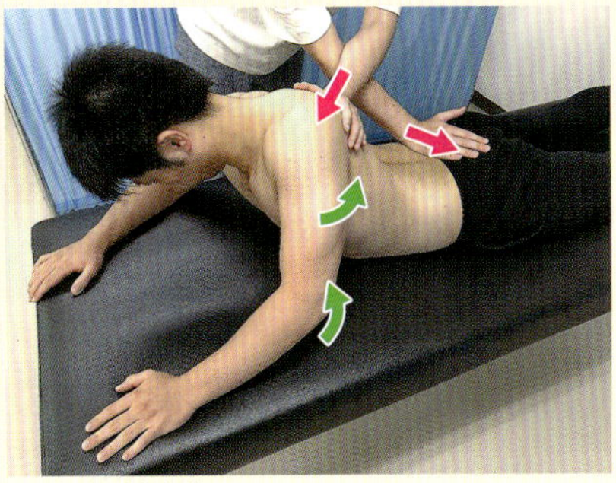
b. 治疗外侧群

▶图5-19

（4）提升腰筋膜三角（LIFT）周边灵活性的疗法

胸腰筋膜在髂肋肌外侧形成LIFT，其包裹内含脂肪的疏松结缔组织，并为腹横肌的起始点。从超声成像可确认腰髂肋肌的边缘以及腹横肌。上述肌肉的结合部位中亮度较高的部分即为LIFT（▶图5-20）。

腹横肌收缩所提供的牵引力将胸腰筋膜向外侧方向拉拽，进而辅助椎间关节的伸展运动。而处于腰椎后凸的不良姿势时，腹横肌不活动，可能导致LIFT

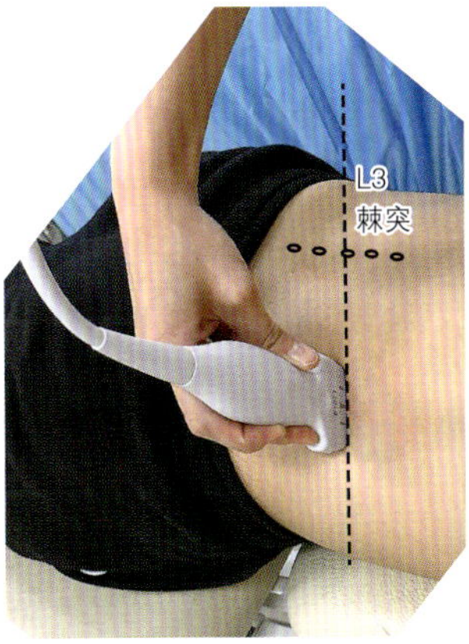

a. 探查位置

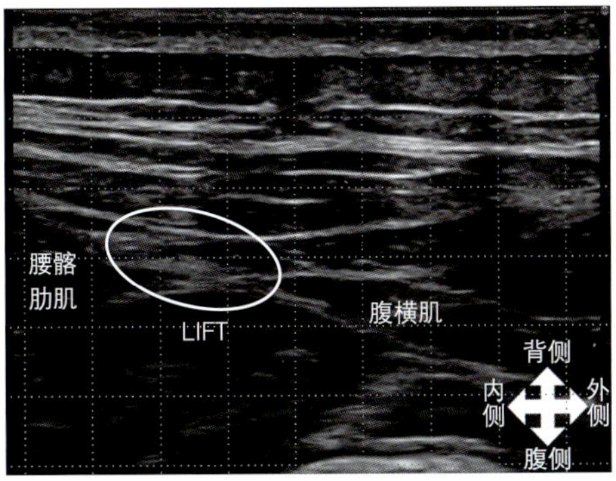

b. 超声成像（短轴观）

▶图5-20　LIFT周边的超声图

探查区域以L3棘突高度为基准起点，直到腰髂肋肌边缘外侧内部疏松结缔组织状态异常。该异常会降低伸展运动时腹横肌的辅助作用，致使背部固有肌承担过度负荷。▶图5-21a中可观察到腹横肌收缩使腰髂肋肌及LIFT被拉向外侧，但无法确认LIFT具有伸展性。

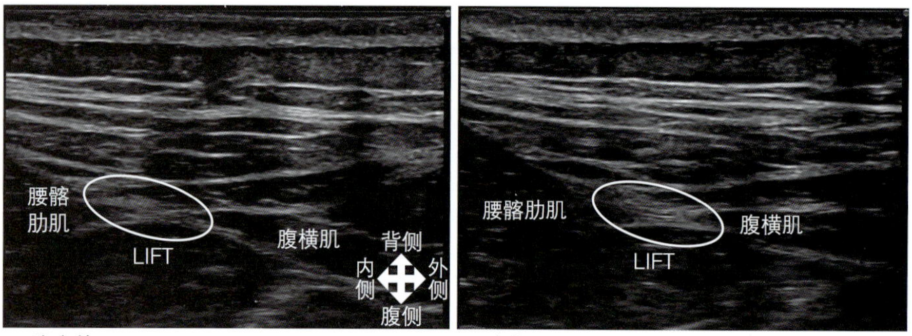

a. 治疗前　　b. 治疗后

视频5-21a

视频5-21b

▶图5-21　做Draw-in呼吸法时LIFT的超声成像

治疗后可确认LIFT具有伸展性

提升腰筋膜三角（LIFT）周边灵活性的疗法

针对LIFT及其周边的疏松结缔组织，用手指施加剪切力的方式对该处进行压迫（▶图5-22a）。治疗时需对两侧进行，时长为单侧1～2min。治疗前通过超声成像可确认，伴随躯干伸展运动、LIFT向内侧的移动量情况以及多裂肌肌肉变厚（▶图5-22b）。

而治疗后的超声成像可确认，LIFT向内侧的移动量情况以及多裂肌厚度变化变小（▶图5-22c）。

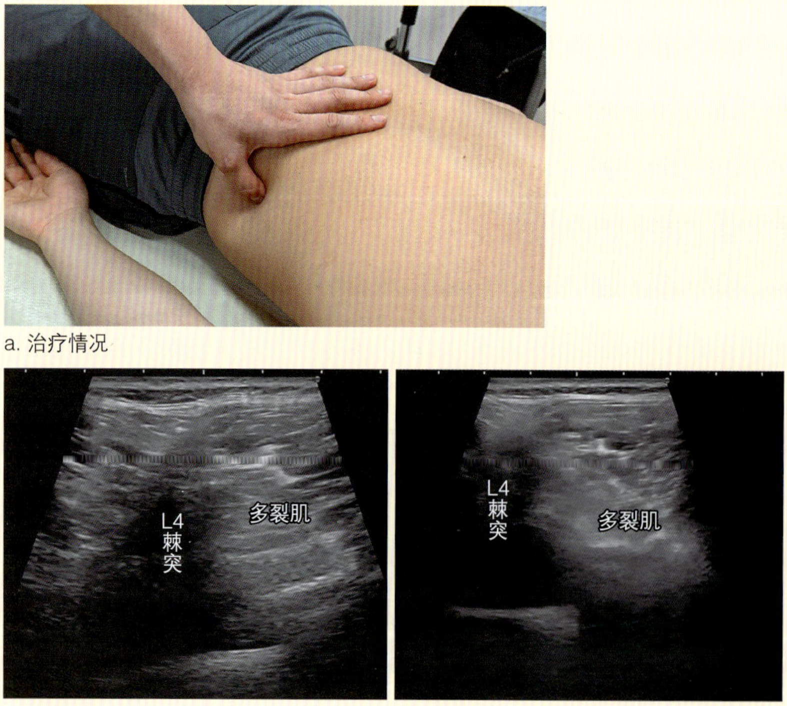

a. 治疗情况

b. 治疗前　　c. 治疗后

视频5-22b

视频5-22c

▶图5-22

（5）提升腰方肌柔软性的训练

腰方肌起始于髂嵴内唇，停止于第12肋骨及腰椎肋突处。其具有腰椎侧屈、伸展以及向下牵引第12肋骨的作用。同时，其两侧收缩产生压应力，在维持腰椎部稳定时发挥重要作用。当腰方肌柔软性降低，会导致该肌肉周边疏松结缔组织状态变化，使腰椎侧屈灵活性降低，导致腰椎部不稳定。

提升腰方肌柔软性的训练

进行腰方肌肌肉锻炼时，需使患者处于侧卧位，右下肢下垂（▶图5-23a），并在其左腰部下方放入毛巾，填充患者肢体与床之间的缝隙。治疗师单手置于其骨盆（髂嵴）处，另一只手置于肩胛带处，向左侧屈方向施加压迫力。需注意治疗师要避免产生腰椎部回旋。

在使腰方肌收缩，牵引骨盆向上的运动时，使患者仰卧，保持髋关节、膝关节中间位，左右交替地向上牵引骨盆（▶图5-23b）。在治疗同时向下牵引相反位置的下肢，防止脊柱侧屈。在治疗中，若发现某一侧难以向上或向下牵引骨盆的情况，则证明腰方肌柔软性低下。

当腰方肌灵活性低下，在向上牵引骨盆时会产生髋关节外展运动，因此需保证治疗同时向下牵引骨盆。应指导患者向脚底方向做蹬踹动作，以保证髋关节外展（▶图5-23c）。

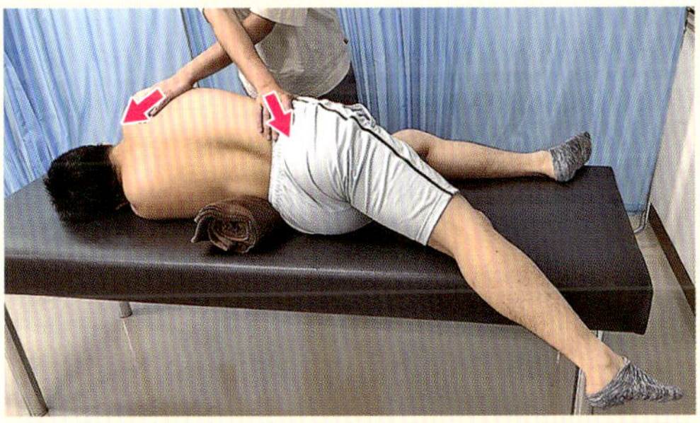

a. 腰方肌肌肉锻炼（右侧）

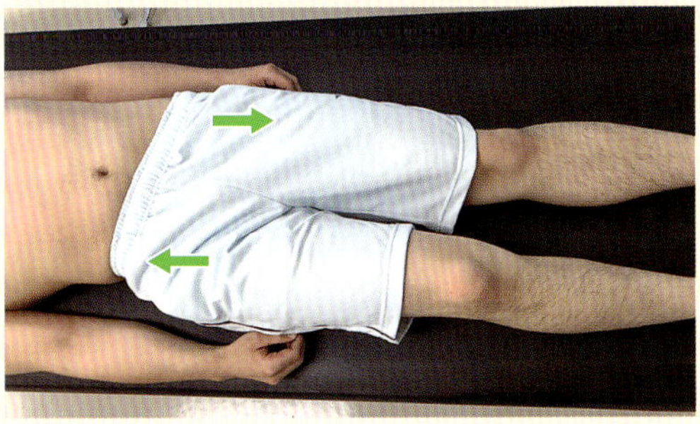

b. 骨盆向上牵引运动

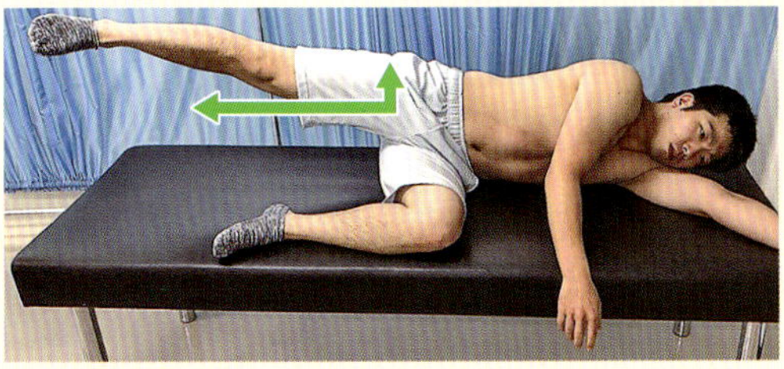

c. 腰方肌肌力锻炼

▶图5-23

（6）提升骶髂关节稳定性的疗法

骶髂关节属于滑膜关节，其灵活性极小。该关节周围被骶髂后韧带、骶髂骨间韧带、骶结节韧带及骶棘韧带等**致密结缔组织**所包裹。考虑到骶髂关节的平均可动范围仅有2°，因此需重点考虑如何减小该关节剪切力负荷以及如何提供其耐剪切力的稳定性。

骶骨后屈运动会加剧骶髂关节不稳定，因此需促进前屈运动。特别需保证腰部的背部固有肌以及髋关节伸肌群活动所提供的灵活性，需尽量消除阻碍正常的肌肉活动以及关节运动的原因。

此外，治疗髋关节伸肌群时不能单纯考虑臀大肌肌力低下问题，还需考虑髋关节稳定性、灵活性低下问题。因此，需参照第6章所述针对髋关节及背部固有肌的相关疗法［（1）~（5）］，进行复合型治疗。

针对臀大肌及背阔肌的训练

使患者右上肢、左下肢呈对角线方向上提，保证胸腰筋膜具有适当张力（▶图5-24）。注意使患者维持腰椎前弯状态，继续交互进行左上肢、右下肢的举上训练。

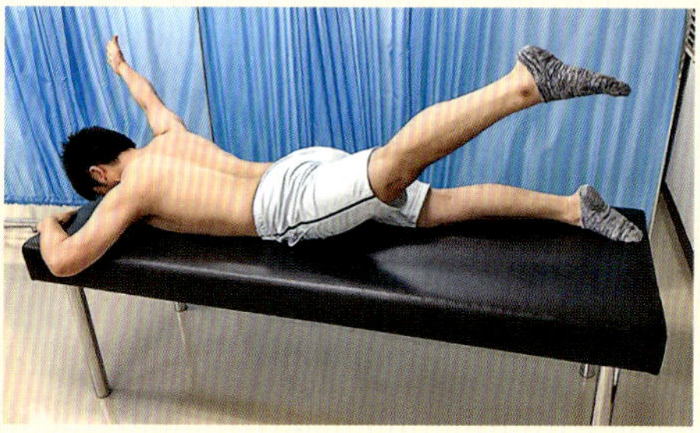

▶图5-24

针对背部固有肌及背阔肌的训练

使患者轻靠在椅子上，保持腰椎前弯进行上肢上举（▶图5-25a）。使用弹力带时，会对上肢造成较大负荷，因此可使背部固有肌活动性增高。欲提高单侧背部固有肌活动性时，则近上举相应单侧上肢（▶图5-25b）。此外，单侧屈曲膝关节时会导致平衡性降低，背部固有肌负荷进一步增大（▶图5-25c）。

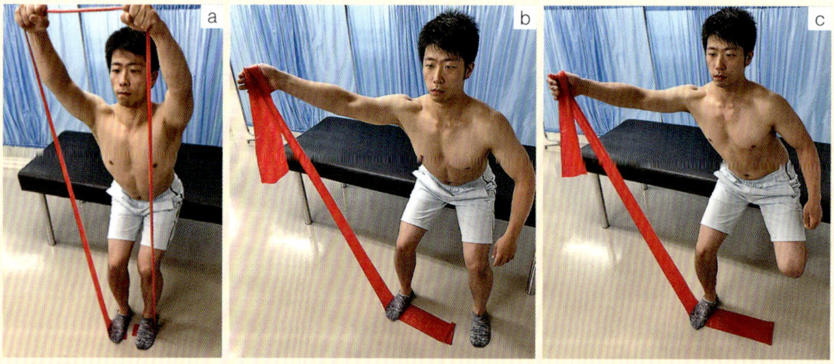

a. 两侧　b. 治疗右侧时，双脚接地　c. 治疗右侧时，单脚接地

▶图5-25

参考文献

[1] 川村和之: 胸腰部. 工藤慎太郎 (編著): 運動機能障害の「なぜ? 」がわかる評価戦略. pp166–167, 医学書院, 2017.

[2] 石井美和子 (監修): 骨盤帯　臨床の専門的技能とリサーチの統合. 原著第4版, pp52–54, 医歯薬出版, 2013.

[3] 竹井仁 (監訳): 人体の張力ネットワーク筋・筋膜　最新知見と治療アプローチ. pp37–43, 医歯薬出版, 2016.

[4] Vleeming A, et al: The sacroiliac joint: an overview of its anatomy, function and potential clinical implications. J Anat 221(6): 537–567, 2012.

[5] Sato T, et al: Fetal development of deep back muscles in the human thoracic region with a focus on transversospinalis muscles and the medial branch of the spinal nerve posterior ramus. J Anat 219(6): 756–765, 2011.

[6] Tesarz J, et al: Sensory innervation of the thoracolumbar fascia in rats and humans. Neuroscience 194: 302–308, 2011.

[7] Vleeming A, et al: The functional coupling of the deep abdominal and paraspinal muscles: the effects of simulated paraspinal muscle contraction on force transfer to the middle and posterior layer of the thoracolumbar fascia. J Anat 225(4): 447–462, 2014.

[8] Schuenke MD, et al: A description of the lumbar interfascial triangle and its relation with the lateral raphe: anatomical constituents of load transfer through the lateral margin of the thoracolumbar fascia. J Anat 221(6): 568–576, 2012.

[9] Yahia L, et al: Sensory innervation of human thoracolumbar fascia. An immunohistochemical study. Acta Orthop Scand 63(2): 195–197, 1992.

[10] Phillips S, et al: Anatomy and biomechanics of quadratus lumborum. Proc Inst Mech Eng H 222(2): 151–159, 2008.

[11] 木村忠直: 数種霊長類における大腰筋の筋線維構築と組織化学的特徴. バイオメカニズム学会誌24(3): 141–147, 2000.

[12] Kong WZ, et al: Effects of muscle dysfunction on lumbar spine mechanics. A finite element study based on a two motion segments model. Spine 21(19): 2197–2206, 1996.

[13] Juker D, et al: Quantitative intramuscular myoelectric activity of lumbar portions of psoas and the abdominal wall during a wide variety of tasks. Med Sci Sports Exerc 30(2): 301–310, 1998.

[14] Sakamoto N, et al: An electrophysiologic study of mechanoreceptors in the sacroiliac joint and adjacent tissues. Spine 26(20): 468–471, 2001.

[15] 森於菟: 背部の筋膜. 森於菟, 他: 解剖学 第1巻. 第11版, p278, 金原出版, 1982.

[16] Sato K, et al: Anatomical study of the proximal origin of hamstring muscles. J Orthop Sci 17: 614–618, 2012.

第6章 髋关节

髋关节为球窝关节，由深骨窝的**髋臼**与大型球状的**股骨头**构成。其与肩关节的关节窝相比，等同于髋臼的深度更深，股骨头被覆盖率较高，因此更为稳定。因此髋关节在众多球窝关节中被特称为**杵臼关节**。该特点是为了适应负重这一重要功能进化而来。

临床中髋关节**活动度限制**问题的原因多为以下几种：股骨头近端骨折术后的**负重疼痛**、变形性髋关节症以及近年多被关注的髋臼撞击综合征（FAI）。

➔ 髋臼撞击综合征 femoroacetabular Impingement，FAI

1 髋关节灵活性和稳定性的病理要点

（1）髋关节的灵活性障碍

a. 正常情况下的髋关节运动

髋关节属于三轴关节，因此其在矢状面上能够屈曲、伸展；在前额面上可以内收、外展；在水平面上可以内旋、外旋，具有所有方向的灵活性。股骨头中有**颈前倾角与颈干角**（▶图6-1、图6-2），正常的股骨在髋关节屈曲时会在内旋同时向后方移动，伸展时会在外旋的同时向前方移动。但在**髋臼发育不良**的情况下，有报告称髋关节屈曲时关节中心向上外侧方向移位，因此需注意这种情况下关节的不稳定问题。

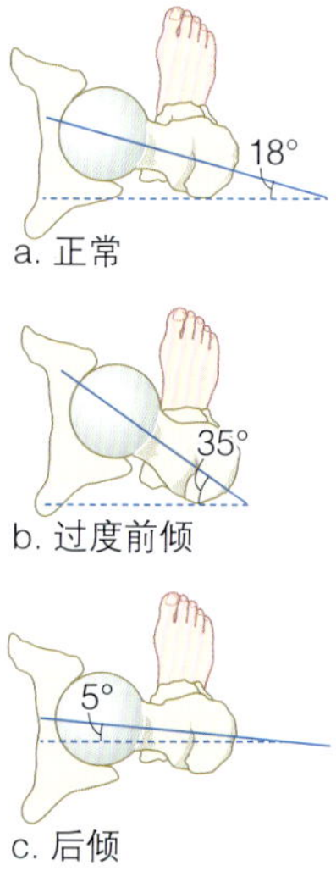

▶图6-1　颈前倾角

骨盆大腿节律的影响

髋关节屈曲的正常活动度范围为125°，但有报告称去除关节囊以外软组织的遗体中，其髋骨至股骨之间的屈曲角度为93.0°±3.6°。一般认为，活体人体与遗体中存在的髋关节屈曲角度的差值，与有无腰椎后弯以及骨盆后倾有关。针对作为治疗对象的活体人体，需考虑**骨盆大腿**节律因素。**骨盆运动**占髋关节屈曲活动度的13.1%～37.5%，其随着腘绳肌腱伸展程度而产生变化。FAI病例患者骨盆运动减少，也需要考虑骨盆运动情况。此外，有报告称当颈前倾角过大时（**过度前倾**），髋关节屈曲角度会增大（▶图6-1b）。当股骨发生颈前倾角过大问题时，为了使髋关节正常，存在股骨内旋情况。

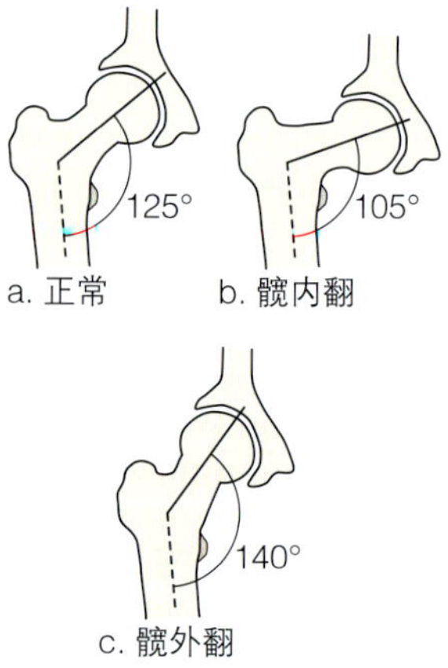

▶图6-2　颈干角

软组织的影响

通过后方入路所进行的人工骨头置换术以及人工髋关节置换术等手术会使**髋关节深层回旋肌群**（梨状肌、上孖肌、下孖肌、闭孔内肌、闭孔外肌、股方肌）受到侵袭，对软组织造成影响。因此，加上术后造成的不动状态导致瘢痕化加剧，髋关节灵活性降低。深层回旋肌群伸展性若低下，会导致股骨头**后方滑动运动**减少，限制髋关节屈曲、外展、外旋运动。

有报告称，对深层回旋肌群进行外科剥离以及切除可大幅改善髋关节灵活度，因此髋关节后面以及深层构造的灵活性至关重要。

> 解说
> **瘢痕化**
> 指创伤愈合过程中产生的软组织变化，该过程中必定生成瘢痕。瘢痕组织硬度高，缺乏弹性，因此关节周围的瘢痕化会直接造成活动度受限。

b. 造成灵活性障碍的关键结构

髋关节前面

股直肌及其肌肉间存在的结缔组织、**股神经**、**髂囊肌**（iliocapusralis muscle）及其深层的关节囊可在髋关节屈曲时引发问题。特别是治疗FAI患者时，九成以上的病例会出现髋关节屈曲活动度限制情况。实际上患者中多见以下问题，即股直肌灵活性低下、包括股神经的股直肌周边结缔组织与关节囊到髂囊肌肌肉间的滑动性低下。

此外，人工髋关节置换术后以及股骨转子间骨折术后患者多有股外侧部疼痛症状，这是因为缝匠肌、阔筋膜张肌、股直肌肌肉间的结缔组织以及于其中延伸的股外侧皮神经的滑动性降低。**股外侧皮神经**是股外侧的感觉神经（▶**图6-3**），其由于手术侵袭以及术后肿胀等原因导致周边疏松结缔组织状态异常，致使缝匠肌与阔筋膜张肌过度紧张，引发股外侧疼痛。

髋关节后面

除臀大肌与臀中肌后部纤维外，深层回旋肌群及坐骨神经也可在髋关节屈曲时引发问题。

接受后方入路所进行的人工股骨头置换术以及人工髋关节置换术的患者，其受手术影响深层回旋肌群遭受侵袭，容易丧失机能。通过超声技术观察上述病例深层回旋肌群切除部分周围可发现，存在用探头进行压迫也不变形的极低回声。笔者认为这是由于该切除部周围受软组织瘢痕化影响，伸展性降低。特别是**股方肌**在髋关节屈曲时容易伸展，在考虑活动度受限时需着重关注此肌肉。

同时，约有0.6%～3.7%的患者在接受人工髋关节置换术后并发坐骨神经、股神经、闭孔神经、股外侧皮神经损伤症状。小鼠实验中，有报告称伴随着不动状态，存在坐骨神经的神经束膜增厚、坐骨神经周围脂肪组织变性的情况。此外，导致坐骨神经痛的原因，多在于神经与肌肉之间的灵活性降低。在治疗髋关节屈曲时活动度受限时，需着重考虑如何恢复患者坐骨神经及其周边结缔组织的灵活性与滑动性。

髋关节内侧（含大腿内侧部）

耻骨肌、**长收肌**、**短收肌**、**缝匠肌**及上述肌肉之间的**闭孔神经**、**隐神经**可引起髋关节灵活度受限。

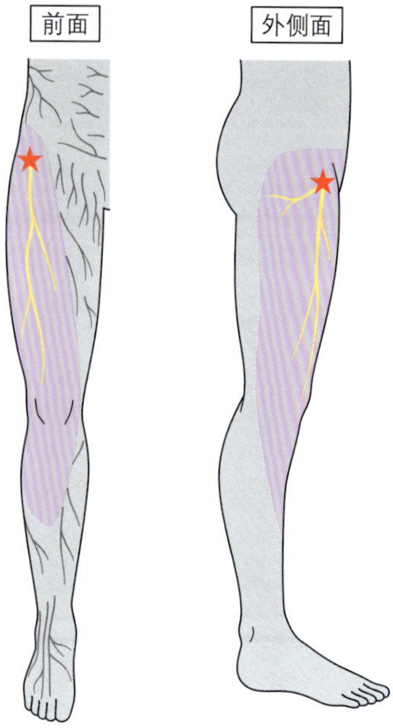

★处为易引发问题的部位

▶图6–3　股外侧神经的支配区域以及易引发问题的部位

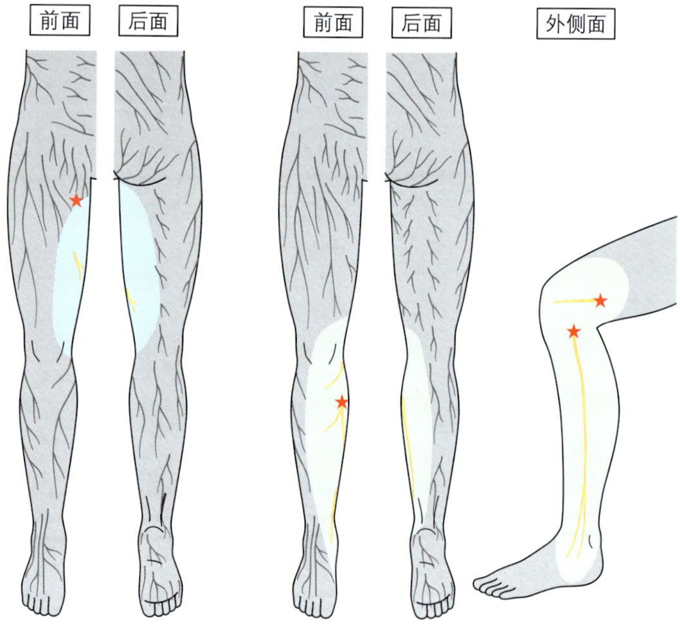

a. 闭孔神经　　b. 隐神经

▶图6–4　闭孔神经、隐神经的知觉区域以及易引发问题的部位

收肌群在髋关节屈曲角度不同时，其对该关节的屈曲、伸展作用也发生变化。同时，耻骨肌、长收肌、短收肌的前行路线与股骨颈近乎平行，术后臀小肌损伤后，上述肌肉为维持正常机能，容易被过度使用。这些肌群的灵活性降低以及过度紧张问题，不仅会加剧髋关节外展限制，还会由于延伸在收肌中的闭孔神经、隐神经周边灵活性降低，造成股内侧到膝内侧的疼痛（▶**图6–4**）。

因此，进行治疗时，不仅需关注收肌群，还需注意恢复耻骨肌、位于长收肌深层的闭孔神经前支、长收肌、股内侧肌、缝匠肌中的隐神经及其周边疏松结缔组织的灵活性。

髋关节外侧（含股外侧部）

在此部表层，**臀大肌**、**臀中肌**、**臀小肌**可引起髋关节灵活性所限；在该部外侧，**髂胫束**、**股外侧肌**可引起髋关节灵活性受限。

髋关节及股外侧的肌群，呈重合状位于大转子周围。特别是股骨转子间骨折病例较股骨颈骨折病例出血量大，股部肿胀更显著。尤其在患者受伤后长期处于仰卧卧床状态，上述出血及肿胀情况更易受重力影响。出血与肿胀常出现**于臀大肌到股外侧肌及股外侧肌到股二头肌之间**。此外，考虑到伴随不动状态导致肌肉间脂肪组织变性，可认为上述结构之间的滑动性低下与股外侧部疼痛具有关联性。

（2）髋关节的稳定性障碍

髋关节的稳定性及静态、动态稳定结构

髋关节的骨骼性**静态稳定结构**有关节唇、关节囊及韧带，其**动态稳定结构**有深层回旋肌群、臀小肌及髂腰肌。上述两种稳定结构维持髋关节稳定性。

静态稳定结构

髋关节由**髋臼**与**股骨头**构成，骨骼性稳定性很高。Casting的研究显示，即便只考虑骨骼结构，髋关节也能承受22kg的牵引力而不脱臼。关节唇为纤维软骨，其对较深的关节窝起辅助作用，可以使股骨头吸附于髋臼处（**吸附效果**），维持关节内负压（**密封效果**）。

此外，**髂股韧带**、**耻股韧带**、**坐股韧带**的延伸情况对关节囊各处发挥增强效果。由于髋关节前方被覆盖率较低，因此髂股韧带的作用十分重要。有报告称髂股韧带可承受力为330N，其对维持髋关节的静态稳定性发挥重要作用。

> 解说
>
> **密封效果**
>
> 髋关节唇如密封胶圈一样构成髋臼边。因此髋臼变深，可维持负压。

然而在**髋臼发育不良**这种常见的变形性髋关节症，以及**关节唇损伤**导致的关节窝变浅，骨骼被覆盖率变低的情况中，髋关节稳定性将受损。此外需注意，由于人工髋关节置换术等手术而切除关节囊后，髂股韧带的紧张情况发生变化，有可能丧失静态制动效果。

当患者由于**股骨颈骨折**而接受人工骨头置换术（后方侵入）后，伴随深层回旋肌群遭受侵袭，髋关节后方灵活性低下或机能不全，会导致骨骼前方（腹侧）移位。股骨颈骨折患者多为高龄者，加之其受伤前的身体机能低下以及处于髋关节轻度屈曲位卧床的影响，会导致髋关节伸展受限。髋关节中股骨头前方被覆盖率低，再加上股骨头前方移位以及伸展受限（屈曲挛缩），将导致髂股韧带无法发挥静态稳定结构的功能，有可能引起周边肌肉组织过度紧张。

动态稳定结构

维持髋关节动态稳定的肌群具有以下特征，即位于关节深层、延伸方向与股骨颈近乎平行、附着于关节囊。具体来说，包括以下肌群：**深层回旋肌群**、**臀小肌**、**髂腰肌**。保证上述肌群使股骨头处于向心位十分重要。

髂囊肌、**股直肌（反折头）**、**臀小肌及闭孔外肌**为附着在关节囊上的肌肉。上述肌群在前方、侧方及后方对关节囊施加张力，使关节稳定。此外，髂囊肌、股直肌（反折头）、臀小肌随着肌肉收缩牵引关节囊，发挥防止撞击的作用。

有报告指出，**臀小肌**不仅能使关节囊紧绷，其在单脚站立的情况下较臀中肌肌肉活动性更高。这是因为臀小肌的作用方向能使关节压缩，其与作用内方向的股骨颈发挥类似作用，因此在维持髋关节稳定时发挥重大作用（▶**图**

6–5），即从功能性上来看，维持关节在向心位的肌群与股骨颈走向类似这一点颇为重要。

此外，深层回旋肌也发挥维持股骨头于向心位的作用。**深层肌群**的力臂较短，难以使关节运动，但适合维持关节处于向心位。如股方肌即为深层回旋肌的一种，其虽具有使髋关节内收、外旋的作用，但相对于髋关节内收运动，其在外展运动时更为活跃。这一点证实了较向心性收缩引起的髋关节内收运动，其通过抑制外展运动，进而发挥动态稳定性作用。诸如此类，重点在于各类肌肉协调运动，保证髋关节动态稳定。

至于其他肌肉，从功能性上来看，**髋关节收肌群**与股骨颈的走行类似，在维持关节动态稳定中极其重要（▶图6–6）。此外，在股骨颈骨折后接受人工股骨头置换术（后方侵入）的病例中，由于深层回旋肌群机能不全，多并发髋关节动态稳定性低下以及耻骨肌、短收肌、长收肌过度紧张症状，在治疗时需要注意肌肉过度使用及误用情况。

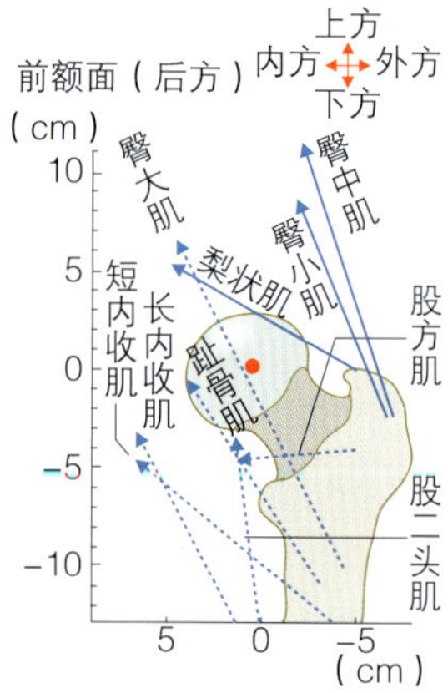

▶图6–5　与髋关节动态稳定结构相关的肌群及其延伸情况

前额面上髋关节周围肌肉的力场

［Donald A. Neumann（著），嶋田智明，有馬慶美（監訳）：カラー版 筋骨格系のキネシオロジー，原著第2版，pp531，535，医歯薬出版，2012より］

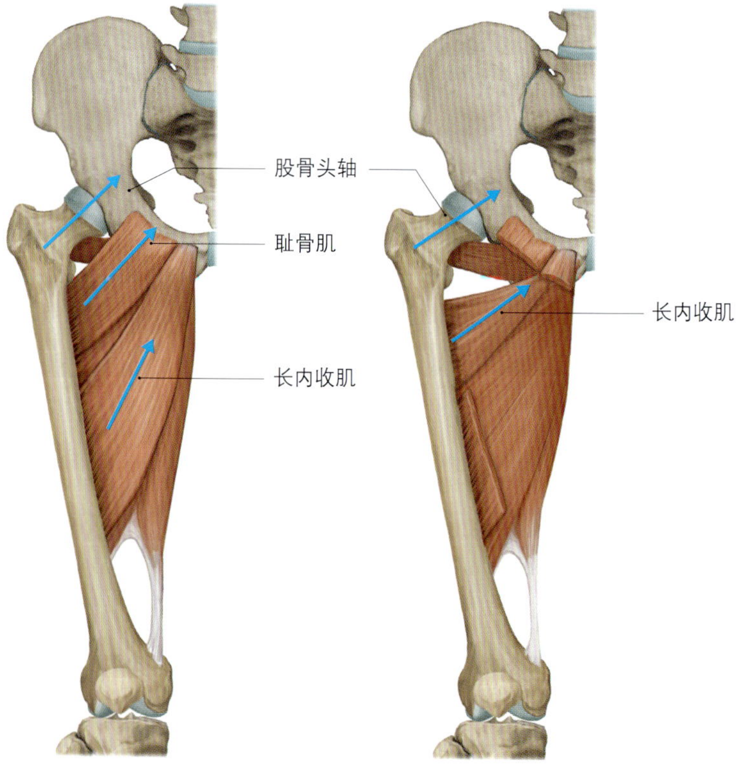

a. 耻骨肌与长内收肌　　b. 短内收肌

▶图6–6　内收肌的走行

（坂井建雄：標準解剖学．p321，図7–11A，B，医学書院，2017より一部改変）

总结

灵活性

治疗髋关节活动度受限时，为防止屈曲受限，保证深层回旋肌群及坐骨神经、股直肌及其周边结缔组织与股神经、附着于关节囊的肌群的活动性十分重要。

要减轻外展受限以及股内侧疼痛，保证内收肌群及延伸其中的闭孔神经、隐神经及其周边组织的灵活性与滑动性十分重要。

要减轻内收限制以及髋关节到股外侧疼痛，保证大转子周围组织间的滑动性及股外侧神经周边的灵活性十分重要。

稳定性

要维持关节稳定性，保证附着于关节囊的臀小肌及闭孔外肌、股直肌及髂囊肌的发挥，维持股骨头向心位的作用十分重要。在面对患者术中切除肌肉而导致机能低下的情况时，需将髋关节内收肌群等发挥补偿作用的肌肉纳入考虑范围。

2 改善髋关节功能所需的解剖学知识

（1）髂腰肌与股直肌的周边结构

髂腰肌位于髋关节前面，于股骨头前方延伸，股动脉、静脉位于其内侧。同时，股直肌在髂腰肌外侧延伸（▶图6-7）。

本节解说发挥动态稳定结构作用的髂腰肌与股直肌。

a. 髂腰肌

腰大肌与**髂肌**皆于小转子处停止，合称为髂腰肌。**髂腰肌**的停止点通过

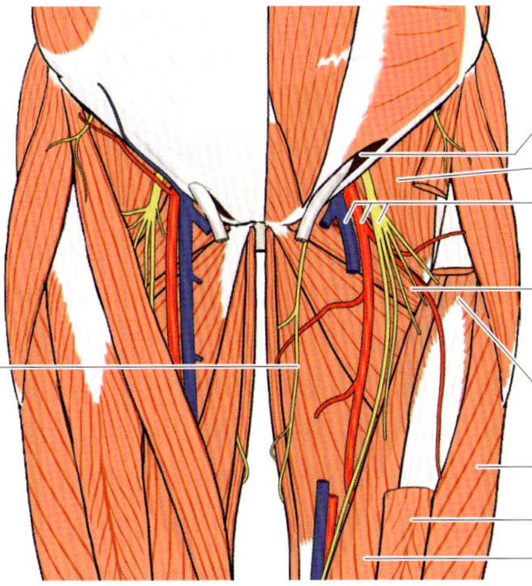

▶图6-7　大腿前面的结构

［河上敬介，荒川高光：第8章 局所解剖学と体表解剖学. 野村嶬（編集）：標準理学療法学・作業療法学 専門基礎分野 解剖学 第5版. p458，図8-72，医学書院，2020より］

腹股沟韧带深层的肌腔隙。髂肌的起始点位于髂窝前面，其中起始于髂前上棘处的肌束被称为**髂囊肌**，在超声成像上可被识别为独立肌肉。髂肌亦于**髂前下棘**处起始，股直肌直头亦起始于此处。以体表为基准面，股直肌位于缝匠肌深层，而髂肌则起始于其更深层处。

本部位易引发问题的结构为**股外侧皮神经**以及**股神经前皮支**。上述神经有的于股直肌及髂肌停止点前方（表层）向外侧延伸，由缝匠肌内侧于浅层穿出，也有在深层延伸，于缝匠肌外侧到髂前上棘范围内向远端延伸的情况。

髂腰肌的停止点于腹股沟韧带处通过肌腔隙时，其位于股神经深层（后方）（参照▶p.134）。

髂囊肌

该肌肉起始于髂前上棘附近的髂骨翼内侧面，也有部分起始于关节囊上方延长部，停止于小转子。其学名中虽带有“囊”字，但在其他关节中也存在附着于关节囊的肌肉。同时，亦有其他附着于髋关节囊处的肌肉。此外，从支配神经情况来看，可认为髂囊肌由髂肌部分肌束独立而来。

观察人体解剖时，髂囊肌被视为髂肌的组成部分，二者支配神经相同，一般认为其为髂肌部分肌束发达而形成的肌肉，但至今仍未确认上述二类肌肉之间有血管与神经通过的痕迹。髂囊肌仍然存在诸多疑点，但其可能在髋关节前方发挥着与其他肌肉不同的功能。

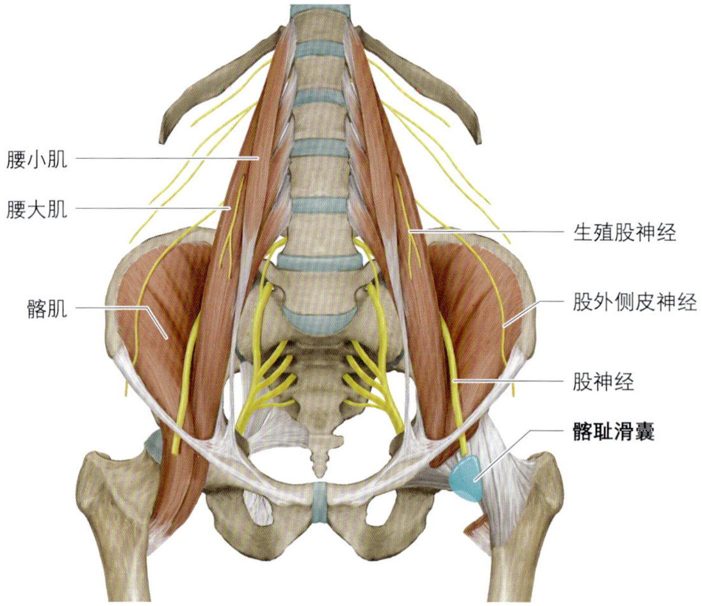

▶图6-8　髂耻滑囊

髂耻滑囊

髂骨（部分腰大肌）成为髂腰肌后向远端延伸时，位于髂腰肌后方（深层）的髂股韧带前方处有滑囊存在，即为**髂耻滑囊**（▶**图6-8**）。该滑囊位置较通过肌腔隙的部位更偏向远端，位于髂腰肌停止点深层。一般认为向该滑囊分布的神经属于股神经分支，但未在实际解剖中得以证实，该处血管分布情况亦不明。

要提高髂腰肌停止点处灵活性，需要掌握好位于肌腔隙的髂腰肌及其周边结构的位置关系（参照▶p.134）（▶**图6-9**）。

b. 股直肌起始点周边

最近研究证实股直肌存在两个头，即位于髂前下棘的**直头**（straight head）及位于髂股韧带的**反折头**（reflected head）。也有报道称，其在臀小肌深层处存在第3个头。

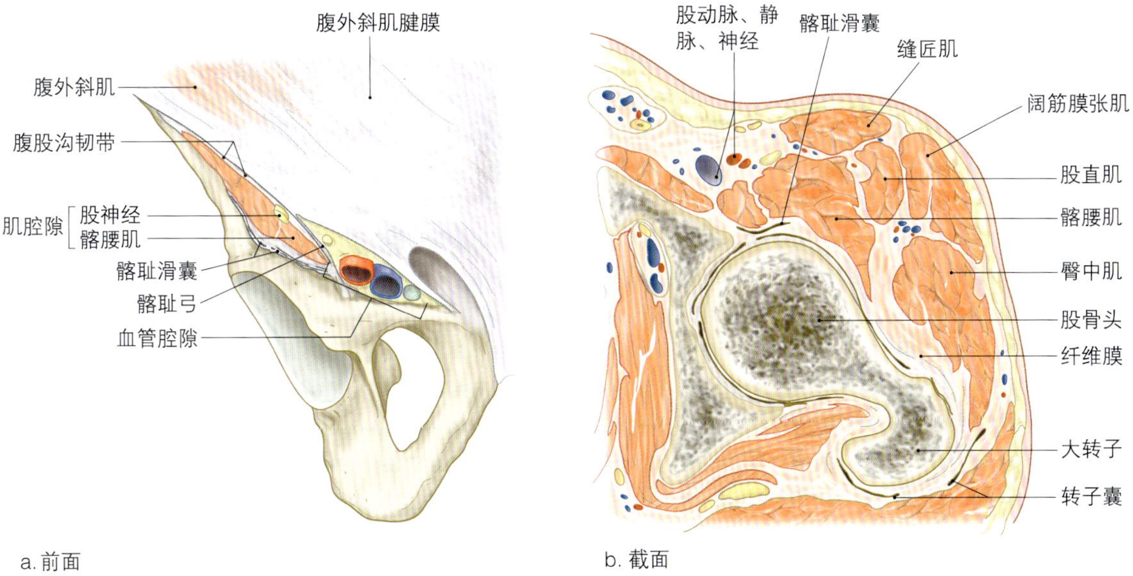

▶图6-9　血管腔隙、肌腔隙及髂耻滑囊的位置关系

临床中的疑点与解答

多数病例中可见股直肌与缝匠肌之间僵硬，一旦活动便产生疼痛的情况。一般认为在缝匠肌深层延伸的神经为股神经前皮支，人们可能怀疑其周边结缔组织硬度较高。但较上述结缔组织相比，印象中反而是股直肌与阔筋膜张肌之间的结缔组织较硬，徒手难以剥离，人们难以判断其原因。

临床中的疑点与解答

实际解剖人体可发现其状况与上述疑点完全吻合。在所有解剖结果中，都会发现股直肌与阔筋膜张肌之间致密性结缔组织众多。缝匠肌起始于阔筋膜张肌起始点的稍前方，而臀中肌则起始于缝匠肌稍外侧处。起始于髂前下棘的股直肌直头与缝匠肌、阔筋膜张肌之间空间狭小，且为上述诸肌肉的起始点，因此即便存在结缔组织也属于致密性结缔组织。这里之所以用“致密性”结缔组织而不是用“致密结缔组织”，是因为在组织学层面上，还未能证实腱与韧带这种极其紧密的结构是否不会变化。

股直肌与缝匠肌之间有股神经前皮支及股动脉发向缝匠肌的肌支延伸。该分支虽然形态不固定但确实存在。缝匠肌内外侧都存在致密性阔筋膜，其前面又存在阔筋膜延长部，虽厚度略薄但仍是致密性组织。缝匠肌深层中亦存在阔筋膜延长部，但较内外侧的阔筋膜厚度较薄，多数为能使股神经分支延伸的疏松结缔组织，即缝匠肌以类似被阔筋膜夹持的形式在其中延伸。由于在股直肌及缝匠肌中间有股神经分支延伸，因此该处结缔组织致密性或者说硬度并没有很高。但如上文所述，缝匠肌被夹持在阔筋膜中，因此较其他肌肉而言，可能灵活性更低。

股直肌浅层位置关系

缝匠肌位于股直肌起始点浅层，**阔筋膜张肌**位于缝匠肌外侧。缝匠肌与阔筋膜张肌所处的浅层肌群与股直肌之间的层结构中，有**股外侧皮神经**延伸。股外侧皮神经可能由一条或多条分支组成，其数量与位置并无规律，因此需对症下药。但其延伸的位置仍为上述层结构。此外，分布于缝匠肌与阔筋膜张肌中的血管，可能为**旋股外侧动脉分支**，亦延伸在上述层结构中。需注意该处并非一定有血管存在，因此同股外侧皮神经的情况一样，需对症下药。

股直肌外侧后方位置关系

股直肌起始点的外侧后方为**臀小肌**起始的髂骨翼外侧面。臀小肌起始点上方的浅层中存在**臀中肌**。臀中肌与臀小肌之间有**臀上动脉**、**静脉**、**神经**延伸，一直到**阔筋膜张肌处**。该处基本与前文所述的阔筋膜张肌与缝匠肌深层处于同一层结构中，臀小肌上方的浅层处，臀上动脉、静脉、神经由外侧向前方延伸，直到阔筋膜张肌处。

临床中易产生问题的结构

在**髂前上棘前方**，位于阔筋膜张肌与缝匠肌深层的神经与血管（股外侧皮神经、股神经前皮支、旋股外侧动脉分支）与周边筋膜的连续性及灵活性可引发问题。在**髂前上棘后方**，位于阔筋膜张肌与臀中肌深层的臀上动脉、静脉、神经可引发问题。

笔者观察到，**臀小肌的起始点不仅存在于下方深层，还存在于髂股韧带水平部**。由于观测数据较少，目前不能证明其普遍性，但这种情况值得重视。这是因为髂股韧带水平部的深层与关节唇连续，因此臀小肌的功能可能与**关节唇**的功能及病理有关。臀小肌停止点所处的深层，以及髂股韧带水平部浅层中存在大量疏松结缔组织，组织中富含脂肪，但不确定是否存在滑囊。即便如此，上述疏松结缔组织状态异常，很可能会影响臀小肌的活动，并与关节囊上部及关节唇上部的功能与病理相关。考虑到有报道称臀小肌停止腱深层的腱膜为股直肌的第3个头，笔者认为应在临床中将**臀小肌下方深层的起始点**作为重点关注对象。

c. 位于髂腰肌、股直肌周边的神经及血管

腹股沟韧带的深层被**髂耻弓**分为内侧血管腔隙与外侧肌腔隙（▶图6-9a）。

> 解说
> 若存在腰小肌，其停止腱形成髂耻弓；即便不存在腰小肌，髂耻弓也存在，且为致密结缔组织。

肌腔隙及其周边的治疗对象

髂腰肌停止点位于**肌腔隙**之中，其内侧浅层中有**股神经**延伸，外侧浅层中有**股外侧皮神经**延伸。髂腰肌深层中有髂耻滑囊存在（▶图6-9b）。

因此，要提高髂腰肌的灵活性，需要确定位于髂腰肌浅层的股神经及股外侧皮神经周边结构、组成髂腰肌筋膜的疏松结缔组织的状态，并予以治疗。通过肉眼观察，髂腰肌停止点表面的筋膜颜色多数情况下较白，其多为富含胶原纤维的筋膜，因此提升筋膜自身的灵活性较难。因此，确切判断位于髂腰肌筋膜表面的股神经及股外侧皮神经周边的疏松结缔组织状态并予以治疗十分重要，提升位于髂腰肌深层的髂耻滑囊的灵活性亦十分重要。

血管腔隙及其周边的治疗对象

在**血管腔隙**中，**生殖股神经**于**股动脉**、**静脉**浅层延伸，耻骨肌在其深层延伸。由于股动脉、静脉周边的疏松结缔组织与耻骨肌的筋膜相连续，因此该部位疏松结缔组织的状态变化有可能与髋关节功能及病理有关。

此外，股神经可能向耻骨肌发出**支配神经**，但有研究称该支配神经贯穿耻骨肌并朝向关节囊前行。因此在判断髋关节前方关节囊的状态时，需着重观察股神经周边及位于股动脉、静脉深层的耻骨肌周边情况（▶图6-10）。

闭孔神经

闭孔神经通过闭膜管后，分为前支与后支（▶图6-11）。

有研究称，闭孔神经**前支**在闭孔外肌上缘处向髋关节的关节囊发出**知觉支**。该知觉支从闭孔外肌上缘穿出，与闭孔动脉相同，与分布于股骨头韧带的

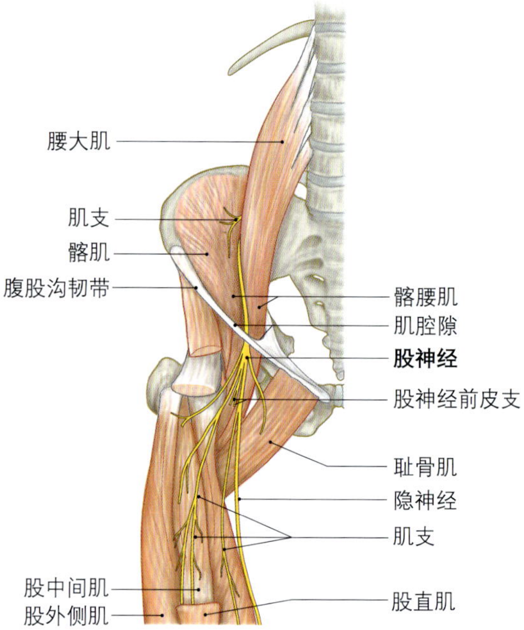

▶图6-10 股神经走向

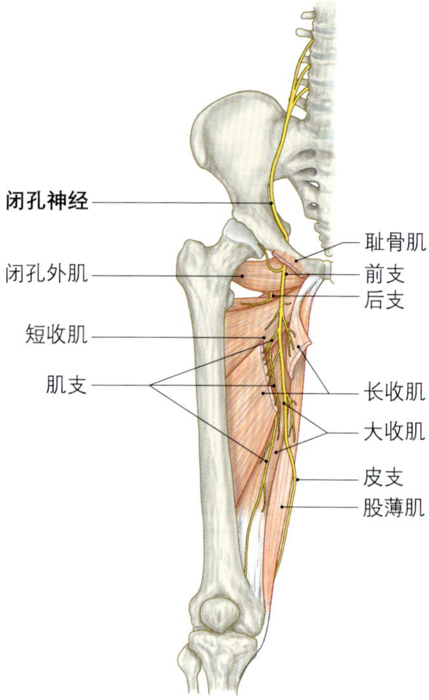

▶图6-11 闭孔神经

血管走行一致。随后，前支下行于长收肌深层及短收肌浅层，向耻骨肌发出分支后，再向长收肌及短收肌发出支配神经，最后于远端向股薄肌发出支配神经及知觉支，且前支多有**旋股内侧动脉**分支伴行。从体表难以直接观察及触及前支，但如果能理解其位于股薄肌与长收肌深层、短收肌浅层这一点，通过不同运动仍有可能提高前支灵活性。就笔者的解剖学经验来看，前支周边疏松结缔组织数量多，有大量侧重结构可作为治疗对象。

闭孔神经**后支**贯穿闭孔外肌后下行，于短收肌深层、大收肌浅层延伸。后支主要向**大收肌**发出肌支，但亦向**短收肌**发出支配神经。实际上，人们很难从浅层观察到后支。

- **旋股内侧动脉**：于耻骨肌及髂腰肌之间向后方延伸，向关节囊发出分支。亦发出分支伴行闭孔神经。
- **旋股外侧动脉**：于股直肌深层向外侧延伸，向关节囊发出分支。有很高概率分布于转子下囊。有时也发出朝向股直肌浅层延伸的分支（▶图6-12）。

（2）大转子周边的结构

臀肌群（臀大肌、臀中肌、臀小肌）与**深层回旋肌群**附着于大转子之上。

臀中肌前部的停止腱位于大转子前端前方，臀中肌后部的停止腱位于大转

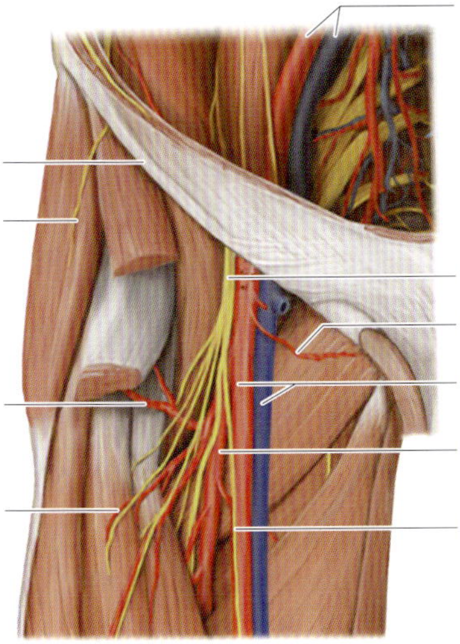

▶图6-12　股深层的动脉

子表层后方。**臀小肌**位于臀中肌深层，其与臀中肌局部重合，于位于大转子之中的臀中肌深层处停止。**梨状肌**停止于臀中肌与臀小肌后方。在更后方处，**闭孔内肌**于转子窝停止，而**上孖肌**停止于闭孔内肌上方，**下孖肌**停止于闭孔内肌下方。**股方肌**停止于大转子下方的转子间嵴处。**臀上动脉**、**静脉**穿过位于梨状肌上方的梨状肌上孔，于臀小肌与臀中肌之间向上述肌肉发出支配神经并向前延伸。**臀下神经**、**臀下动脉及静脉**、**坐骨神经**、**股后皮神经**、**阴部神经**、**阴部内动脉及静脉**穿过梨状肌下方的梨状肌下孔。

a. 转子下囊

转子下囊是位于大转子表面与皮肤之间的滑囊（▶图6-13）。当其受到反复性机械应力刺激时，会产生炎症。

该滑囊周边结构中，臀中肌深层、臀小肌表层和坐骨结节下方表层、臀大肌深层以及臀大肌下方深层处也存在滑囊。

进入转子下囊的血管

转子下囊中分布有**旋股内侧动脉**（由股方肌下方穿出）、**穿动脉第一支**（由大收肌上方穿出，有时将此动脉上方的大收肌称为小收肌）、**臀下动脉**（由梨状肌穿出）。可认为静脉伴行于动脉（▶图6-14）。

进入转子下囊的神经

理论上认为**臀上神经**分支的下支末端，或者**臀下神经**的分支进入转子下囊，但目前无明确证据。

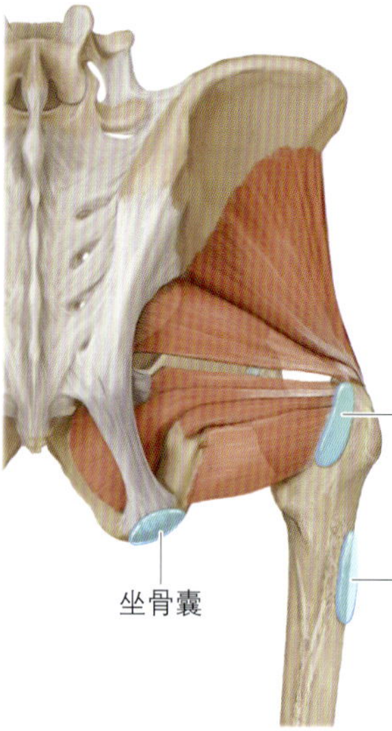

▶图6-13　臀部的滑囊

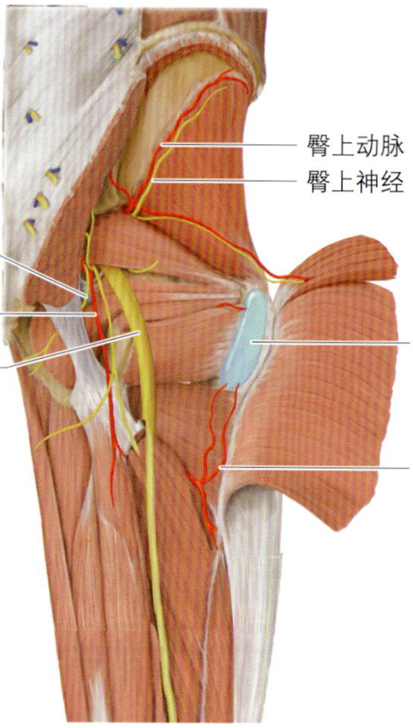

▶图6-14　进入转子下囊的血管与神经

b. 臀大肌与坐骨神经

臀大肌及其周边

臀大肌起始于髂骨翼后方、骶骨后方及骶结节韧带处。笔者观察发现，臀大肌下部，**骶结节韧带起始点**处肌束空间大，疏松结缔组织多，臀下神经之中由下方进入的其他神经数量众多。臀大肌的下部肌束直接停止于**臀肌粗隆处**。

其他臀大肌基本都附着于**髂胫束**处。但顺着髂胫束向远端方向探查，则能发现臀大肌多连续到臀肌粗隆处。位于髂胫束深层的臀大肌上部附着处与臀大肌下部之间，存在着大量疏松结缔组织，**臀下神经**与**臀下动脉**、**静脉**延伸其中。从实际解剖情况来看，该层中存在大量疏松结缔组织，并多数与臀大肌下部肌束间结缔组织相连续，硬度较高。该部位的结缔组织，在内侧与**肛门外括约肌的肌束间结缔组织**相连续。

临床中的治疗对象

由梨状肌下孔穿出的**坐骨神经**、**股后皮神经**、**臀下动脉**及**静脉**位于臀下肌下部深层，并朝向远端延伸。上述神经周围的结缔组织与臀大肌表层的臀肌腱膜连续程度很高。此外，**闭孔内肌腱**与**上下孖肌**、**股方肌**位于坐骨神经深层。

臀肌腱膜大部分由致密结缔组织构成，通过徒手疗法提升其灵活性颇为困难。因此，保证位于臀大肌深层的坐骨神经、股后皮神经、臀下神经、臀下动脉及静脉周边的疏松结缔组织以及更深层处的回旋肌群之间的灵活性十分重要。

笔者认为，为恢复患者股骨颈部骨折手术及人工骨关节置换术的状态，在促进肌肉发挥本身功能的同时，通过改善上述部位疏松结缔组织的状态，可有效恢复臀大肌及深层回旋肌的功能，改善其病理状态。

坐骨神经的走行

坐骨神经可能从梨状肌下孔穿出，也可能在梨状肌中间仅发出腓总神经。坐骨神经数量较多，其最初便分化出腓总神经和胫神经。**股后皮神经**位于坐骨神经表层，发出臀下皮神经及会阴支之后，于阔筋膜处向远端延伸，贯穿阔筋膜后发出皮支。通常坐骨神经在近端处会向半腱肌、股二头肌、半膜肌发出数条肌支，于胫神经处穿出。**腓总神经处**的分支很少延伸到股部近端，但存在发向股二头肌短头的分支于近端再次分支的情况。

c. 阔筋膜

阔筋膜属于**致密结缔组织**。其外侧部分为**髂胫韧带**，作为各肌肉的起始点与停止点。其于髂嵴处起始，位于臀中肌表层，与**臀筋膜**相连续。臀筋膜覆盖臀大肌，其在髂胫韧带附近的部分呈致密结缔组织状态，但在臀大肌腹侧附近的部分基本呈疏松结缔组织状态。由于臀筋膜的组织形态在各个部位不同，因此可以进行治疗的部位仅限于臀大肌肌腹表面。**阔筋膜**外侧部变厚，阔筋膜张肌附着其上。**股外侧肌及股二头肌短头**起始于髂胫韧带内面。此外，在远端处，股二头肌停止腱的一部分可达到阔筋膜处，可以认为阔筋膜在后方与髂胫韧带相连续。

阔筋膜周边的治疗对象

阔筋膜大部分为致密结缔组织，因此治疗师不可能通过徒手方式整复该处或提升其灵活性。故当髂胫韧带过负荷工作而引发疼痛时，应将附着于髂胫韧带及阔筋膜之上的肌群周边结构列为治疗对象，即不将髂胫韧带本身作为治疗对象，而要考虑如何治疗附着于其上的肌肉周边疏松结缔组织以及在其中延伸的神经及血管。

3 改善髋关节功能的超声引导下疗法

（1）提升臀部至大腿后坐骨神经滑动性的疗法

坐骨神经影响髋关节屈曲以及小腿的伸展、上提。在近端部位（坐骨结节、大转子），**臀大肌**位于表层，**闭孔内肌**及**股方肌**位于深层（▶图6-15）。

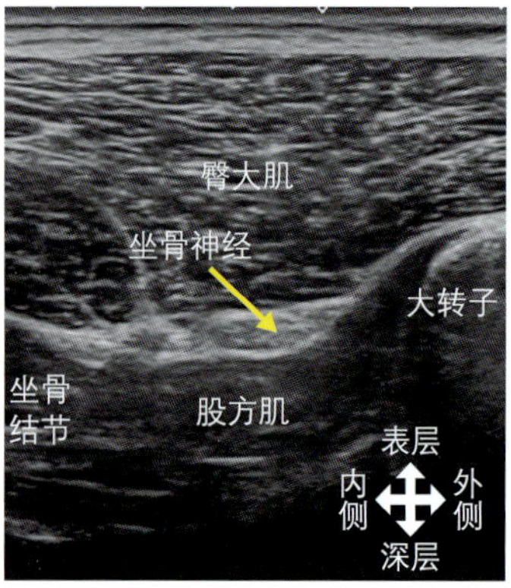

▶图6-15　坐骨结节至大转子处的超声成像

提升臀部坐骨神经滑动性的疗法

通过超声成像技术观察臀部坐骨神经可发现，膝关节伸展以及足关节背屈时，坐骨神经不仅沿身体长轴方向滑动，亦向外侧（大转子侧）滑动。因此徒手治疗时，应指导患者使其臀部配合膝关节屈曲、伸展，使其坐骨神经向**外侧移动**（▶图6-16）。

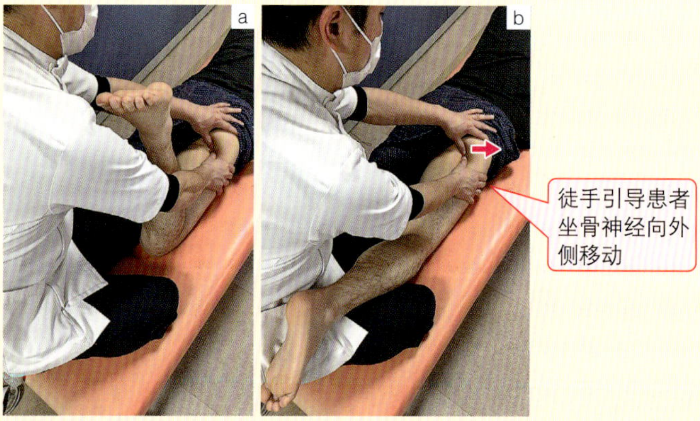

▶图6-16

提升大腿部坐骨神经滑动性的疗法

在大腿中央部附近，坐骨神经于表层的**股二头肌**及深层的**大收肌**之间延伸（▶图6-17）。由于静止状态，坐骨神经周围的疏松结缔组织产生变性，因此需徒手对神经周围施加剪切力，向神经外膜输送基质（▶图6-18）。

随后，以促进神经整体的滑动性为目的，指导患者进行髋关节屈曲、内收、内旋及膝关节屈曲、伸展的组合运动（▶图6-19）。

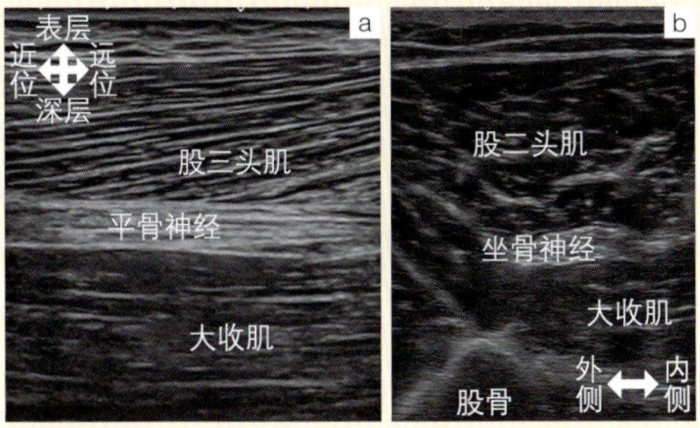

a. 长轴观　　b. 短轴观

▶图6-17　大腿中央部超声成像

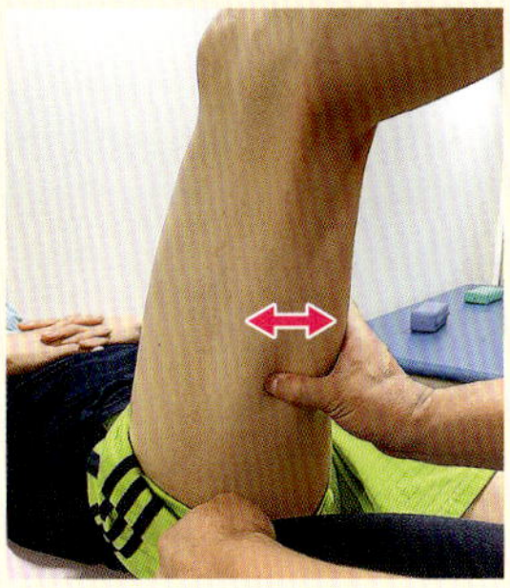

▶图6-18

视频6-18

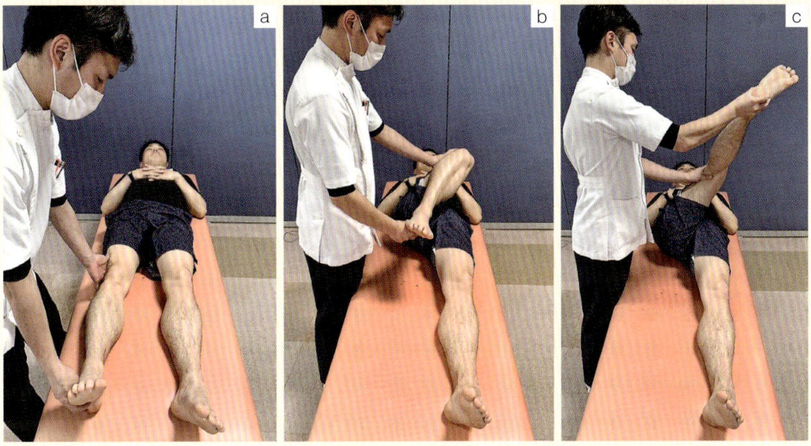

a. 起始肢位　　b. 髋关节屈曲、内收、内旋及膝关节屈曲　　c. 髋关节屈曲、内收、内旋及膝关节伸展

▶图6-19　提升大腿部坐骨神经滑动性的疗法

（2）提升股直肌周边滑动性的疗法

要改善股直肌周边的滑动性，需保证其与位于表层的**缝匠肌**、内侧的**股神经**及**髂腰肌**、外侧的**臀小肌**及**阔筋膜张肌**、深层的**髂关节囊**之间的滑动性（▶图6-20）。上述肌肉之间存在疏松结缔组织，这些结缔组织可能由于关节不稳定导致的细微组织损伤而发生状态变化。而该变化会引起股直肌灵活性及滑动性降低，在髋关节屈曲时造成撞击。

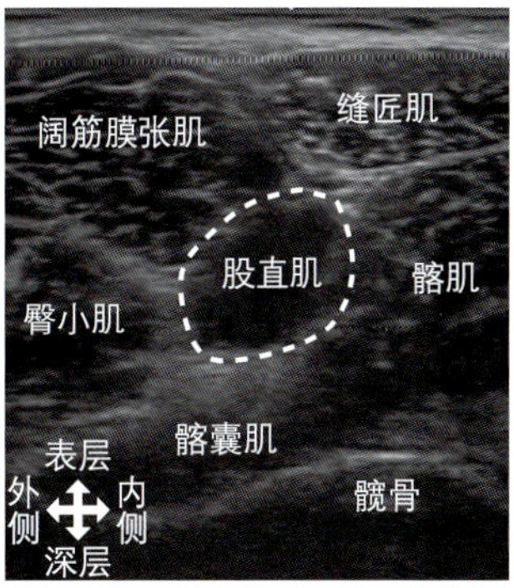

▶图6-20　股直肌及其周围的超声成像

提升股直肌周边滑动性的疗法

通过超声引导下疗法，徒手对股直肌周边疏松结缔组织施加剪切力，改善其基质枯竭状态后，可达到改善股直肌灵活性及髋关节屈曲、内旋灵活度的效果（▶图6-21a）。

此外，通过伸展膝关节由此收缩股直肌，也能使股直肌自身的滑动性得到恢复（▶图6-21b）。

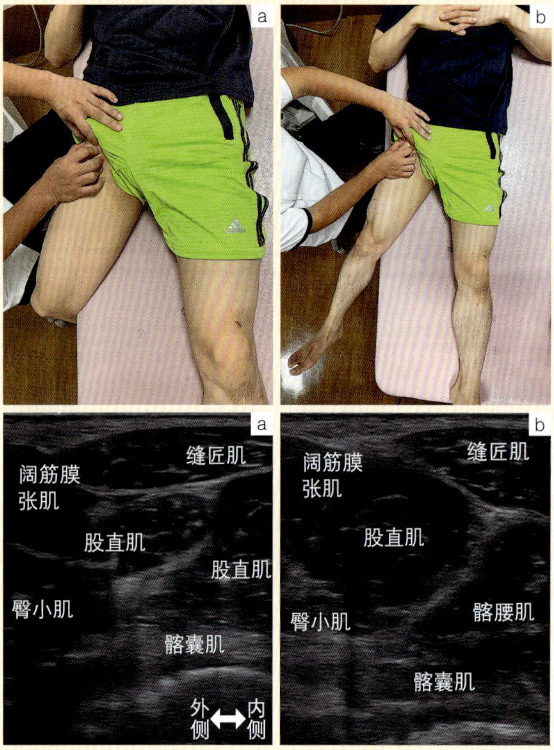

a. 施加剪切力　　b. 伸展膝关节

▶图6-21

视频6-21

（3）提升髋关节囊-髂囊肌滑动性的疗法

关节唇损伤术后后遗症包括髋关节屈曲时产生撞击以及伸展时产生疼痛。一般认为髋关节异常变形导致髂囊肌肥厚为其原因之一。加之髋关节镜手术后产生的炎症及囊肿，会导致髂囊肌与关节囊之间的滑动性降低。

提升髋关节囊-髂囊肌滑动性的疗法

当髋关节处于90°屈曲位，**髂囊肌**与附着于关节囊的股直肌反折头将一同发挥重要作用。利用上述特性，治疗时在低负荷状态下重复进行髂囊肌的收缩、松弛运动。以利用髂囊肌提升关节囊功能为目的，同时改善各结构之间的灵活性及滑动性（▶图6-22）。

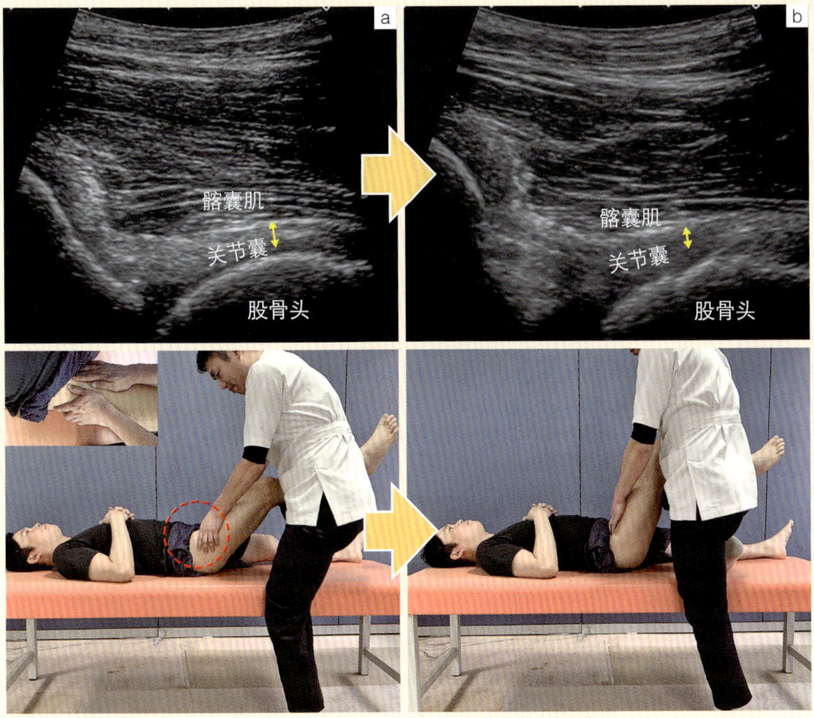

视频6-22

a. 轻度屈曲位　　b. 低负荷髋关节屈曲

▶图6-22
上方图像为治疗时的超声成像

（4）提升大腿内侧隐神经滑动性的疗法

股骨颈部骨折、转子部骨折术后以及人工髋关节置换术后，髋关节收肌群处于过紧张状态，导致股内侧肌和膝关节内侧疼痛。因此，治疗时需在改善收肌群灵活性的同时，进一步提高于肌肉间延伸的闭孔神经、隐神经周围疏松结缔组织的滑动性。

隐神经于**缝匠肌**深层在长内收肌及股内侧肌之间延伸（▶图6-23）。收肌群过度紧张会导致神经周边结构长期处于静止状态，进而使隐神经滑动性降低。

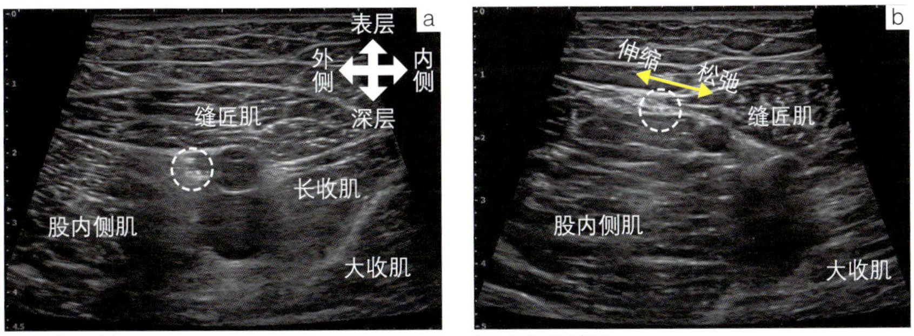

a. 长收肌处　　b. 内收肌管处

▶图6-23　隐神经超声成像

针对隐神经周边结构的疗法

将髋关节置于屈曲、外展、外旋位，缓解缝匠肌紧张状态，治疗师自缝匠肌内侧及外侧将手指置于长收肌与股内侧肌之间，想象如何使隐神经向表层滑动，进行徒手操作（▶图6-24a、d）。随后，通过股四头肌训练促进肌肉收缩，提升肌肉间灵活性及隐神经向表层的滑动性（▶图6-24b、c、e）。

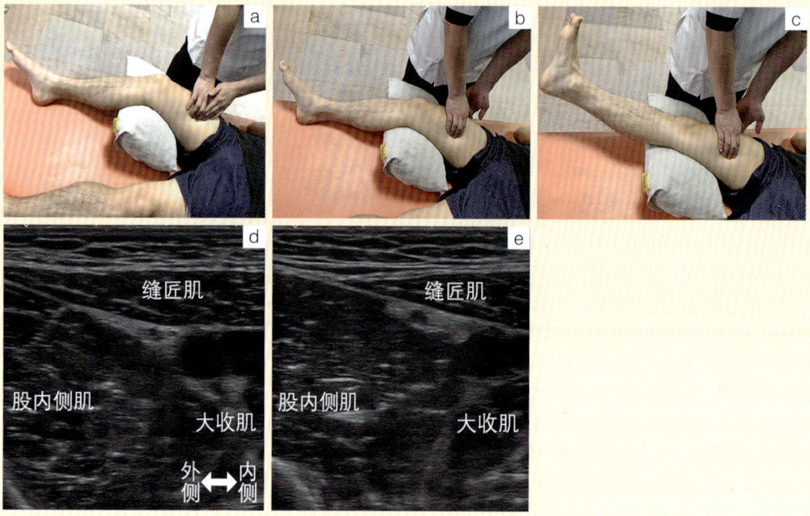

d. 进行徒手疗法时的超声成像 e. 股四头肌训练时隐神经由深层向表层移动

▶图6-24

视频6-24

（5）提升臀大肌-股外侧肌滑动性的疗法

要提升臀大肌-股外侧肌滑动性，需改善表层的**臀大肌**（发向臀肌粗隆的纤维）及深层的股外侧肌之间的滑动性（▶图6-25）。股骨转子间骨折术后常见髋关节至股外侧肿胀，肌肉间疏松结缔组织状态变化，导致滑动性降低。

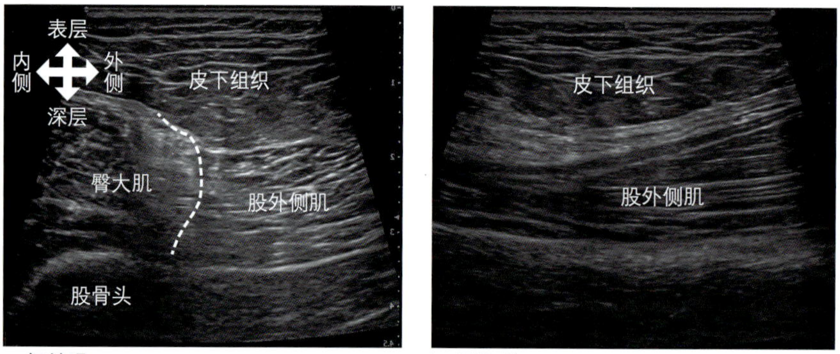

a. 短轴观 b. 长轴观

▶图6-25 臀大肌及股外侧肌的超声成像

提升臀大肌-股外侧肌滑动性的疗法

治疗师将手指置于臀大肌与股外侧肌之间，沿长轴、短轴方向移动，提升肌肉间的滑动性（▶图6-26、图6-28a）。在对臀大肌徒手施加压迫的同时，治疗师需使患者膝关节进行屈曲、伸展，通过反复使股外侧肌进行伸展、收缩运动，改善肌肉间的滑动性，同时还可改善患者负重时的疼痛症状（▶图6-27、图6-28b）。

此外，研究已证明在保证膝关节在屈曲、伸展运动时不产生疼痛的前提下，逐渐加快运动速度，可进一步提升臀大肌与股外侧肌之间的滑动性。

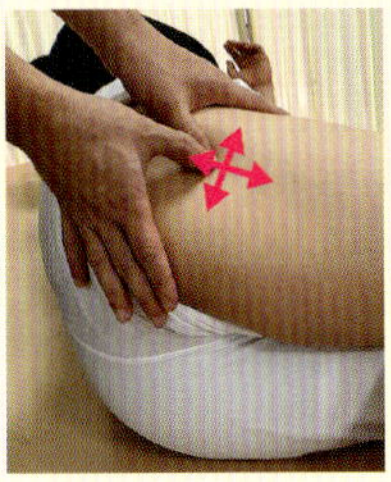

▶图6-26

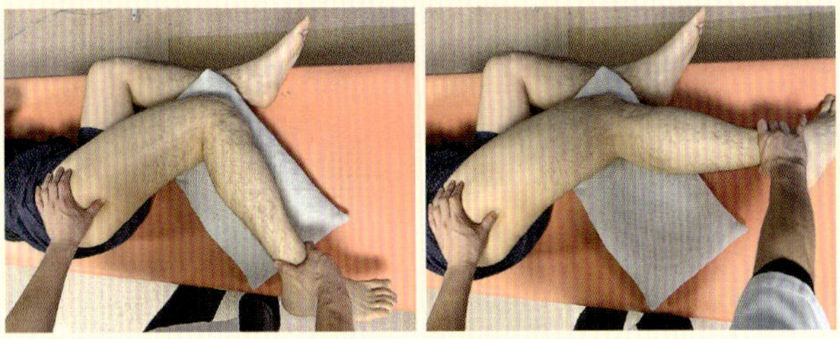

a. 使患者膝关节屈曲　b. 使患者膝关节伸展

▶图6-27

视频6-26

视频6-27

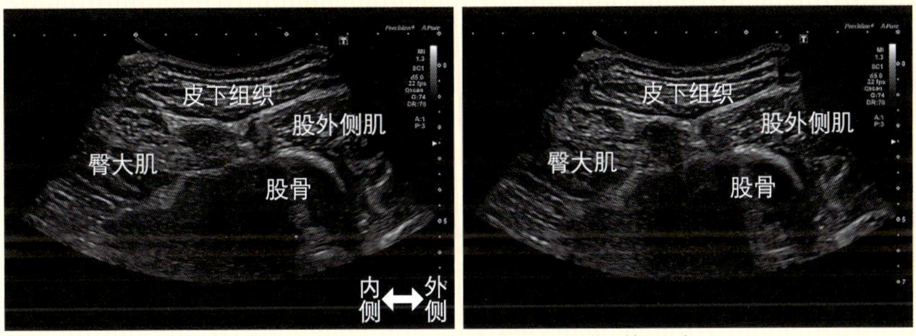

a. 进行徒手疗法时　b. 膝关节屈曲/伸展时

▶图6-28　臀大肌与股外侧肌之间的超声成像

视频6-28a

视频6-28b

（6）提升股外侧皮神经滑动性的疗法

患者在股骨转子部骨折手术后及人工髋关节置换术后，其髋关节外侧面到股外侧中央部范围会残留疼痛。该疼痛部位属于**股外侧皮神经**所控知觉区域。而**阔筋膜张肌**位于股外侧皮神经外侧，**缝匠肌**位于其内侧，**股直肌**位于其深层（▶图6-29）。

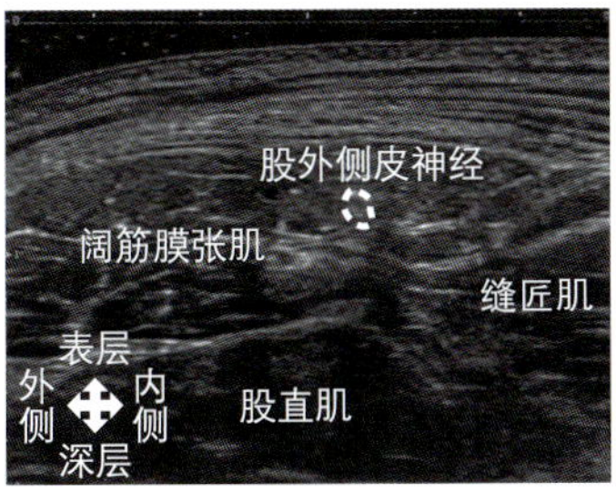

▶图6-29　股外侧皮神经及其周边的超声成像

提升股外侧皮神经滑动性的疗法

受手术过程以及肿胀影响，神经周围的疏松结缔组织产生变化，导致神经滑动性降低。一般认为，这种情况下，由于阔筋膜张肌等肌肉收缩，会导致神经承受应力增加。因此，可通过超声下疗法，徒手提升该神经周边结构的滑动性，进而减轻疼痛（▶图6-30）。

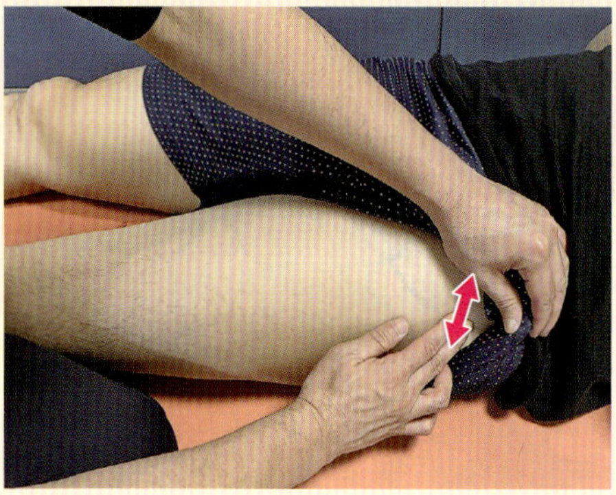

▶图6-30

（7）臀小肌的选择性训练

针对臀小肌前部纤维、后部纤维的选择性训练

通过对**臀小肌**的选择性训练，可治疗髋关节撞击及其动态稳定性低下。特别是针对股骨头前方移位问题，需对臀小肌前部纤维进行治疗。有报道称，臀小肌前部纤维具有使髋关节内旋的作用，而其后部纤维则具有使髋关节外旋的作用。因此，治疗臀小肌时要将**前部纤维**与**后部纤维**分开处理。笔者通过超声技术，在可视化的情况下，实施并观察髋关节内旋位的外展运动（▶图6-31）及其外旋位的外展运动（▶图6-32）。

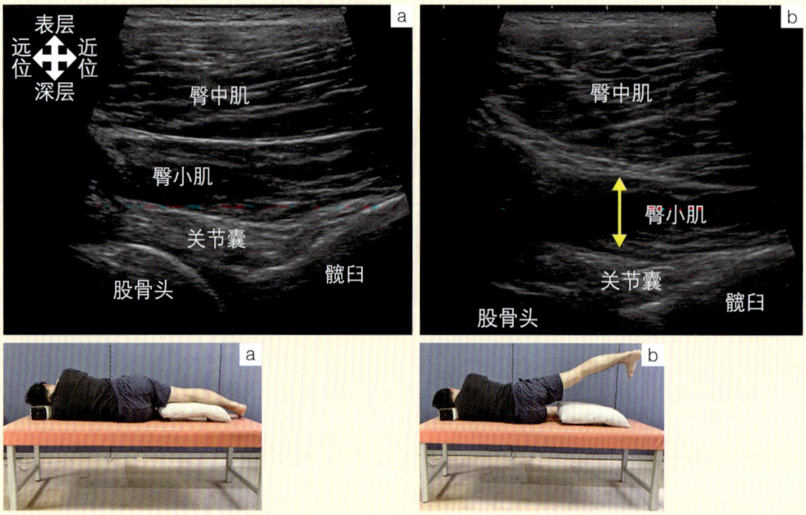

▶图6-31　训练臀小肌前部纤维

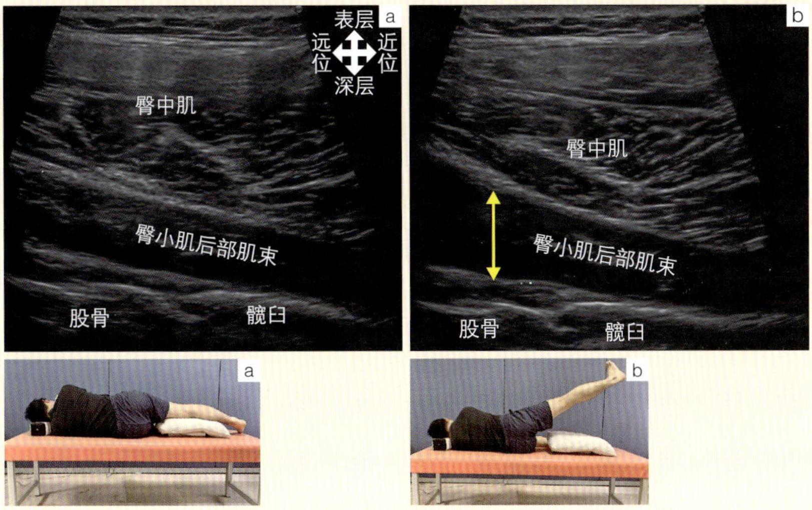

▶图6-32　训练小肌后部纤维

（8）促进负重下臀小肌及臀中肌活动的训练

通常，在进行髋关节外展肌群训练时，处于侧卧位的髋关节外展训练（OKC training）比较具有代表性。但在实际临床中，进行该训练时多发生步行时骨盆的上提、下抑问题，以及侧方摇晃、Trendelenburg步态等问题。

➜ 髋关节外展训练 open kinetic chain，OKC training

臀小肌机能不全的患者在步行时，其臀小肌后部纤维活跃度高。此外，相比于处于卧位，在负重情况下通过单脚站立及提髋锻炼训练臀小肌、臀中肌，可使肌肉活跃度更高。

促进臀小肌及臀中肌活动的训练

站立于10cm高平台上，通过向前方，侧方迈步，促进负重状态下的肌肉活动（▶图6-33）。

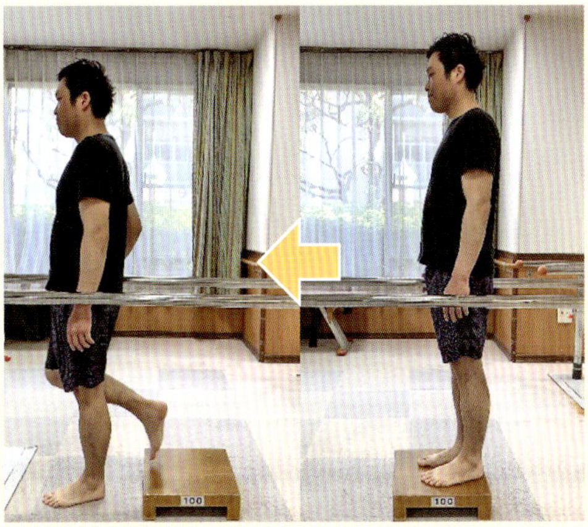

a. 向前方迈步

▶图6-33

视频6-33a

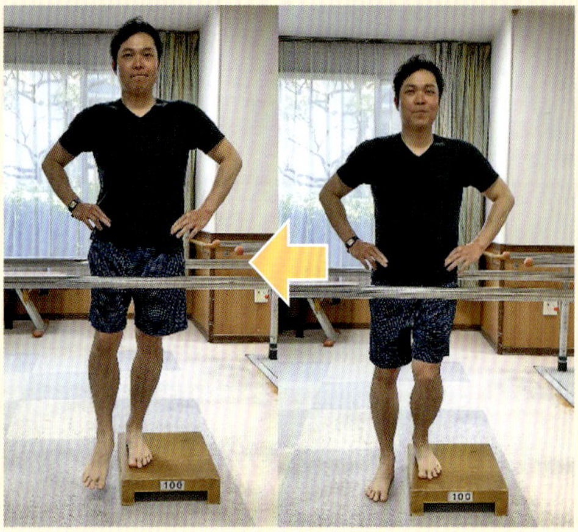

b. 向侧方迈步

▶图6–33（续）

视频6–33b

（9）深层回旋肌的选择性训练

深层回旋肌的选择性训练

侧卧开合运动是促进深层回旋肌群肌肉收缩的常用方法（▶图6–34）。其基础体位为髋关节屈曲45°，膝关节屈曲90°，患者处于侧卧位（▶图6–35b），必要时髋关节屈曲30°（▶图6–35a），或屈曲90°（▶图6–35c），在不同的角度进行运动。变化角度是由于当髋关节屈曲角度增大，多数深层回旋肌开始起不同作用，使髋关节内旋。例如要提升闭孔内肌、闭孔外肌及股方肌的活跃度，则应在髋关节屈曲90°时进行。特别是**闭孔外肌**具有髋关节内收及外旋作用，虽然闭孔内肌亦具有相同作用，但前者肌肉活跃度高，在临床中十分重要。

因此，在不同髋关节屈曲角度进行锻炼，可达到选择性锻炼外旋肌群的效果（▶图6–34）。

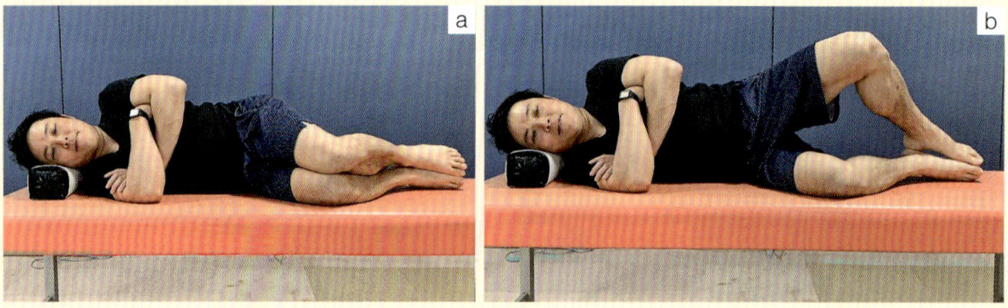

▶图6–34　髋关节侧躺开合运动

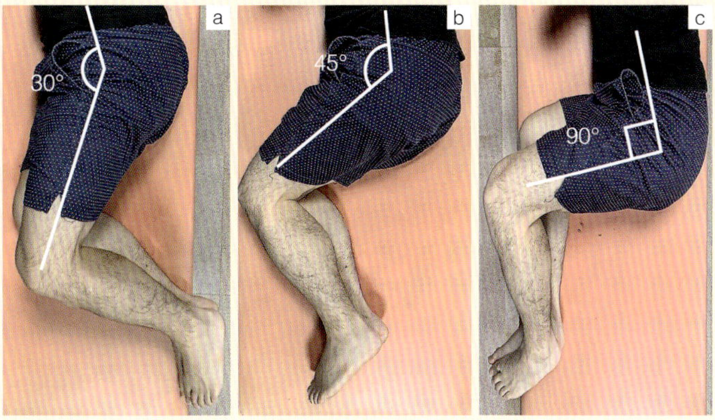

▶图6-35 基础肢位

参考文献

[1] Akiyama K, et al: Evaluation of translation in the normal and dysplastic hip using three-dimensional magnetic resonance imaging and voxel-based registration. Osteoarthritis and Cartilage 19 (6): 700-710, 2011.

[2] 米本恭三: 関節可動域表示ならびに測定法. リハビリテーション医学32 (4): 207-217, 1995.

[3] 吉尾雅春: セラピストのための解剖学—根本から治療に携わるために必要な知識. Sportsmedicine 25 (2): 4-9, 2013.

[4] Richard W, et al: Research describing pelvifemoral rhythm: a systematic review. J Phys Ther Sci 29 (11): 2039-2043, 2017.

[5] Azevedo DC, et al: Pelvic rotation in femoroacetabular impingement is decreased compared to other symptomatic hip conditions. J Orthop Sports Phys Ther 46 (11): 957-964, 2016.

[6] Nakahara I, et al: Gender differences in 3D morphology and bony impingement of human hips. J Orthop Res 29 (3): 333-339, 2011.

[7] 畠山智行, 他: 大腿骨頸部前捻角が股関節屈曲角度に及ぼす影響. 理学療法科学 32 (6): 855-860, 2017.

[8] 佐藤香緒里, 他: 健常人における股関節外旋筋群が股関節屈曲に及ぼす影響. 理学療法科学23 (2): 323-328, 2008.

[9] 福元哲也, 他: 股関節可動域制限と短外旋筋の癒着の関係. 整形外科と災害外科68 (3): 412-414, 2019.

[10] 迫田真輔, 他: 股関節唇損傷による股関節痛の診断, 治療. 医道の日本72 (4): 103-111, 2013.

[11] Hasija R, et al: Nerve injuries associated with total hip arthroplasty. J Clin Orthop Trauma 9 (1): 81-86, 2018.

[12] 吉田信也, 他: ラット膝関節拘縮2週間後における坐骨神経周囲の病理組織学的変化. 理学療法科学24 (2): 287-291, 2009.

[13] 松崎太郎, 他: ラット膝関節拘縮モデルにおける大腿部筋間脂肪織の病理組織学的変化. 理学療法科学24 (6): 901-905, 2009.

[14] Hernando MF, et al: Deep gluteal syndrome: anatomy, imaging, and management of sciatic nerve entrapments in the subgluteal space. Skeletal Radiol 44 (7): 919-934, 2015.

[15] Martin HD, et al: The endoscopic treatment of sciatic nerve entrapment/deep gluteal syndrome. Arthroscopy 27 (2): 172-181, 2011.

[16] Wu JZ, et al: A prospective study about the preoperative total blood loss in older people with hip fracture. Clin Interv Aging. 2016 Oct 31; 11: 1539-1543. eCollection 2016.

[17] Smith GH, et al: The hidden blood loss after hip fracture. Injury 42 (2): 133-135, 2011.

[18] Kazmi SS, et al, Edema in the lower limb of patients operated on for proximal femoral fractures. The Journal of TRAUMA 62 (3): 701-707, 2007.

[19] Kawanishi K, et al: Relationship between gliding and lateral femoral pain in trochanteric fractures. Arch Phys Med Rehabil 101 (3): 457-463, 2020.

[20] Casting J, 他: 図解 関節・運動器の機能解剖 下肢編. 協同医書出版社, 第21版, 2009.

[21] Hewitt JD, et al: The mechanical properties of the human hip capsule ligaments, J Arthroplasty 17 (1): 82–89, 2002.
[22] 松原正明: 人工股関節置換術と術後リハビリテーション. Jpn J Rehabil Med 49 (8): 518–527, 2012.
[23] Brian LW, et al: New findings in hip capsular anatomy: dimensions of capsular thickness and pericapsular contributions. Arthroscopy 30 (10): 1235–1245, 2014.
[24] 木下一雄: 股関節深層筋群のコンディショニングと下肢運動連鎖. 臨床スポーツ医学 30 (3): 269–277, 2013.
[25] Gottschalk F, et al: The functional anatomy of tensor fasciae latae and gluteus medius and minimus. J Anat, 166: 179–189, 1989.
[26] Hodges PW, et al: Insight into the function of the obturator internus muscle in humans: observations with development and validation of an electromyography recording technique. J Electromyogr Kinesiol 24 (4): 489–496, 2014.
[27] Ward WT, et al: Anatomy of the iliocapsularis muscle. Relevance to surgery of the hip. Clin Orthop Relat Res 374: 278–285, 2000.
[28] Tsutsumi M, et al: An anatomical study of the anterosuperior capsular attachment site on the acetabulum. J Bone Joint Surg Am 101: 1554–1562, 2019.
[29] Nielsen ND, et al: Spread of injectate around hip articular sensory branches of the femoral nerve in cadavers. Acta Anaesthesiol Scand 62: 1001–1006, 2018.
[30] Tubbs RS, et al: Does a third head of the rectus femoris muscle exist? Folia Morphol (Warsz) 65: 377–380, 2006.
[31] Birnbaum K, et al: The sensory innervation of the hip joint––an anatomical study. Surg Radiol Anat 19: 371–375, 1997.
[32] Tsutsumi M, et al: The gluteus medius tendon and its insertion sites: An anatomical study with possible implications for gluteus medius tears. J Bone Joint Surg Am 101: 177–184, 2019.
[33] 荒川高光: 大殿筋の筋束構成とその機能的意義: なぜ肛門を締めると大殿筋が活動しやすくなるのか? 理療兵庫 (17): 8–11, 2011.
[34] 工藤慎太郎, 他: 大腿直筋に対する超音波エコーガイド下徒手筋膜リリースの効果. 日整超会誌, 31 (1): 36–43, 2020.
[35] Babst D, et al: The iliocapsularis muscle: An important stabilizer in the dysplastic hip. Clin Orthop Relat Res 469 (6): 1728–1734, 2011.
[36] Bordalo–Rodrigues M, et al: MR imaging of the proximal rectus femoris musculotendinous unit. Magn Reson Imaging Clin N Am 13 (4): 717–725, 2005.
[37] Kawanishi K, et al: Quantitative analysis of gliding between subcutaneous tissue and the vastus lateralis–influence of the dense connective tissue of the myofascial–. Journal of Bodywork and Movement Therapies 24 (4): 316–320, 2020.
[38] Beck M, et al: The anatomy and function of the gluteus minimus muscle. J Bone Joint Surg Br 82 (3): 358–363, 2000.
[39] Adam IS, et al: Gluteus minimus: An intramuscular EMG investigation of anterior and posterior segments during gait. Gait Posture 39 (2): 822–826, 2014.
[40] Dieterich A, et al: Differentiation of gluteus medius and minimus activity in weight bearing and non–weight bearing exercises by M–mode ultrasound imaging. Manual Therapy 20 (5): 715–722, 2015.
[41] Delp SL, et al: Variation of rotation moment arms with hip flexion. J Biomech 32 (5): 493–501, 1999
[42] 木下一雄, 他: Magnetic Resonance Imaging (MRI) の特性を用いた単一運動課題における内閉鎖筋, 外閉鎖筋の筋活動の差異についての検討. PTジャーナル44 (12): 1113–1117, 2010.

第7章 膝关节

膝关节由髌骨与股骨之间的关节（以下称**髌髋关节**）及股骨与胫骨之间的关节（以下称**股胫关节**）组成，可进行屈曲、伸展运动。

临床中多见膝关节屈曲受限导致下蹲、正坐时产生疼痛的现象，以及变形性膝关节病导致的伸展受限问题。同时，股胫关节的骨骼稳定性低，在体育运动中易发生韧带损伤，其不稳定性常引发问题。

1 膝关节灵活性和稳定性的病理要点

（1）膝关节的灵活性障碍

a. 正常情况下的膝关节屈曲、伸展运动

● 髌髋关节

伴随着膝关节屈曲运动，髌骨在下移的同时，在前额面上外旋，在水平面上内旋（▶图7-1）。因此，由于髌骨在前额面及水平面上会发生内旋/外旋，其上方的结构，特别是位于**外侧部的结构不能缺乏伸展性**。

在膝关节伸展运动中，髌骨向上方移动。因此**髌骨下方的伸展性**不可或缺。

● 股胫关节

随着膝关节屈曲运动，股骨向后方滚动，向前方滑动。特别是在大角度屈曲运动时，在胫骨内侧髁及外侧髁上方，股骨内侧髁及外侧髁上移（▶图7-2）。因此，位于**股骨前面的髌骨周边的伸展性**极其重要。同时，股胫关节在屈曲时小腿发生内旋，正常的内旋运动需要胫骨内侧髁向后滑动，外侧髁向前滑动（▶图7-3）。而关节**前内侧部及后外侧部**限制胫骨内侧髁的后方移动，因此需注意上述两部的**伸展性**。

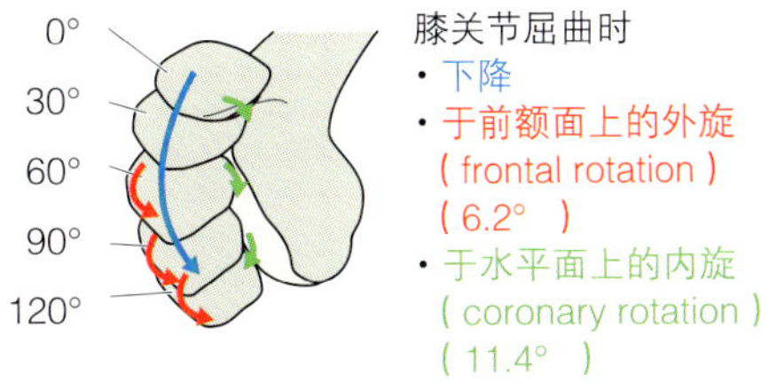

▶图7-1 髌骨的运动

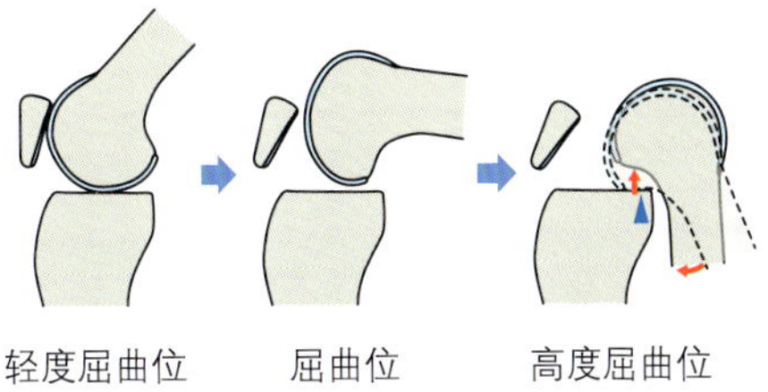

▶图7-2 屈曲位时的股胫关节

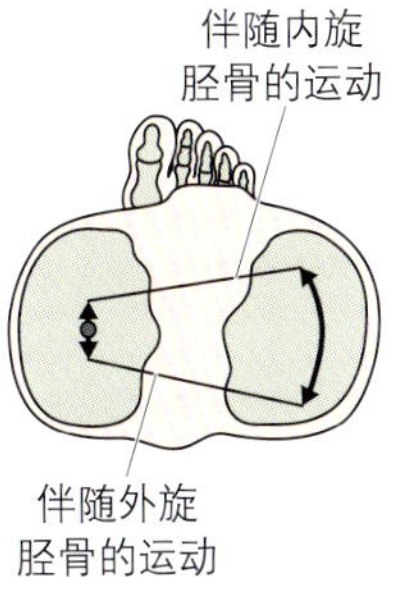

▶图7-3 股胫关节的回旋运动

伴随着膝关节伸展运动，股骨向前方滚动，向后方滑动。特别是在最大伸展角度时小腿发生外旋。由于股骨向前方滚动，因此**膝关节后面的伸展性**不可或缺，特别是由于小腿发生外旋，胫骨内侧髁向前方大幅度移动，因此膝关节**内侧部的伸展性**十分重要。

b. 造成灵活性障碍的关键结构

髌髋关节

- 髌骨上外侧部：该部位在屈曲时易造成问题的结构如下：髂胫韧带、股外侧肌、股中间肌以及位于其深层的脂肪体（**股骨前脂肪垫**）、髌上囊。特别是股骨髁骨折及关节炎症后导致的活动度受限问题中，多与靠近关节的髌上囊及其深层的股骨前脂肪体伸展性低下有关（▶图7-4）。此外，导致诸如髌髋关节症等**前膝疼痛综合征**的原因，多为髂胫韧带及股外侧肌伸展性降低。股外侧肌在股四头肌中体积最大，运动员在运动时多处于膝关节屈曲位，因此股外侧肌使用强度大，容易由于过度使用而导致伸展性降低。
- 髌骨下方：髌韧带及髌内、外侧支持带位于表层，而髌下脂肪垫位于深层。在对膝关节进行关节镜手术时，多在髌内、外侧支持带处插入关节镜，因此该处会由于手术原因而**瘢痕化**。特别是**髌下脂肪垫**位于关节囊的滑膜及纤维层之间，其柔软性很高。若发生瘢痕化，则会显著限制髌骨运动（▶图7-4）。此外，有报道显示变形性膝关节症病例中有髌下脂肪垫萎缩的情况。

➔ 股骨前脂肪垫
pre-femoral fat pad

➔ 前膝疼痛综合征
anteiror knee pain syndrome，AKPS

笔记
瘢痕化与纤维化
由于手术侵袭而导致的软组织结痂称为瘢痕化，由于保守疗法而导致的软组织结痂称为纤维化。

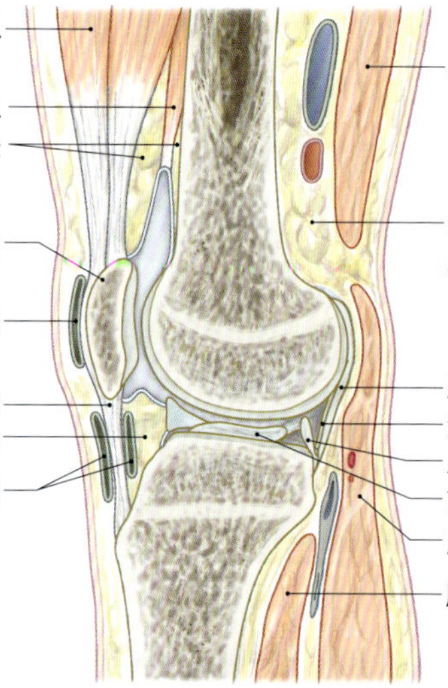

▶图7-4　膝关节矢状截面图

股胫关节

- **股胫关节前内侧部**：在此处，存在髌内侧支持带、髌下脂肪垫，特别是内侧处有**隐神经**分支的**髌下支**、**膝降动脉及静脉**、**膝上内侧动脉及静脉**分布并延伸（▶**图7–5**）。髌下脂肪垫柔软性低下等同于覆盖上述神经血管的疏松结缔组织的灵活性低下，因此会使神经及血管的滑动性降低。此外，上述神经血管在**股远端内侧部**贯穿股内收肌层，因此，该处与髌骨下部任意一处神经及血管的滑动性稍有降低，也会导致股胫关节前内侧部产生疼痛。
- **股胫关节后外侧部**：此处在临床上被称为**膝关节后外侧结构**。该结构包含股二头肌、腓肠肌外侧头、腘肌腱等动态稳定结构，以及外侧副韧带、腘弓状韧带等静态稳定结构（▶**图7–6**）。此外，**腓总神经**于股二头肌及腓肠肌外侧头之间延伸。因此，肌肉间疏松结缔组织中若发生基质枯竭问题（参考▶p.15、p.20），会使腓总神经滑动性降低。

➜ 膝关节后外侧结构 postero–lateral structure，PLS

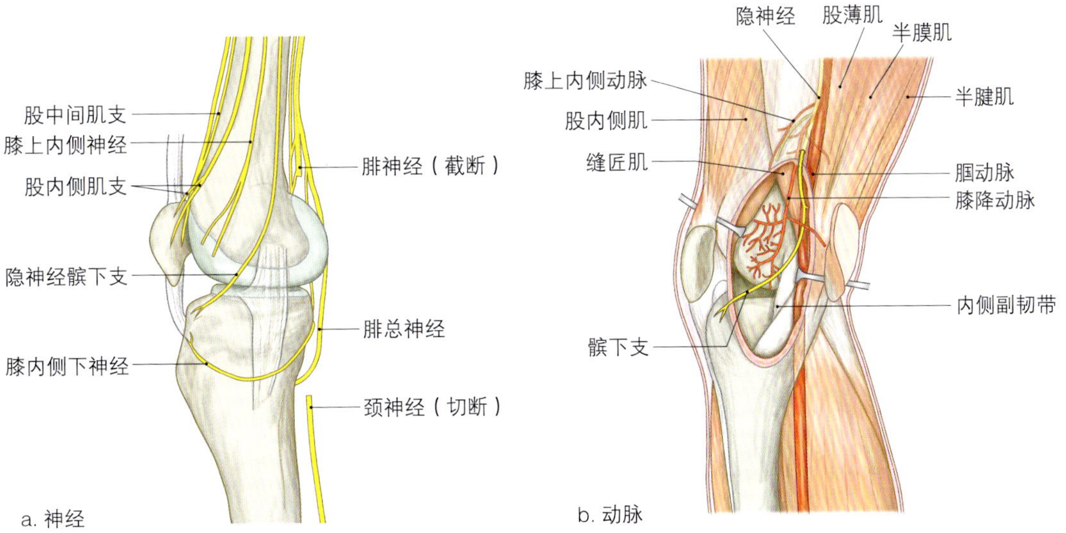

▶**图7–5　膝关节前内侧部的神经与动脉**

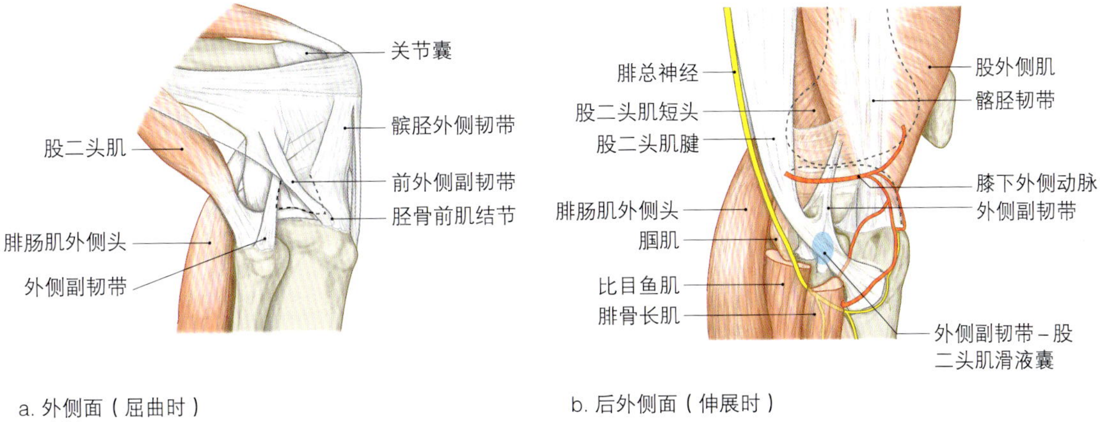

▶**图7–6　膝关节后外侧结构**

- **股胫关节后内侧部**：此处表层有半腱肌、半膜肌、腓肠肌内侧头存在，深层中有**内侧副韧带**（MCL）及关节囊、韧带等稳定结构存在（▶图7-7）。上述所有肌肉都在膝屈曲及小腿内旋时发挥作用，对膝关节伸展及小腿外旋起限制作用。此外，膝关节后面有腘动脉、静脉及胫神经延伸，膝关节后内侧有胫神经分支的关节支延伸。因此，半腱肌及半膜肌、腓肠肌内侧头及其周围疏松结缔组织乃至胫神经分支之间的滑动性十分重要。

➔ 内侧副韧带
medisl collateral ligament，MCL

（2）膝关节的稳定性障碍

造成稳定性障碍的关键结构

●侧方稳定性

膝内侧支持结构抵抗外翻不稳定，膝外侧支持结构抵抗内翻不稳定。

内侧副韧带（MCL）属于膝内侧支持结构中的静态稳定结构，**鹅足**则为动态稳定结构（▶图7-8）。内侧副韧带处于伸展位时，膝关节后方部分紧绷，因此若产生伸展限制，韧带则无法获得充分张力，难以维持膝关节稳定性。组成鹅足的各类肌肉皆通过膝关节内侧，附着于胫骨粗隆内侧的小腿筋膜处。当膝关节外翻时，鹅足将处于伸展状态，抵抗外翻不稳定性。

膝外侧支持结构中，**髂胫韧带与膝关节后外侧结构**（PLS）发挥重要作用。膝关节后外侧结构位于膝关节后方，在膝关节处于伸展位时紧绷。因此，当膝关节发生伸展限制问题，不仅侧方稳定性降低，内翻、外翻稳定性亦会降低。

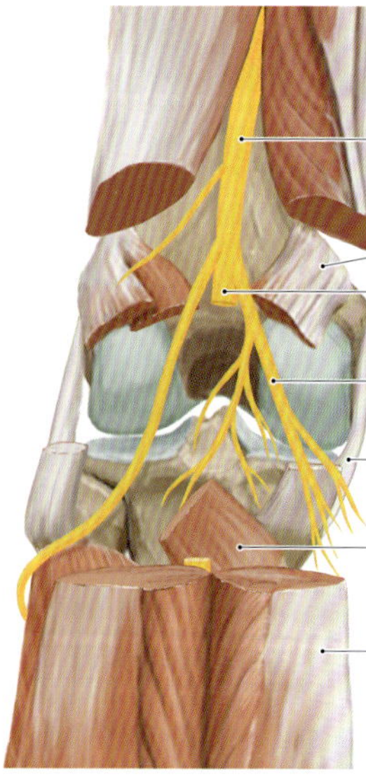

▶图7-7　后内侧支持结构与胫神经的关节支

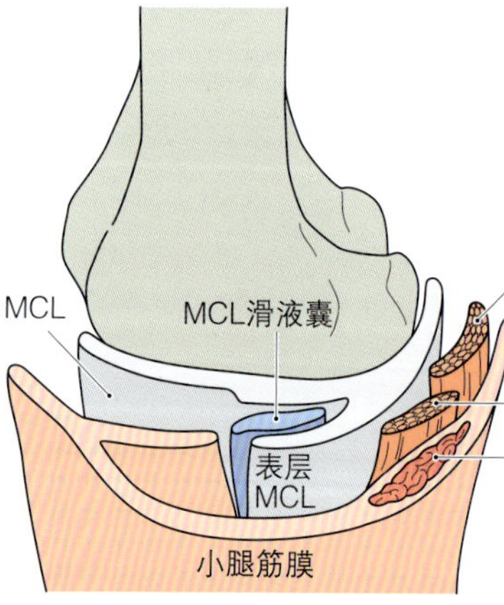

▶图7-8　内侧副韧带（MCL）与鹅足的位置关系

前方及后方稳定性

保持膝前方稳定性的结构分为静态结构与动态结构。静态结构包括**前交叉韧带**、**半月板后角**、**内侧副韧带**（MCL），动态结构包括腘绳肌腱、**鹅足**等。上述结构中，前交叉韧带尤其重要。

保持膝后方稳定性的结构亦分为静态结构与动态结构。静态结构包括后**交叉韧带**、**膝关节后外侧结构**（PLS）、**半月板前角**等，动态结构中占据重要地位的为**股四头肌**。

要通过运动疗法提升膝关节前后方向的稳定性，需保证运动状态下股四头肌与腘绳肌腱同时收缩。此外，交叉韧带受损后，可能产生回旋不稳定的情况，笔者认为上述情况为膝前后方及侧方不稳定性共同所致。

髌髋关节的稳定性

髌骨位于髌髋关节面上方，而该关节面位于股骨内侧髁与外侧髁之间。由于股骨内侧髁较外侧髁体积大，因此髌骨会向外侧脱臼。人体中，**髌骨内侧韧带**（MPFL）发挥维持髌骨稳定性的作用。此外，**股内侧肌**作为动态稳定结构发挥重要作用，其可产生将髌骨向内侧牵引的矢量。除了股内侧肌，包括股外侧肌、股中间肌的股肌群的收缩亦能将髌骨拉向股骨。因此，**股肌**的收缩在提高髌髋关节稳定性时十分重要（▶图7–9）。

➔ 髌骨内侧韧带
medial patellofemoral ligament，MPFL

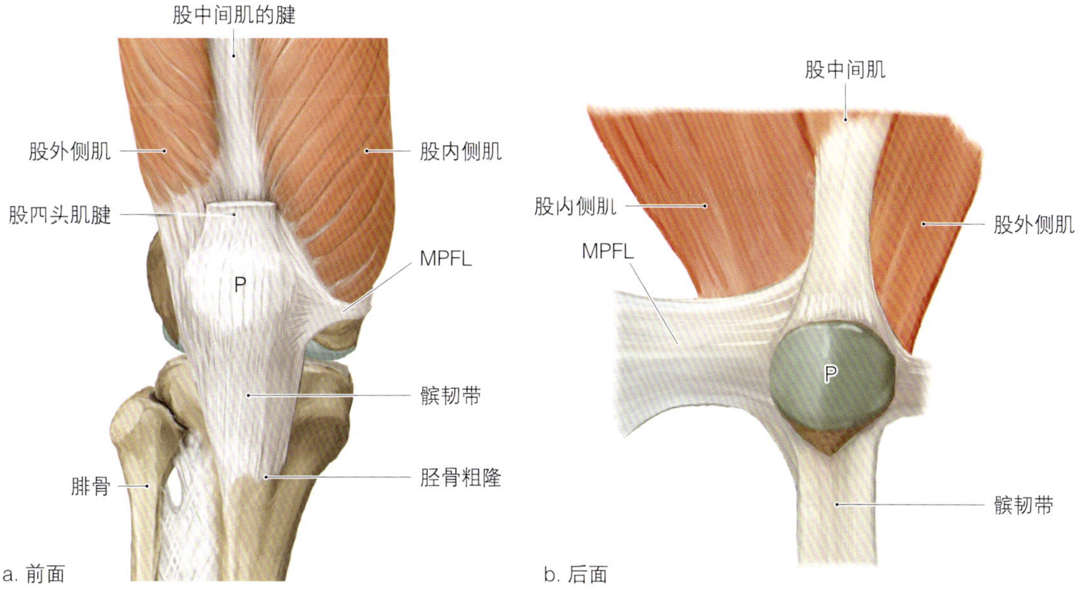

▶图7–9　髌骨内侧韧带（MPFL）与股肌群

P：髌骨

MPFL位于股内侧肌表层，与股中间肌相连续

总结

灵活性

保证股肌群的伸展性及髌下脂肪垫的柔软性是提高髌髋关节灵活性的要点。而要改善股胫关节的灵活性，则需在保证髌髋关节的灵活性的同时，确保髌下支具有良好的滑动性。此外，分布于股胫关节后面到侧面的韧带以及鹅足、半膜肌、腓肠肌内侧头特别需要重视，上述韧带及肌肉在伸展受限时对小腿外翻起抑制作用。

稳定性

要保证关节稳定性，需重视股肌群的张力以及髌骨内侧韧带的张力。同时，膝关节后外侧结构（PLS）的张力能够抑制内翻不稳定，鹅足的张力能够抑制外翻不稳定。而腘绳肌腱则能抑制膝前方不稳定，股四头肌能够抑制膝后方不稳定。而膝侧方及前后的不稳定共同作用会导致回旋不稳定问题。

2 改善膝关节功能所需的解剖学知识

髌上囊、**腘肌囊**、**腓肠肌内侧头腱下囊**位于膝关节周边，并多与膝关节的关节囊（滑膜）相连续（●**表7–1**）。上述滑液囊灵活性若降低，很有可能对膝关节灵活性产生影响。因此，通过由表层进行触诊恢复上述滑液囊的灵活性，可以恢复膝关节本身的灵活性。

本节以重要的滑液囊为中心，解说与其相关的神经、血管及肌肉。

（1）髌上囊（▶图7–10）

髌骨背面的关节囊向上方延伸。其上端的一部分具有腱膜性，其上附着有股中间肌深层的肌束（**膝关节肌**）（▶**图7–4**）。要恢复髌骨与股骨之间的灵活性，重要的是消除其上外侧、上内侧滑液囊（疏松结缔组织）中的基质枯竭状态，而无须关注髌上囊上端部分。在使患者反复进行膝关节收缩与松弛的同时，徒手对恰当的位置进行反复压迫是治疗要点。

●表7–1　膝关节周围的滑液囊

滑液囊	位置	具体描述
髌上囊	股骨与髌骨之间	为膝关节肌所固定，与膝关节滑液囊相连
腘肌囊	腘肌与胫骨外侧髁之间	外侧半月板下方，与膝关节滑液囊相连
鹅足囊	缝匠肌、薄肌、半膜肌腱与胫骨及外侧副韧带之间	
腓肠肌腱下囊	腓肠肌内侧头起始腱深层	与膝关节滑液囊相连
半膜肌囊	腓肠肌内侧头与半膜肌之间	
髌前皮下囊	皮肤与髌骨前面之间	
髌下皮下囊	皮肤与胫骨粗隆之间	
髌下深囊	髌韧带与胫骨前面之间	髌下脂肪垫将其与膝关节隔开

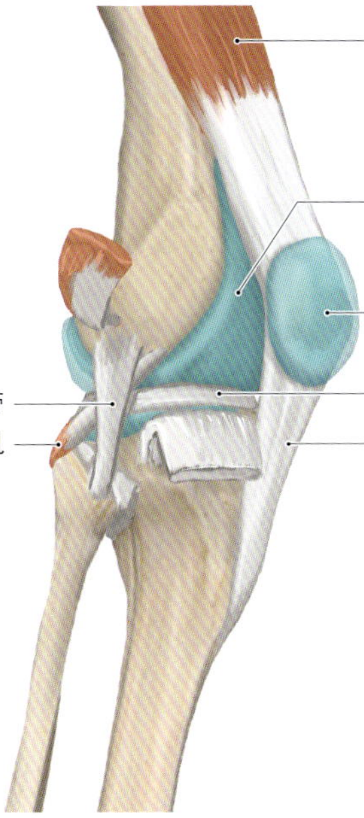

▶图7-10 膝部关节囊

分布于髌上囊的知觉支为**隐神经分支**（参照▶p.159）。同时，一般认为膝降动脉也分布于此处。

股中间肌

在**股中间肌**深层其部分肌束形成膝关节肌，其于髌上囊处停止。同时股中间肌附着于髌骨内侧韧带之上（▶图7-9）。有研究表明，髌骨内侧韧带与髌骨内侧支持带深层结构相互缠连，附着于髌腱内侧。

恢复股骨前面疏松结缔组织的滑动性能使膝关节肌的灵活性提升，进而使髌上囊的灵活性得到提升。此外，当股中间肌能够充分收缩，髌骨内侧韧带的灵活性也得以恢复，进而使髌骨稳定性更高。

髌下脂肪垫

髌下脂肪垫位于髌韧带深层与膝关节滑液囊前面之间，由脂肪块组成。笔者认为，髌下脂肪垫将滑液囊内部物质替换成了脂肪组织。滑液囊是含有疏松结缔组织的袋状结构，其中含有滑液（参照▶p.17），髌下脂肪垫位于髌韧带深层，各脂肪块之间存在疏松结缔组织。同时，膝关节滑液囊的前面结构属于疏松结缔组织，因此可认为髌下脂肪垫为疏松结缔组织所包围。

脂肪组织属于网状组织，其纤细的网眼由脂肪细胞与网状纤维构成（胶原纤维中较细的部分），网眼之中聚集胆固醇。因此，几乎没有能够使血管及神经穿行的缝隙。

但当髌下脂肪垫受到压迫或发生移位时，不仅会引起膝部疼痛或产生异常感，还会导致其灵活性降低。如果其灵活性降低的理由在于脂肪组织中的胆固醇发生了变化，或是脂肪细胞或网状纤维变性，那么就很难通过徒手疗法进行治疗。但如果利用超声技术将髌下脂肪垫进行可视化，进而施行徒手疗法，则不仅能够恢复灵活性，还能够缓解疼痛感及异常感。若髌下脂肪垫仅由脂肪组织构成，那么几乎不可能产生上述疗效。因此，治疗的要点在于髌下脂肪垫周边的疏松结缔组织，以解决该处神经、血管等结构中的基质枯竭问题为治疗之本。

膝降动脉

膝降动脉为股动脉分支。该动脉通过股内侧肌内部后于其下端向髌骨内侧前行，分布于髌骨周边及其深层处的髌上囊处（▶图7–11）。膝降动脉的外膜与其周边疏松结缔组织具有连续性，因此需解决膝降动脉外膜及其周边疏松结缔组织中的基质枯竭问题。

隐神经

隐神经为股神经分支。该神经于腹股沟韧带深层穿过肌腔隙（股动脉外侧）后，由股动脉前方横穿向内侧，进入收肌管。其后，其贯穿股内收肌层到达浅层（▶图7–11）。

髌下支沿着鹅足腱于髌骨下缘处向前内侧延伸。虽然这是未发表的数据，但笔者发现了髌下支再度贯穿髌骨周围腱膜进入关节腔内的现象。笔者认为髌下支不仅分布于鹅足囊处，亦分布于髌前皮下囊、髌下皮下囊及髌下深囊处。

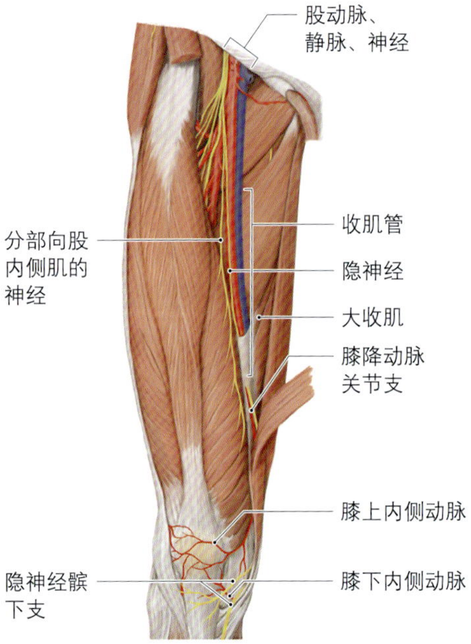

▶图7–11　隐神经

小腿内侧皮支沿着大隐静脉于小腿内侧向远端延伸。其延伸到足拇趾处，但不到达趾尖。

笔者推测，了解隐神经的延伸情况，特别是通过徒手疗法对髌下支的延伸路径进行追踪式治疗，能够解决其外膜基质枯竭问题，获得良好治疗效果。

(2)腓肠肌腱下囊

腓肠肌腱下囊位于腓肠肌内侧头起始腱深层，与膝关节囊相连(▶图7-12)。分布于膝关节囊的知觉神经为胫神经的分支，其于腓肠肌两头之间穿出向腘窝后方延伸(虽无资料记载此分支，但基本可以确定其存在(▶图7-13)。分布于腓肠肌腱下囊处的动脉为膝上内侧动脉与膝中动脉。

腓肠肌

已有文献认为，腓肠肌两头的起始点位于股骨内侧髁与外侧髁后面。但近期研究表明，**腓肠肌的内侧头**也起始于膝关节后方的关节囊处，**外侧头**(其属于关节囊的一部分，亦是半膜肌的停止腱)也起始于腘斜韧带处。

此外，腓肠肌腱下囊位于腓肠肌内侧头起始点深层。不仅如此，由于腓肠肌起始点位于半膜肌深层，因而上述肌肉之间也存在滑液囊。半腱肌位于半膜肌浅层，腓肠肌内侧头与半膜肌之间的滑液囊与鹅足组成之一的半腱肌的滑液囊相连续。

半膜肌

半膜肌位于腘绳肌深层内侧，包含到达胫骨内侧髁后面的部分，其停止

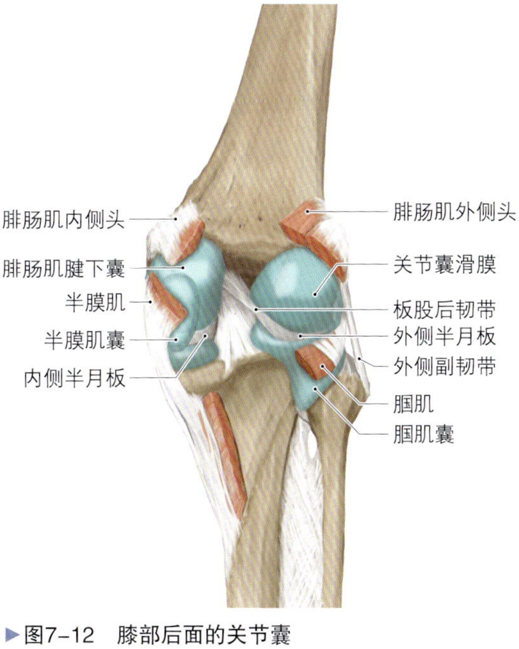

▶图7-12　膝部后面的关节囊

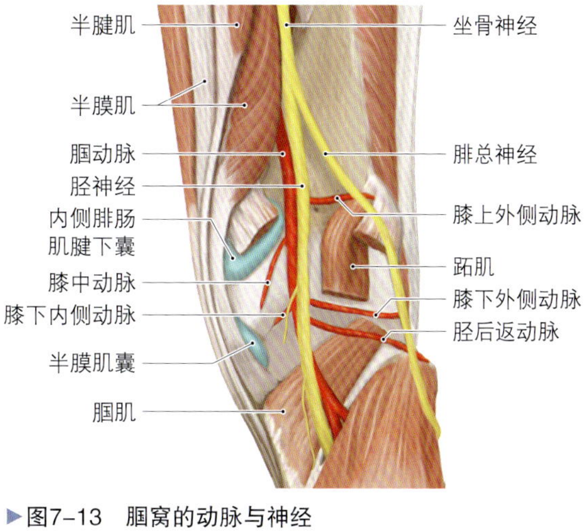

▶图7-13　腘窝的动脉与神经

点成为腘窝后面的关节囊，与腘斜韧带及腘肌的筋膜相连续。有详细的研究显示，半膜肌向前方伸出停止腱，其停止腱也会位于鹅足深层，也存在与腘肌腱结合的情况，以及腓肠肌外侧头与跖肌于腘斜韧带处起始的情况。

实际解剖膝关节发生屈曲挛缩的人体情况显示，当切断半膜肌腱时，膝关节的活动度受限问题多会消失。因此，笔者认为临床中常见的膝关节后方关节囊硬度高难以伸展，可等同于半膜肌的停止腱硬度高且难以伸展。而引起屈曲挛缩的组织为致密结缔组织，因此治疗师难以通过徒手治疗予以恢复。故在发生上述情况之前，需对半膜肌的灵活性予以重视。

半膜肌的浅层及深层处存在大量滑液囊，保证上述滑液囊的灵活性十分重要。半膜肌停止腱之中，腓肠肌内侧头于胫骨内侧髁外侧到深层部分，以环绕状起始。腓肠肌与半膜肌之间存在滑液囊，腓肠肌起始点深层也存在滑液囊。但无法判定上述滑液囊是否属于关节囊内部。一般认为位于内侧的滑液囊中分布有膝上内侧动脉、膝中动脉及膝下内侧动脉的分支。虽然无法判定该处存在关节支，但在实际解剖中确实有发现与上述动脉伴行的关节支，可推测有神经伴行（关于腘斜韧带与腘肌周围的滑液囊情况参照下页）。

膝上内侧动脉及膝中动脉

膝上内侧动脉于腘动脉处分支，于半膜肌及股二头肌短头之间向内侧延伸（▶图7-13）。其向半膜肌后方及深层也发出分支。**膝中动脉**于腘动脉较远端分支，于腓肠肌两头之间向深层延伸。其向腘窝后方的滑液囊、膝关节腔内也发出分支。

要保证膝上内侧动脉及膝中动脉及其伴行静脉的外膜以及其周边疏松结缔组织之间的灵活性，需着眼于消除基质损耗问题。

（3）鹅足囊

内侧副韧带（MCL）位于组成鹅足的肌肉之深层，其与上述肌肉的停止腱之间存在滑液囊（▶图7-14）。该滑液囊与位于内侧后方处的半膜肌深层滑液囊（位于半膜肌与腓肠肌内侧头之间）相邻，一般认为二者相交通。

组成鹅足腱的肌肉

缝匠肌、股薄肌、半腱肌的停止腱于浅层重合，其于股骨内侧髁后方向远端延伸，到内侧下方后绕向前方，向胫骨内侧髁前面的骨膜处发散分布，而胫骨粗隆位于其外侧前方。

（4）腘肌囊

腘肌在胫骨近位后面具有停止点，其朝向外侧上方于外侧半月板的外侧向

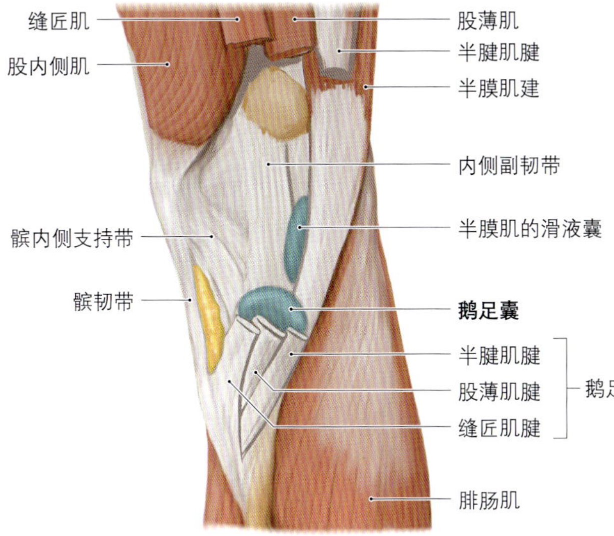

▶图7–14　**鹅足囊**

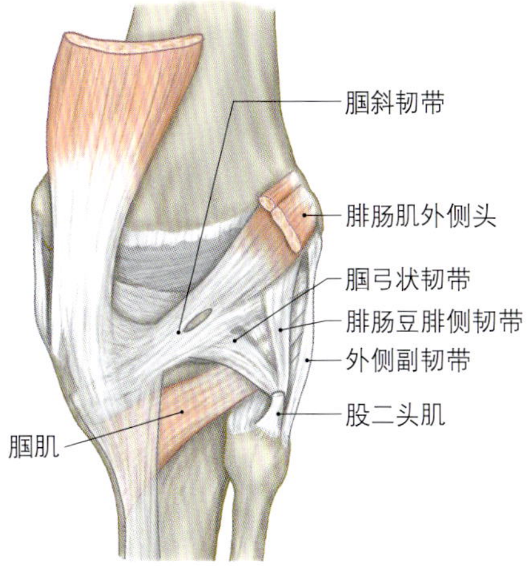

▶图7–15　**腘斜韧带及其周边**

前方发出腱。腘肌的支配神经于肌束远端进入深层，其走行路线较为独特，难以进行触诊（▶**图7–13**）。腘肌的浅层为半膜肌停止腱的连续部及腘弓状韧带所覆盖，且浅层小腿中央部处有腘动脉、胫后动脉、胫神经走行。在腘肌外侧部，其停止腱与自半膜肌连续而来的腘斜韧带相连续（▶**图7–15**）。**腘肌囊**位于腘斜韧带与腘肌停止腱的深层，有可能与膝关节囊相连续。在腘肌外侧部浅层，跖肌于腓肠肌外侧头下行。腘斜韧带及腘肌停止腱的浅层、跖肌及腓肠肌外侧头的深层中也存在滑液囊。由腓总神经分支腓肠外侧皮神经发出的分支，以及**膝下外侧动脉**发出的分支在上述滑液囊中分布并延伸。膝下外侧动脉于跖肌及腓肠肌外侧头深层处向外侧延伸，在腘肌的停止腱与外侧副韧带之间向前方旋绕。在腓肠肌外侧头与跖肌浅层，股二头肌的停止腱朝向腓骨延伸。目前虽无法判定腓肠肌外侧头与跖肌浅层，股二头肌的停止腱之间是否存在滑液囊，但腓总神经在该处延伸，并发出腓肠外侧皮神经等分支。

跖肌与**腓肠肌外侧头**的起始部周边深层处存在滑液囊与动脉，而滑液囊及动脉周围的疏松结缔组织在跖肌、腓肠肌外侧头与**腘肌**之间的层结构中提供灵活性。跖肌与腓肠肌浅层中有**腓总神经**分支，其周边疏松结缔组织的状态事关上述肌肉的灵活性，并且为上述肌肉及其起始处的**腘斜韧带**（半膜肌的停止腱）之间提供灵活性。换言之，当跖肌、腓肠肌外侧头浅层及深层的疏松结缔组织中发生了“**基质损耗**”问题，有可能导致膝部灵活性降低，并引发异常感觉。此外，从预防膝关节屈曲挛缩的观点来看，确保该处灵活性也十分重要。

3 改善膝关节功能的超声引导下疗法

（1）针对股肌群的疗法

提高股内侧肌伸展性的疗法

股内侧肌中部分肌束起始于大收肌停止腱处。因此，通过改变大收肌的肌肉长度，有可能使股内侧肌肌肉张力发生变化。此外，大收肌起始于坐骨结节，在髋关节屈曲位时紧绷。因此要促进股内侧肌收缩，宜在髋关节屈曲位时进行治疗（▶图7-16）。

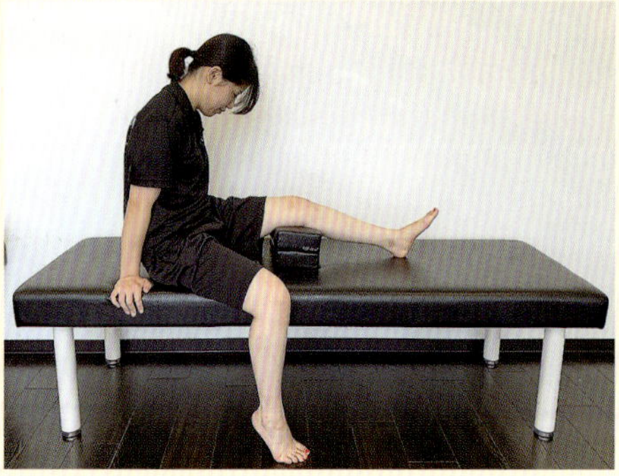

▶图7-16

提高股骨前脂肪垫滑动性的疗法

股骨前脂肪垫位于股肌群深层。由于手术后导致的不动状态以及滑膜炎症，该部位疏松结缔组织状态异变，会引起膝关节屈曲活动度受限。因此，治疗师通过夹持患者股骨远端前面处，并向上牵引，可以使股骨前脂肪垫或者说股中间肌深层进行活动（▶图7-17）。只有通过该操作才能借由股中间肌对髌上囊及膝关节滑液囊进行治疗。

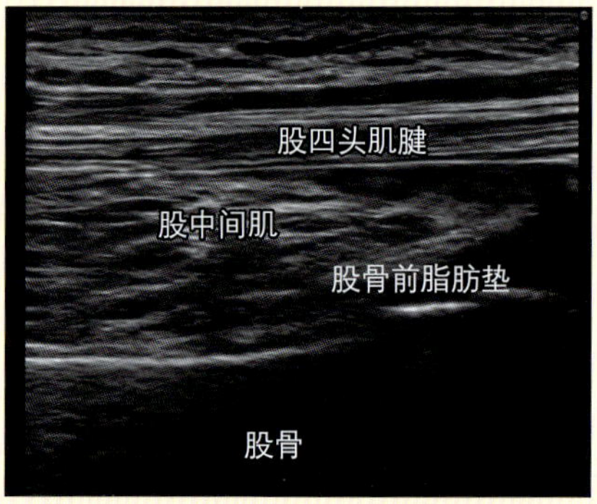

▶图7-17　股骨前脂肪垫周围超声成像

视频7-17

（2）提升髌下脂肪垫滑膜滑动性的疗法

髌下脂肪垫（IFP）位于膝关节前方的滑膜及纤维层（髌内侧支持带、髌外侧支持带及髌腱）之间。由于运动消失导致的滑膜循环障碍，其中的脂肪体与滑膜将发生纤维化。因此，在患者术后曾经固定过或正在固定膝关节的情况下，如何在固定期间使滑膜保持活动十分重要。

➜ 髌下脂肪垫 infrapatrllar fat pad，IFP

以往在临床中常进行的**股四头肌训练**（▶图7-16）会导致髌下脂肪垫**硬度**提高（▶图7-18）。其原因在于膝关节到达最大伸展程度时胫骨向前方滑动，对髌下脂肪垫造成压迫。因此，在股四头肌训练中反复进行收缩松弛运动十分重要，即首先使位于髌下脂肪垫之中的血管、神经周边结构硬度提高，随后进行松弛运动祛除压迫，以消除“基质损耗”问题。

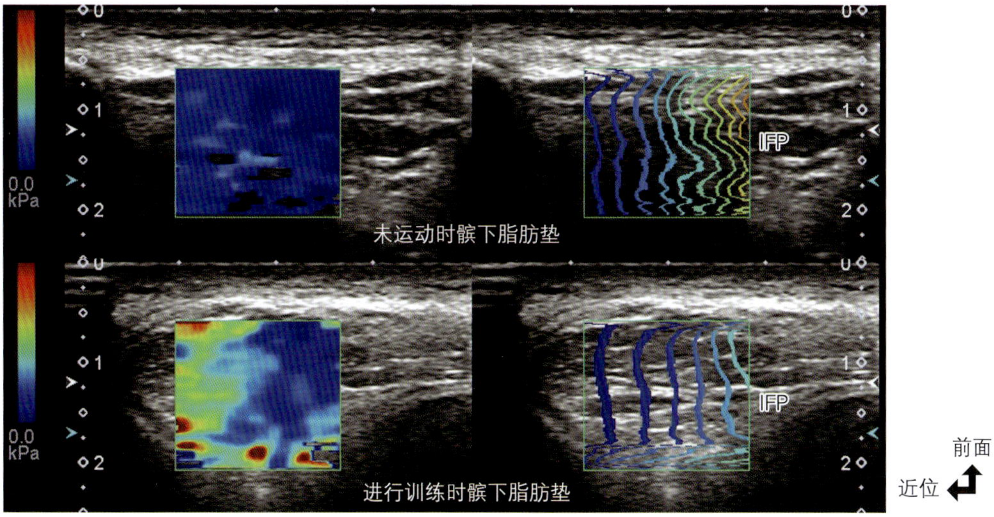

▶图7-18　股四头肌训练时髌下脂肪垫的硬度变化

上方图片：未运动时髌下脂肪垫的硬度。下方图片：进行训练时髌下脂肪垫的硬度于髌腱外侧取样测量髌下脂肪垫硬度。红色到黄色及黄绿色表示硬度依次上升，柔软的组织呈蓝色图中可见进行训练时髌下脂肪垫硬度上升

（3）提升髌下支（隐神经）滑动性的疗法

隐神经分支髌下支分布于髌骨下方。髌下脂肪垫与髌下支相邻，通过改变其状态，可改变神经周围的灵活性，有可能在关节运动时实现对髌下支施加更大的牵引力。要消除髌下支外膜灵活性低下的问题，则需要恢复**髌下脂肪垫**的柔软性。此外，要提升隐神经本身的滑动性，则需要改善组成股内收肌层的**大收肌**及**长收肌**的滑动性。

提升隐神经滑动性的疗法

在使患者进行膝关节屈曲、伸展运动时，于缝匠肌及股薄肌之间插入手指，对上述肌肉及其周围疏松结缔组织以摩擦状进行操作（▶图7-19）。

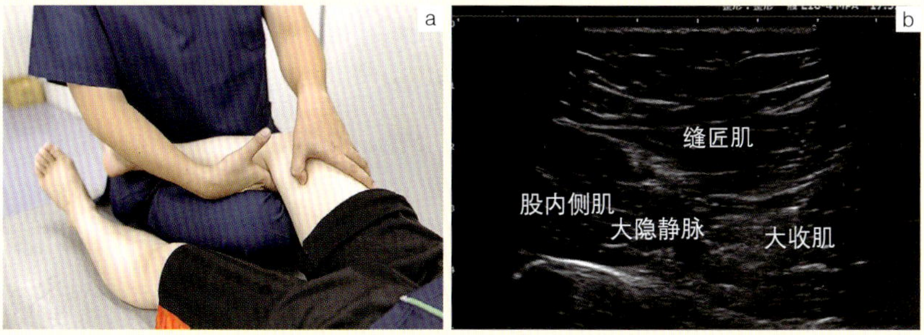

▶图7-19

视频7-19

（4）提升鹅足肌群灵活性的疗法

若组成鹅足的肌肉产生过度紧张，会导致鹅足腱附着部处变性以及产生滑

液囊炎症。因此有必要提高鹅足的柔软性。

此外，髌下支于鹅足浅层延伸，因此鹅足腱部位变性以及滑膜炎会导致其周边结缔组织异变，产生“基质损耗”状态，影响髌下支的滑动性。

针对缝匠肌的滑动（gliding）操作

缝匠肌于股前面向股远端内侧成倾斜状延伸。隐神经位于缝匠肌深层，股神经的前皮支也沿着缝匠肌延伸，贯穿缝匠肌后分布于从股前面到股内侧部的皮肤、皮下组织、筋膜处（▶图7-20b）。缝匠肌的筋膜之中，除了停止点以外皆属于疏松结缔组织。因此当缝匠肌筋膜的疏松结缔组织发生异变时，则会引起髌下支及分布于股远端内侧部的股神经滑动性降低。

为了缓解缝匠肌的紧张状态，将髋关节置于屈曲、外展、外旋位，并将膝关节置于屈曲位，将缝匠肌后缘朝着前方推拉，同时使膝部屈曲（▶图7-20a）。

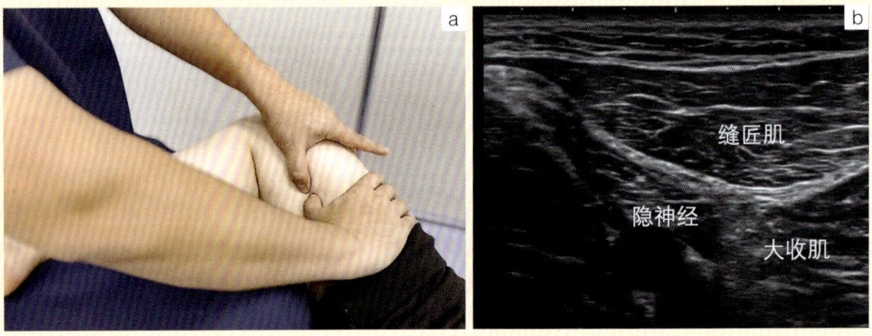

视频7-20

▶图7-20

针对股薄肌的滑动（gliding）操作

股薄肌虽受闭孔神经支配，但位于股远端内侧部的皮下组织及筋膜中有隐神经及股神经前皮支分布（▶图7-21b）。在股部，股薄肌周边的筋膜为疏松结缔组织。因此，要缓解股薄肌的紧张状态，可着手改善隐神经的滑动性。

在膝关节伸展位时将髋关节置于外展位，伸展股薄肌，在上述体位于股薄肌与半膜肌或缝匠肌之间插入手指，通过使髋关节进一步外展，压迫股薄肌周边的结缔组织，施加摩擦刺激（▶图7-21a）。

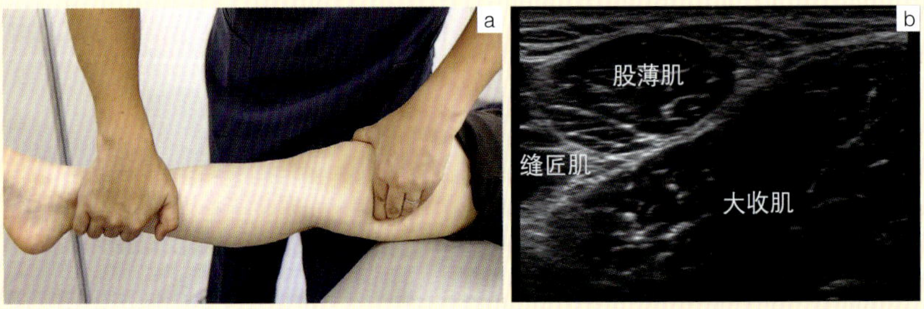

视频7-21

▶图7-21

针对半腱肌的滑动（gliding）操作

半腱肌于股远端内侧部的后方与鹅足汇合（▶图7-22b）。半腱肌延伸到胫骨前面范围内的部位中，其筋膜基本皆为疏松结缔组织。

治疗时，在膝关节轻度屈曲位时使髋关节屈曲，在伸展半腱肌的体位下，于半腱肌停止腱与半膜肌之间插入手指，使膝部做屈曲运动（▶图7-22a）。

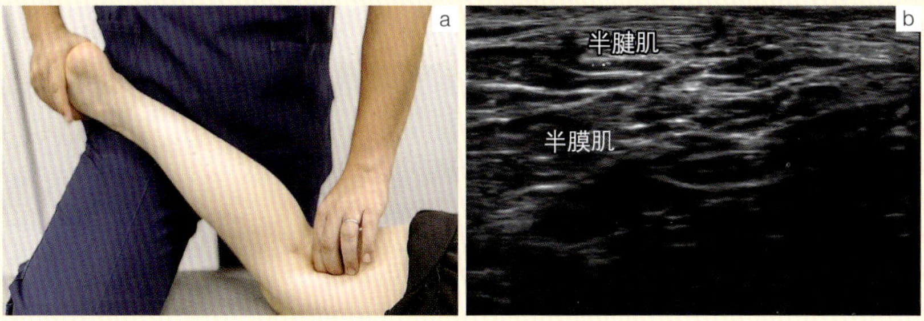

▶图7-22

视频7-22

（5）提升半膜肌滑动性的训练

要改善半膜肌周边的滑动性，需保证位于内侧的大收肌、位于半膜肌停止部深层的滑液囊、位于外侧的胫骨神经具有良好的滑动性。半膜肌停止腱于膝关节后面下行，成为胫骨内侧髁与后方关节囊。因此需治疗的对象并非半膜肌停止部，**在膝关节后面下行肌肉部分**，需注意预防半膜肌与膝关节滑液囊之间发生“基质损耗”问题。

半膜肌与关节囊的释放疗法

将膝关节置于轻度屈曲位，将手指插入患者膝关节滑液囊与半膜肌胫骨内侧髁停止腱之间，在远端及近端之间反复滑动（▶图7-23）。

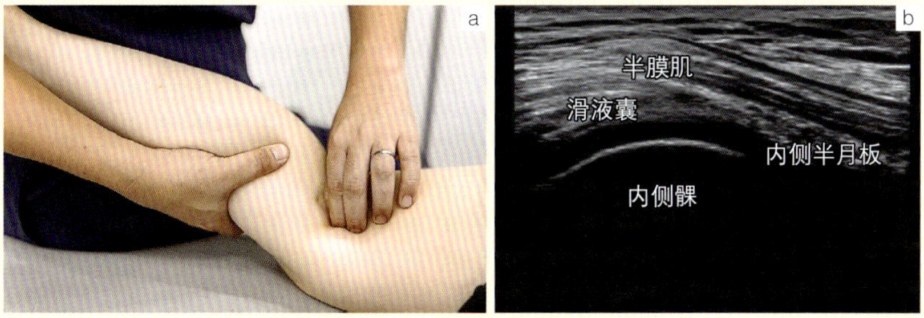

▶图7-23

视频7-23

大收肌与半膜肌的释放疗法

将膝关节置于90° 屈曲位，将手指插入半膜肌及位于其内侧的大收肌之间，使膝关节伸展。

大收肌属于单关节肌，不参与膝关节运动。由于随着膝伸展半膜肌会向远端滑动，进而向前方压迫大收肌，因此可将半膜肌与大收肌进行分离（▶图7-24）。

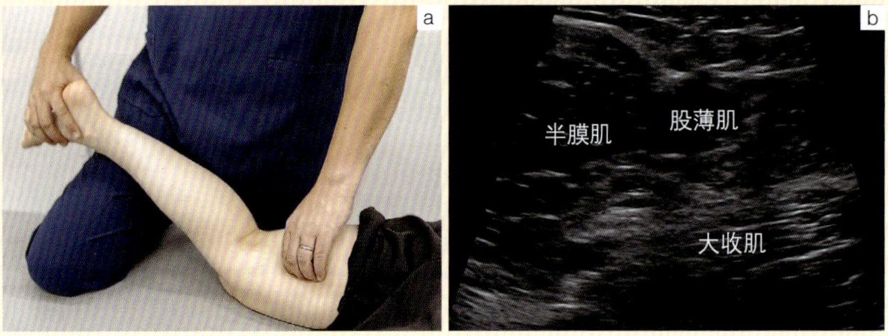

视频7-24

▶图7-24

胫骨神经的释放疗法

胫骨神经为坐骨神经分支，其于半膜肌及股二头肌之间下行。该部分中存在大量疏松结缔组织，当产生不动状态或发生炎症，该处神经滑动性便会降低，导致膝关节伸展时，位于神经上膜的细小神经（神经中的神经）遭受过大张力。在治疗胫骨神经时，可在该处不产生疼痛的前提下，将手指插入胫骨神经与其周边疏松结缔组织之间，进行膝关节屈曲、伸展运动，恢复神经上膜中的基质，改善其滑动性（▶图7-25）。

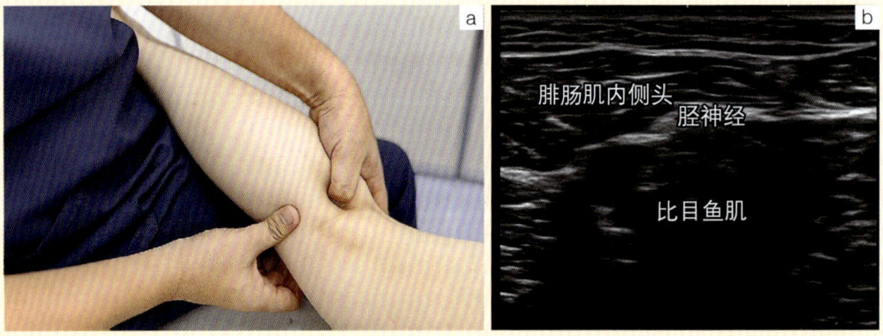

视频7-25

▶图7-25

半膜肌训练

俯卧腿弯举等锻炼方法常用于促进半膜肌肌肉收缩。特别是**半膜肌**在膝屈曲105° 及90° 以上屈曲时肌肉活动活跃。因此，在较高屈曲角度进行锻炼，可促进半膜肌收缩（▶图7-26）。

此外，在做深蹲训练等情况时，可通过将骨盆置于前倾位（▶图7-27中◁），使腘绳肌腱处于伸展位，进而促进肌肉活动（▶图7-27）。

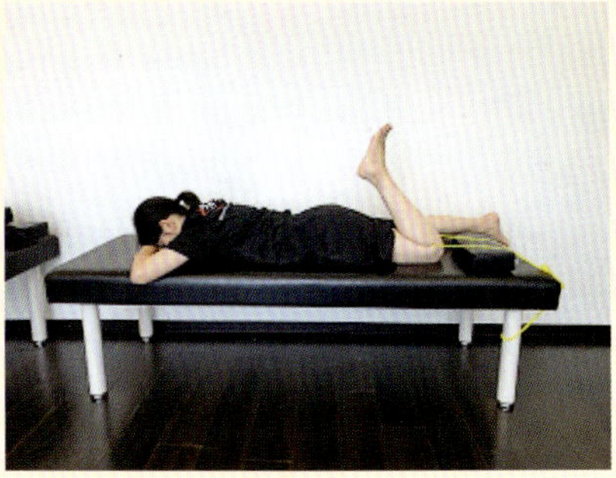

▶图7-26　俯卧腿弯举

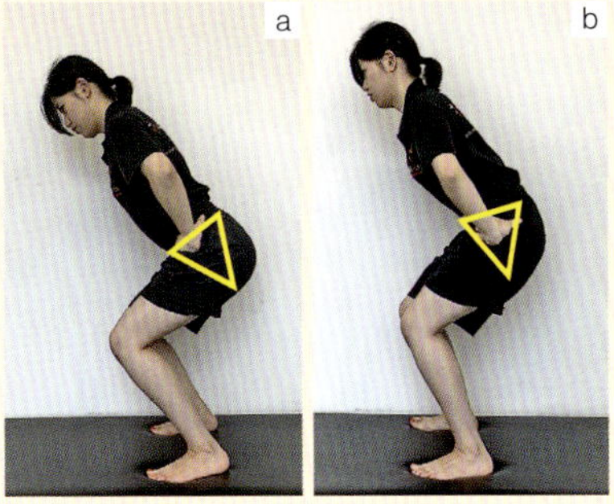

a. 前倾位　b. 后倾位

▶图7-27　深蹲

（6）提升腓肠肌内侧头滑动性的疗法

在膝关节后方，**腓肠肌内侧头**在半膜肌深层，沿着关节囊表层下行。因此，在表层，腓肠肌内侧头与**半膜肌**之间存在大量疏松结缔组织，于深层，其与**关节囊**之间存在大量疏松结缔组织。分布于后方处膝关节囊的**胫骨神经分支**在腓肠肌内侧头与关节囊之间延伸。因此，改善腓肠肌内侧头与其周边结缔组织的滑动性至关重要。

提升腓肠肌内侧头滑动性的疗法

使患者处于俯卧、膝关节轻度屈曲位进行足关节跖屈运动，腓肠肌内侧头将朝半膜肌深层滑动，向内侧移动（▶图7-28）。

治疗时，夹持腓肠肌内侧头，伴随足关节跖屈运动，使其向内侧移动，获得内侧头与其周边结缔组织的滑动性（▶图7-29）。

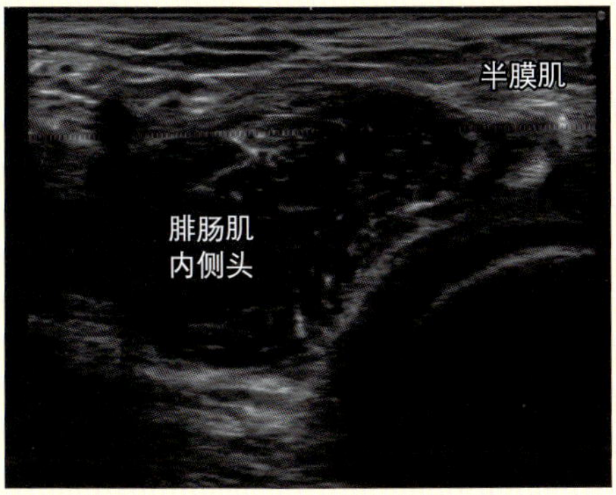

▶图7-28　腓肠肌内侧头超声成像

视频7-28

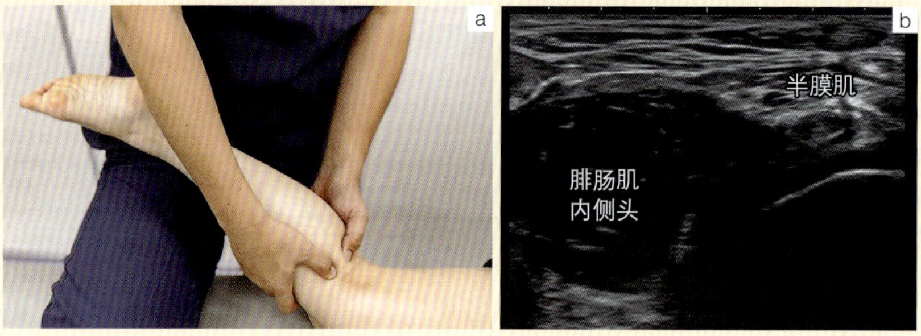

▶图7-29　腓肠肌内侧头释放疗法

视频7-29

（7）提升膝关节后外侧结构（PLS）功能的疗法

后外侧结构（PLS）具有制动内翻的功能，在膝关节伸展时紧绷。因此要维持后外侧结构功能正常，则需保证膝部伸展活动度正常。后外侧结构中，可通过物理治疗的组成部分有**股二头肌**、**腓肠肌外侧头**、**腓总神经**以及上述结构周边的**疏松结缔组织**。

腓总神经的释放疗法

由于**腓总神经**在股二头肌及腓肠肌外侧头之间延伸，因此该处疏松结缔组织异变即发生“基质损耗”问题时，必定会导致膝部伸展限制及外侧部疼痛。腓总神经与股二头肌伴行，在腓肠肌外侧头表层处下行，因此治疗时可将手指插入股二头肌与腓总神经之间，将股二头肌拉离腓总神经（▶图7-30）。

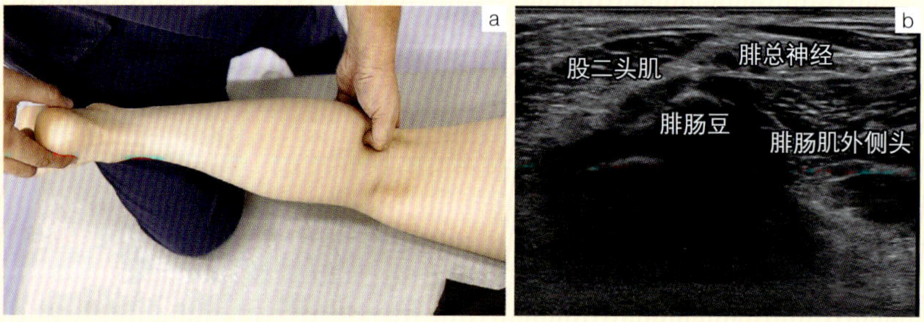

▶图7-30

视频7-30

参考文献

[1] 富士川恭輔, 他: 膝関節障害に対する新しい評価法　膝関節のバイオメカニクス. 関節外科 16: 310–319, 1997.

[2] Cai J, et al: Association between infrapatellar fat pad volume and knee structural changes in patients with knee osteoarthritis. J Rheumatol 42: 1878–1884, 2015.

[3] Sotobayashi D, et al: Therapeutic effect of intra–articular injection of ribbon–type decoy oligonucleotides for hypoxia inducible factor–1 on joint contracture in an immobilized knee animal model. J Gene Med 18: 180–192, 2016.

[4] Onishi H, et al: EMG–angle relationship of the hamstring muscles during maximum knee flexion. J

Electromyogr Kinesio 12: 399–406, 2002.

[5] Mochizuki T, et al: Anatomic study of the attachment of the medial patellofemoral ligament and its characteristic relationships to the vastus intermedius. Knee Surg Sports Traumatol Arthrosc 21: 305–310, 2013.

[6] 森於菟: 下肢の筋. 森於菟, 他: 解剖学 第1巻. 第11版, pp378–436, 金原出版, 1982

[7] 秋田恵一 (訳): 下腿の後区画 (屈筋区画) . グレイ解剖学. 原著第4版, pp510–511, エルゼビア・ジャパン, 2019.

[8] LaPrade RF, et al: The anatomy of the posterior aspect of the knee. An anatomic study. J Bone Joint Surg Am 89: 758–764, 2007.

第8章 足关节及足部

足关节复合体由距小腿关节与距下关节组成，**足部**由7根跗骨、5根跖骨及14根趾骨组成。在临床上，足关节与足部的功能障碍高度相关，因此合为一章进行解说。

人类进行直立行走，其足底是接触地面的唯一部位。足关节以较小的关节面承受除足部以外所有人体重量，其常承受巨大应力。因此在行走时，需要足关节具有高度稳定性及灵活性。临床中患者可能面临足关节背屈受限、不稳定问题，特别是在负重位进行背屈运动产生疼痛以及弓状结构失效问题较为常见。

1 足关节及足部灵活性和稳定性的病理要点

（1）足关节及足部的灵活性障碍

a. 正常情况下的足关节及足部跖屈、背屈运动

踝关节

踝关节是滑车关节，其上面为胫骨下关节面、内侧面为内踝关节面、外侧面为腓骨外踝的外踝关节面，上述结构形成**踝关节窝**（ankle mortise），**距骨滑车**呈榫状镶嵌于踝关节窝之中（▶图8-1）。因此，外翻、内翻及外展、内收运动受骨骼结构影响受限制程度极高，但跖屈、背屈运动的运动范围则较大。然而踝关节的运动轴与内踝下端及外踝下端连线近似重合，而内踝下端及外踝下端连线组成的前额轴与水平轴并不重合。因此，当做**背屈运动**时，会附带产生**外翻**、**外展运动**，当做**跖屈运动**时，会附带产生**内翻**、**内收运动**（▶图8-2）。至于**并进运动**，当足关节复合体从最大背屈位运动到最大跖屈位，在后方会有0.8mm ± 1.4mm移动，在外侧会有0.5mm ± 1.6mm移动，在远端会有0.2mm ± 1.0mm移动（▶图8-3）。上述运动量都极小，在不同个体中存在较大差异。

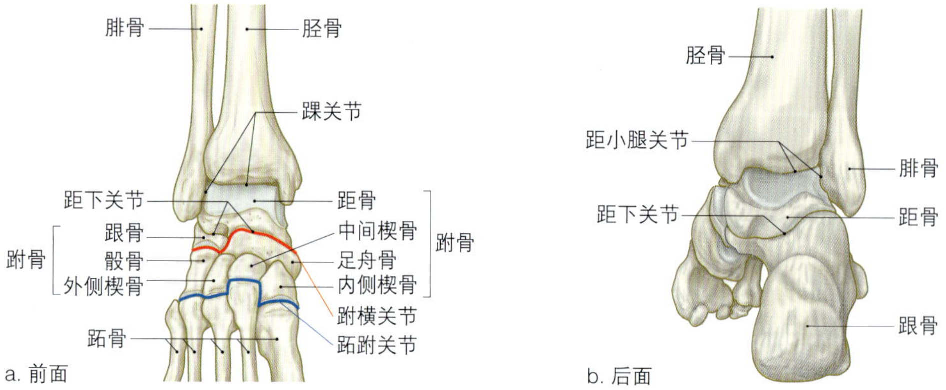

▶图8-1 足关节复合体概观

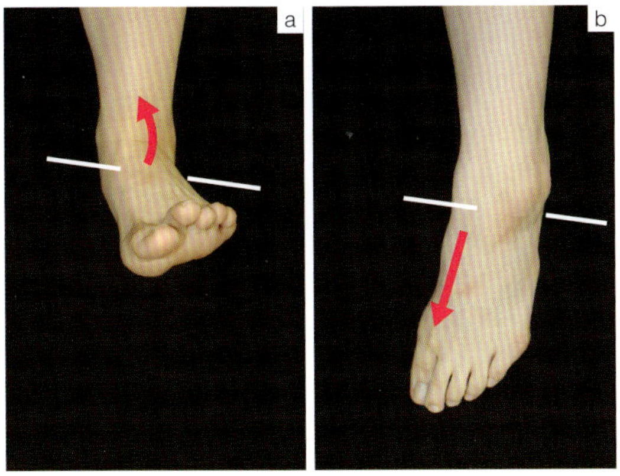

▶图8-2　足关节运动

a：背屈；b：跖屈

由于运动轴不与矢状面平行，做背屈运动时会伴随足部外翻及外展，做跖屈运动时会伴随足部内翻及内收

［工藤慎太郎（編著）：運動機能障害の「なぜ？」がわかる評価戦略．p284，図3-3，医学書院，2017より］

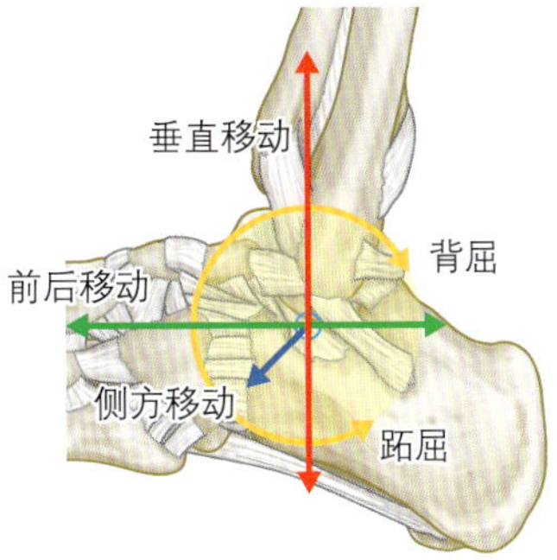

▶图8-3　踝关节的运动

踝关节运动由回转运动及平行移动（并进运动）组成。其中回旋运动曲率与踝关节关节面相同，平行移动与关节垂直、前后、侧方运动轴相同。理论上踝关节运动时距骨前方部分向上方及后方并进，但实际上并进运动十分微小，即可将踝关节的背屈运动视为与关节面曲率相同的回旋运动

距下关节

距下关节位于距骨与跟骨之间，由前、中、后3个关节面组成。由右上方观察其运动轴，较足部长轴逆时针偏转16°～23°，其关节轴内侧较水平面向上方偏转42°～46°，呈立体倾斜状（▶图8-4）。因此，该关节能产生跖屈、背屈运动，或外翻、内翻运动以及内旋、外旋运动。距骨做跖屈运动时，必然产生相对于跟骨的距骨跖屈运动及外翻、内旋运动。但在非负重位时，足部做跖屈、背屈运动时距下关节运动幅度并不大。

步行时足关节复合体的运动

步行运动中跖屈及背屈运动占据主体，但同时会发生外翻、内翻及内旋、外旋运动。不少研究显示，踝关节产生跖屈、背屈运动，而距下关节产生外翻、内翻及内旋、外旋运动。此外，研究者Koo等对步行时足关节复合体运动进行调查后，指出在步行周期中的站立末期阶段（terminal stance phase），足关节进行背屈运动时，伴随着踝关节的背屈运动，也发生了**距下关节的跖屈运动**。距下关节的跖屈运动会使**足弓降低**，因此能够解释在负重位处足关节背屈时足弓功能低下的问题（▶图8-5）。

跗横关节

跗横关节（Choparl joint）为距跟舟关节中的距骨到足舟骨之间（以下称距舟关节）与跟骰关节的合称。由于关节内各骨骼由韧带连接，因此以前对跗横关节运动的研究中，将其视作相对于距骨、跟骨的足舟骨及骰骨运动较多。跗横关节的运动围绕两个轴进行：其一为内侧较水平面向上约15°倾斜，

由上方观察其右侧呈逆时针9° 倾斜；另一运动轴内侧较水平面向上呈52° 倾斜，由上方观察其右侧呈逆时针57° 倾斜（▶**图8–6**）。以上述两轴为中心进行运动时，会发生**跖屈**、**内翻**、**内收及背屈**、**外翻**、**外展运动**。足部在受垂直负重时，距舟关节中的运动幅度最大，可见背屈、外展、外翻运动发生（▶**图8–5**）。此外，步行时距舟关节与跟骰关节的运动较距下关节的运动幅度更大。

跗跖关节

跗跖关节（Lisfranc joint）由内侧楔骨与第1跖骨、中间楔骨与第2跖骨、外侧楔骨与第3跖骨、骰骨及第4、5跖骨组成。内侧楔骨与第1跖骨之间可发生跖屈、外翻运动及背屈、内翻运动。中间楔骨与第2跖骨呈榫卯状，不发生回旋运动，可灵活性较低，只发生跖屈及背屈运动。外侧楔骨与第3跖骨之间，

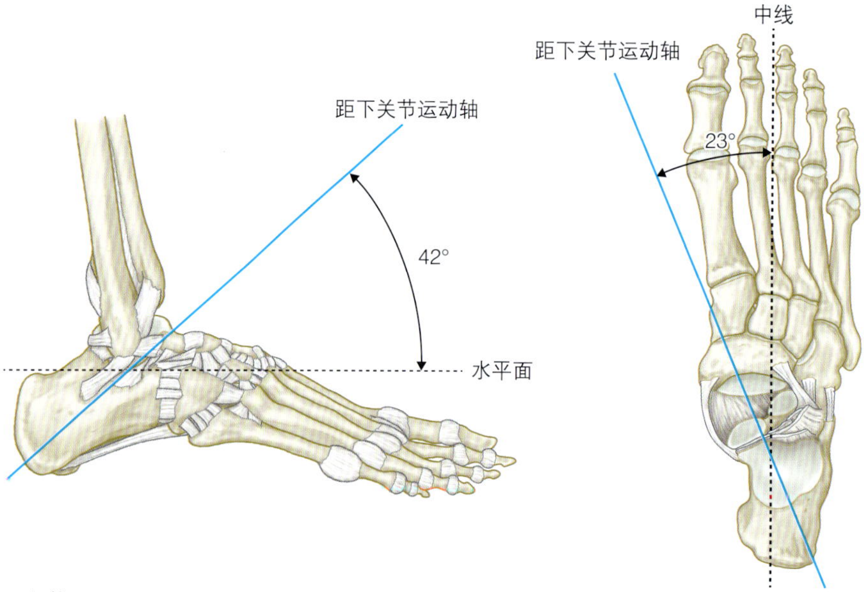

▶**图8–4　距下关节运动轴**

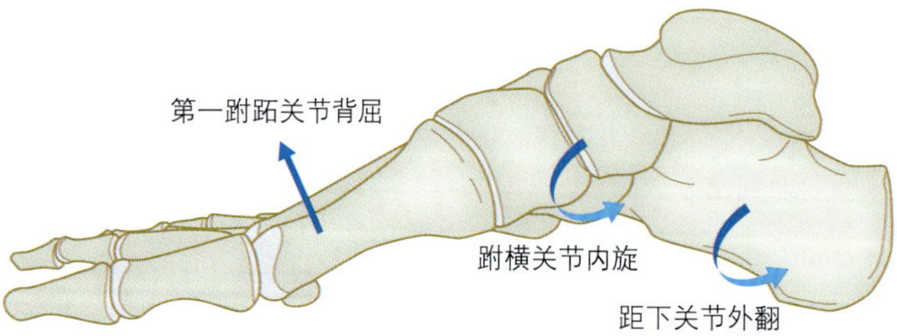

▶**图8–5　负重位背屈运动**
内旋（背屈、外翻、外展）

由于其两侧存在跖骨，因此不发生回旋运动，只发生跖屈及背屈运动。骰骨及第4、5跖骨之间的可动性较其他关节更高，可发生跖屈、内翻运动及背屈、外翻运动（▶图8-7）。楔舟关节与跗跖关节的活动度占据高达九成的踇趾处跖屈及背屈活动度。

跖趾关节

跖趾关节（midtarsal-phalangeal joint，MTP关节）在MTP关节中踇趾MTP体积最大，由第1跖骨与第1趾骨组成。在踇趾中，跖骨底面存在**内侧、外侧籽骨**，其可吸收对骨骼造成的冲击，保护踇长屈肌腱及趾足底神经、血管。其在步行、跑步时于步行周期的站立末期阶段时伸展约45°～65°。

> **注意**
> 在物理治疗及临床中，为了区分手部MP关节（metatarsophalangeal joint）与足部MP关节，会将后者称为midtarsal-phalangeal joint，即MTP关节。

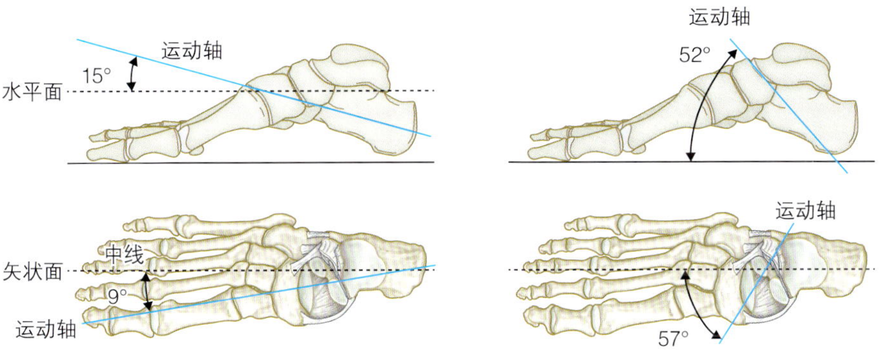

a. 长轴

b. 斜轴

▶图8-6　距舟关节的运动轴

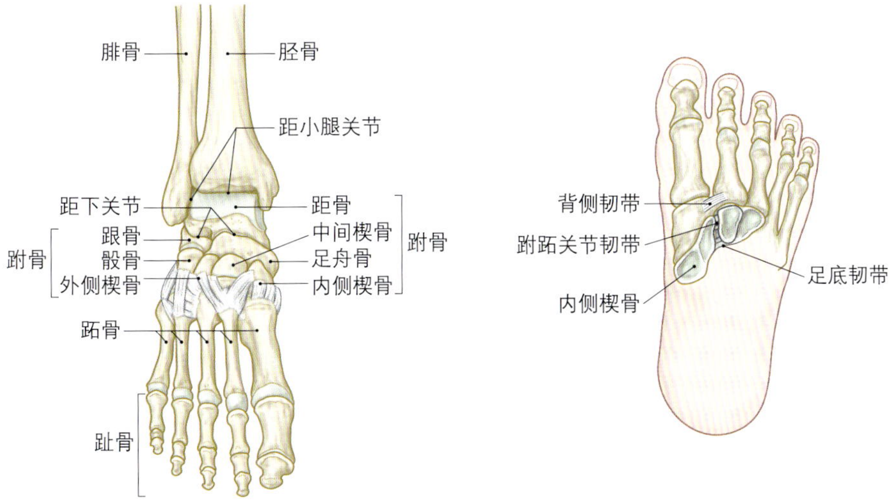

a. 前面

b. 前额截面

▶图8-7　跗跖关节

b. 造成灵活性障碍的关键结构

踝关节

- 足关节前部：足关节前部发生**背屈受限**的原因为**距骨前脂肪垫与前方关节囊的撞击**。正常情况下，踝关节做背屈运动时，距骨向近位移动（视频8-1），而当足关节不稳定或其他原因导致距骨向前及向近位移动幅度过大时，位于踝关节前面的结构便会被夹入其中。容易受到波及的结构则为关节囊与距骨前脂肪垫（▶图8-8）。能够导致**跖屈受限**的结构，除了关节囊与距骨前脂肪垫，还包括胫骨前肌、踇长伸肌、趾长伸肌腱周边、腓深神经以及胫前动脉周边结构。上述结构均位于踝关节运动轴前方，因此在踝关节跖屈时向远端滑动。

视频8-1

- 足关节后部：足关节后部的多种结构都能导致**背屈受限**。其中踇长屈肌通过足关节后部中央处，需着重关注。**踇长屈肌**由于踝关节背屈进行伸展，向远端滑动（▶图8-9）。踇长屈肌在内踝后方延伸时，在其内侧有胫后动脉、静脉以及胫神经，在其深层处有**趾长屈肌**延伸。趾长屈肌腱外侧有**腓骨短肌腱**。踇长屈肌浅层与跟腱之间存在**跟腱脂肪垫**（KFP），而在踇长屈肌腱周围的滑液囊深层中存在**关节囊**。上述结构之间存在大量疏松结缔组织，该组织异常时，会引发背屈受限问题。此外，股三头肌萎缩以及跟腱向远端的滑动性降低也会导致背屈受限，腓肠神经位于跟腱外侧，也可能导致背屈受限。至于**跖屈受限**，其原因在于足关节后方撞击，比较典型的为**三角骨**引发的撞击（▶图8-10）。芭蕾舞者与足球运动员由于职业要求频繁进行足关节跖屈运动，易出现上述问题。

➔ 跟腱脂肪垫
Kager's fat pad，KFP

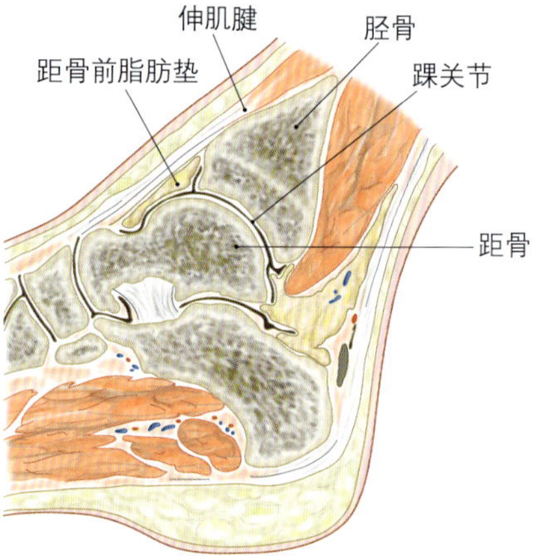

▶图8-8　距骨前脂肪垫

视频8-9

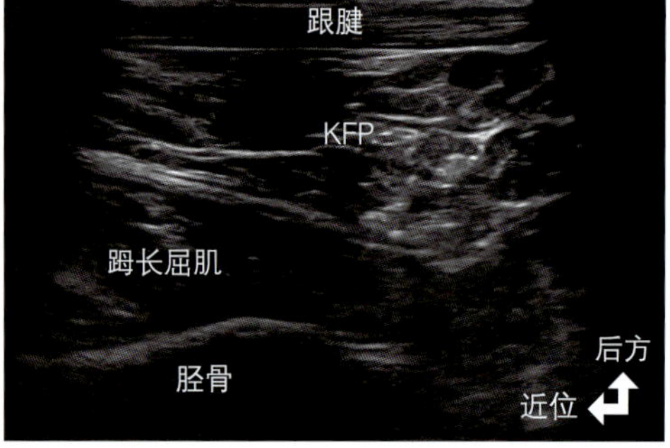

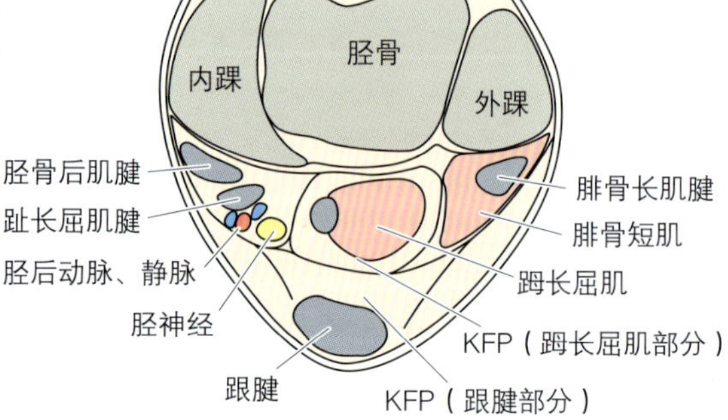

▶图8-9　踇长屈肌周边结构

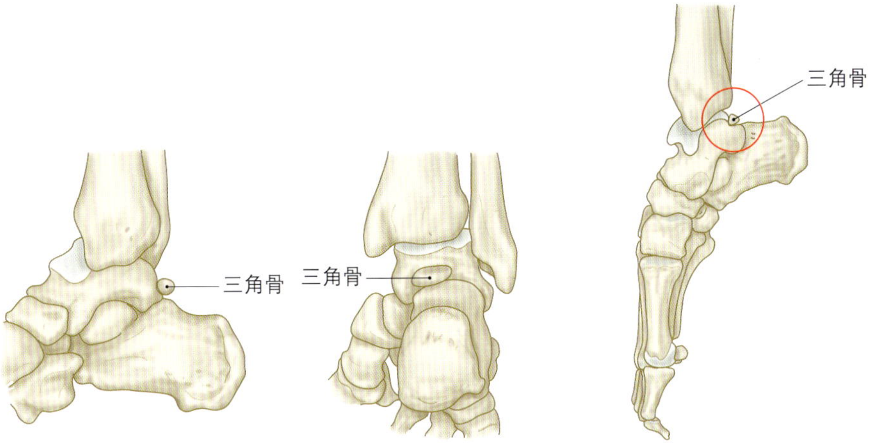

a. 内侧面　　b. 后面　　c. 跳芭蕾舞时的足部

▶图8–10　三角骨

三角骨在足关节跖屈位时可能发生撞击

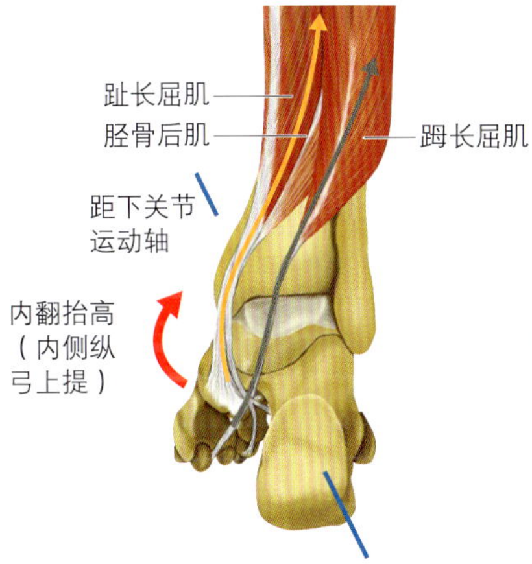

▶图8–11　胫骨后肌的走行

［工藤慎太郎（編著）：運動機能障害の「なぜ？」がわかる超音波解剖. p181，図5–2，医学書院，2014より］

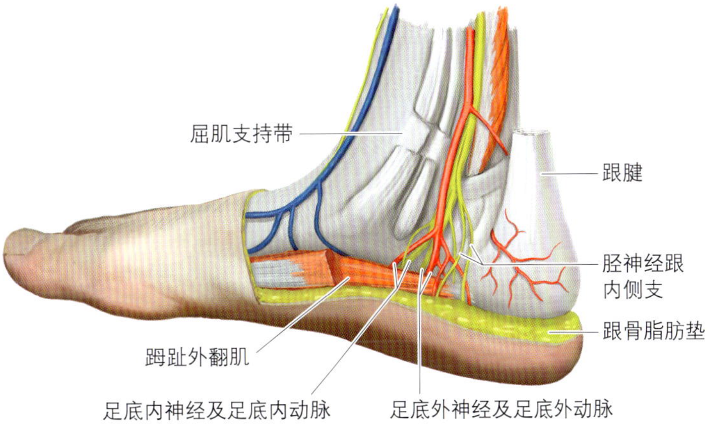

▶图8–12　足底内、外侧神经

跗横关节与跗跖关节

- 足部内侧：当足部内侧发生问题时，距下关节运动受限，最终会导致足关节运动受限。**胫骨后肌腱**是足部内侧中最容易导致足关节背屈受限的结构。由于胫骨后肌腱在内踝后下方下行之后其走行大幅改变，因此背屈时内踝后方成为滑车，易承受摩擦力与张力（▶**图8–11**）。当胫骨后肌腱滑动性降低时，会导致距下关节外翻及外展受限，足关节背屈受限。此外，还会使同与胫骨后肌于足关节后内侧下行的**足底内、外侧神经**走行改变，使其在内踝后方处向外侧前方前行（▶**图8–12**）。特别是通过跗展肌深层（跗管内部）时，足底内、外侧神经在跗展肌及跟骨之间受压迫，在距下关节外翻时向远端滑动。因此，需保证足底内、外侧神经具有良好的滑动性。
- 足部外侧（跗骨窦）：腓骨肌腱在外踝后方到下方范围内，其停止腱走行改变，朝前方行进，且在足关节背屈时朝远端滑动。因此，**腓骨肌腱**滑动性降低会导致背屈受限（▶图8-13）。此外，跗骨窦位于外踝前方，**伸肌下支持带**位于其中。该支持带在足部外侧，以夹持伸肌腱状延伸。当伸肌下支持带张力过大时，会导致伸肌腱在足关节背屈时难以向上运动（▶图8-14）。当伸肌腱难以向上运动时，距骨前脂肪垫则会失去向近位滑动的空间，诱发撞击。因此，伸肌下支持带张力过大是背屈受限的原因之一。伸肌下支持带张力过大还会限制跖屈运动时伸肌腱向远端的滑动，因此这也是跖屈受限的原因。

（2）足关节及足部的稳定性障碍

a. 足关节的稳定性及静态动态稳定结构

静态稳定结构

・侧方稳定性：踝关节中外踝与内踝向远端凸出，因此相对于前后方向，其侧

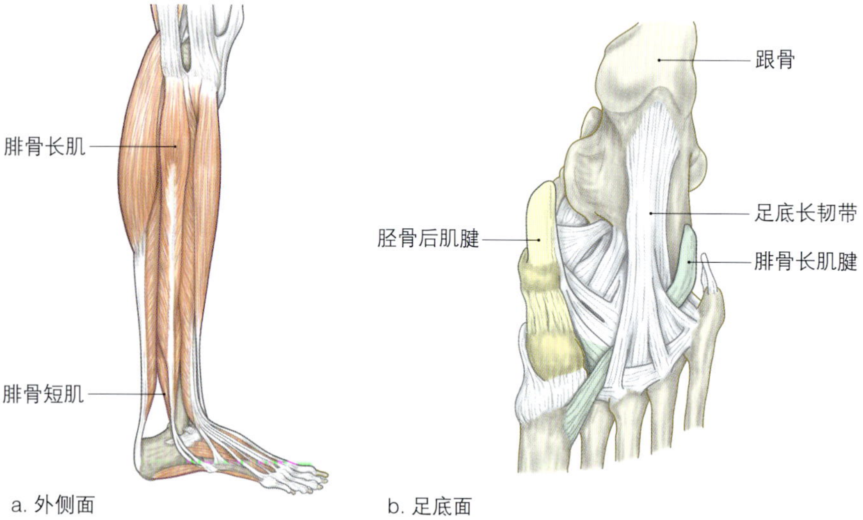

▶图8-13　腓骨肌腱走向

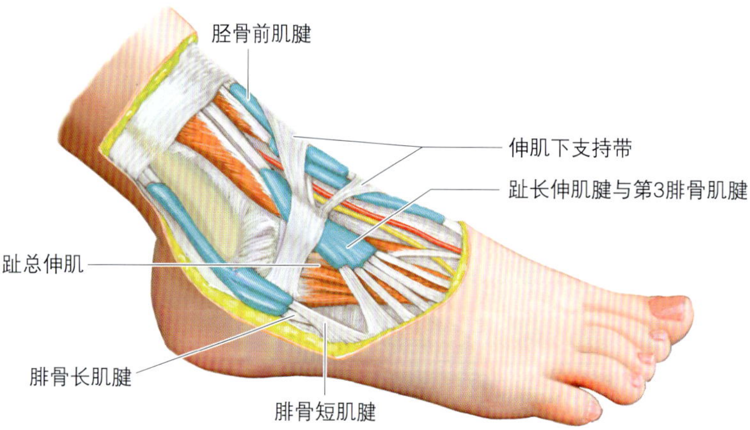

▶图8-14　伸肌下支持带

方骨骼稳定性更高。此外，内侧韧带及外侧副韧带发挥静态稳定结构作用，肌肉则发挥动态稳定结构功能。**外侧副韧带**（距腓前韧带、跟腓韧带、距腓后韧带、胫腓前韧带）抑制**内翻不稳定**。其中**距腓前韧带**（ATFL）在足关节跖屈位抑制内翻，**跟腓韧带**（CFL）在足关节跖屈、背屈中间位抑制内翻，**距腓后韧带**（PTFL）在足关节背屈位抑制内翻。距腓前韧带的强度较跟腓韧带及距腓后韧带较低。此外，由于踝关节的稳定性在跖屈位时会降低，因此处于跖屈位时紧绷的距腓前韧带最易受损（▶图8–15）。置于跟腓韧带，由于存在个人差异，在行走时，其有的在跖屈位紧绷，有的在背屈位紧绷（▶图8–16）。**内侧韧带（三角韧带）**抑制**外翻不稳定**，其由胫舟部、胫距前部、胫弹簧韧带（tibiospring ligament）、胫跟部、胫距后部（表层及深层）组成。最近的报告显示，胫弹簧韧带及内侧韧带胫距后部深层、胫距前部的存在率较高。

➔ 距腓前韧带 anterior talofibular ligament，ATFL

➔ 跟腓韧带 calcaneofibular ligament，CFL

➔ 距腓后韧带 posterior talofibular ligament，PTFL

- **前方稳定性与回旋不稳定性**：距腓前韧带与内侧韧带的胫距前部对踝关节的前方移动起稳定化作用。但距腓前韧带与胫距前部及胫舟部很少损伤，一般产生问题的是距腓前韧带损伤所导致的内旋方向回旋不稳定。Akhbari等进行遗体足部切除实验后发现，当切除距腓前韧带后，足部在跖屈位内旋角度会增大5°，轻度跖屈位时前方移动增加1.5mm。当进一步切除跟腓韧带，内旋、外旋角度继续增加3°，前方移动增加1mm，内翻角度增加5°。因此，当只有距腓前韧带损伤时，内旋不稳定问题会变得明显，若跟腓韧带也遭受损伤，则会出现多方向不稳定的问题（▶图8–17）。

动态稳定结构

腓骨长肌与**腓骨短肌**具有外翻作用，其作为动态稳定结构，对内翻不稳定起重要抑制作用。**胫骨后肌**则在抑制外翻不稳定时发挥重要作用。另外，腓骨长肌与胫骨后肌在足底的停止点几乎一致，其将足部向近位后方拉拽。因此，应对足关节不稳定症状时，需着重保证患者在负重位时胫骨后肌与腓骨长肌的

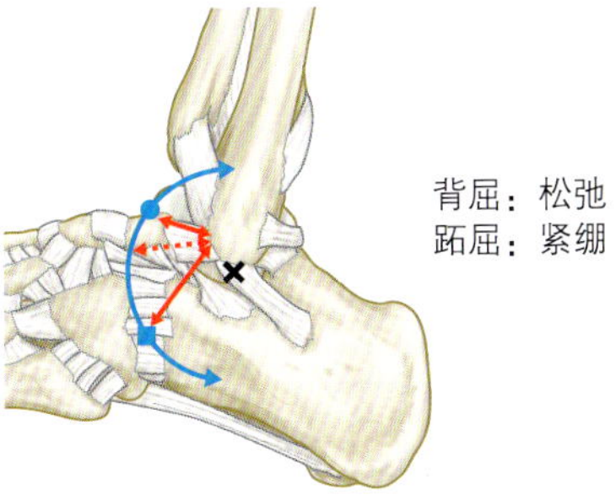

▶图8–15 不同肢位下距腓前韧带的状态

距腓前韧带于背屈位时●–✖的距离（红色箭头）变短（松弛），而在跖屈位时■–✖的距离变长（紧绷）

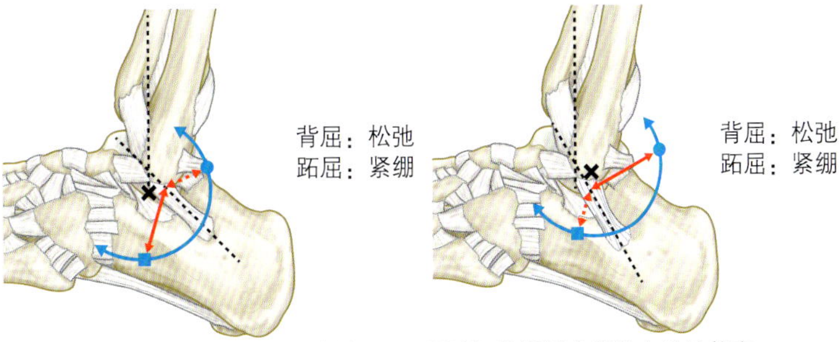

a. 跟腓韧带倾斜角度较大时的状态　b. 跟腓韧带倾斜角度较小时的状态

▶图8–16 行走时不同个体中跟腓韧带的状态

当个体跟腓韧带倾斜角度较大时，其在跖屈位紧绷；当个体跟腓韧带倾斜角度较小时，其在背屈位紧绷

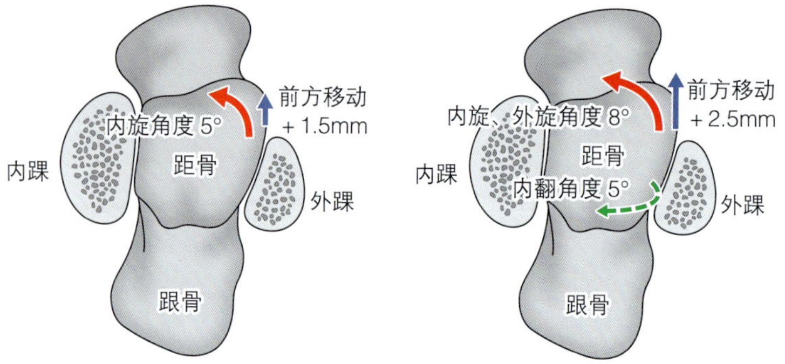

a. 仅距腓前韧带损伤　　b. 距腓前韧带、跟腓韧带复合损伤

▶图8-17　距腓前韧带、跟腓韧带损伤导致的不稳定

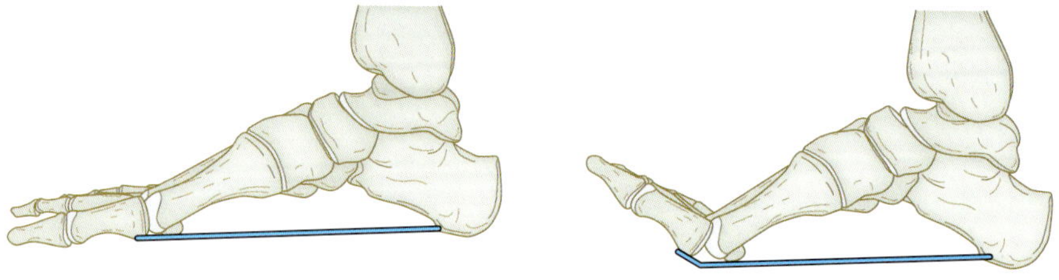

a. 跖趾关节背屈导致足底腱膜张力增大以及足弓举上

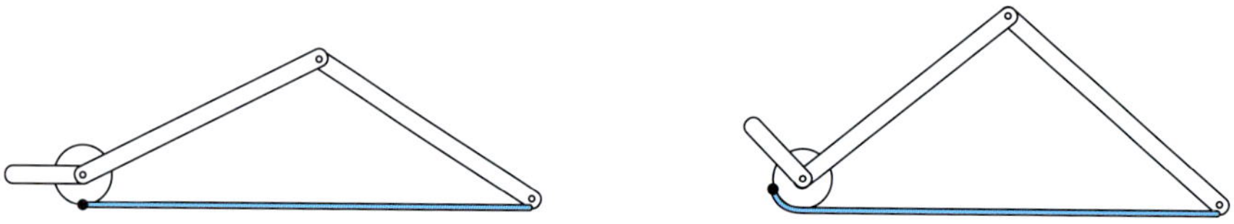

b. 绞盘机制模型

▶图8-18　绞盘机制

同时收缩。此外，Akhbari等在实验中发现，当向跟腱施加牵引力时，不稳定现象会减轻。因此，小腿三头肌的训练对解决足关节多方向不稳定问题亦有效。

b. 足部的稳定性

人体足部有3个弓形结构，在负重时，**足弓**高度降低，可缓冲及分散足部承受的负荷（**三角构造**），在行走周期中的站立阶段，由于脚趾伸展足弓刚性上升，辅助推进向前移动（**绞盘机制**）（▶**图8-18**）。因此，当足弓功能低下时，会导致上述功能弱化，不仅会引发足部及足关节的问题，还会引发小腿及膝部、腰部的问题。

内侧纵弓低下

内侧纵弓以足舟骨为顶点，由跟骨、距骨、足舟骨、内侧楔骨、第1跖骨组成。如上节所述，当承受荷重时距舟关节运动幅度大，后足部产生跖屈、外翻、内旋运动，前足部产生背屈、外翻、外展运动，导致足弓降低。

足弓的静态支撑结构中，**足底筋膜**能够产生最大的张力，其次为**跟舟韧带**（SL）、**足底长韧带**。其中足底筋膜对后足部跖屈与前足部背屈起制动作用，跟舟韧带对运动幅度最大的距舟关节背屈及外展起制动作用。**胫骨后肌**在跳跃韧带表层延伸，该肌肉对距舟关节回外、内转发挥作用，为内侧纵弓的支撑组织之一。此外，**腓骨长肌**对前足部外翻、外展发挥作用，并对前足部跖屈起作用，一般认为其参与内侧纵弓支撑功能。

➔ 跟舟韧带 spring ligament，SL

横弓功能低下

足部横弓可分为中足骨范围部分与足跟骨范围部分，前者由5根跖骨构成，顶点为第2跖骨，**跖骨深横韧带**对该处足弓发挥重要支持作用。后者由内侧、中间、外侧楔骨及骰骨组成，顶点为中间楔骨，跖跗关节对该处足弓发挥重要支持作用，而腓骨长肌及踇收肌斜头作为动态稳定结构发挥作用。

外侧纵弓功能低下

外侧纵弓由跟骨、骰骨、第5跖骨组成，其中骰骨为顶点。足底长韧带、分歧韧带及跟骰背侧韧带对此足弓发挥支撑作用。外侧纵弓与内侧纵弓及横弓相比，足弓降低一般不会成为其主要问题。腓骨长肌与腓骨短肌、小趾展肌起动态稳定结构作用。

足底核心系统（foot core system）

McKeon等主张足部如脊柱的稳定结构一样，其中存在一个掌管稳定性的核心系统，其认为足部固有肌为足部自有稳定系统。足底内、外侧神经支配足部固有肌，将上述神经截断会导致足部内侧纵弓低下。足部固有肌中，踇展肌与趾短屈肌、小趾展肌沿足部长轴方向延伸，对前足部跖屈起作用，因此可认为上述肌肉的张力对纵弓起支撑作用（▶图8-19）。

此外，针对扁平足的研究中，一些研究认为病例的踇展肌过于发达，而另一些研究认为病例的踇展肌萎缩，且指出小趾展肌截面面积缩小。

总而言之，足部固有肌整体在对支撑足弓时承担了重要功能。

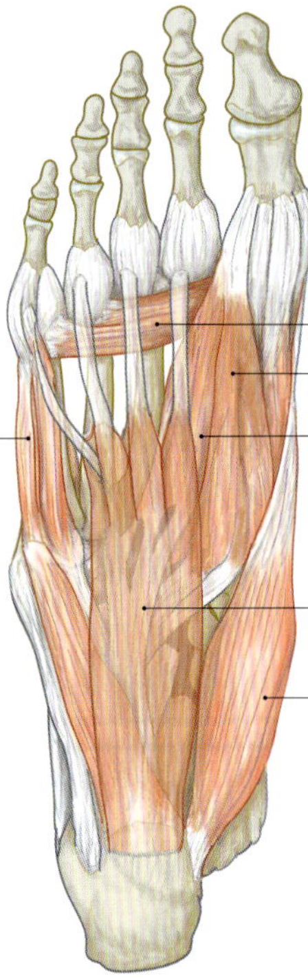

▶**图8-19　足部固有肌**

趾短屈肌为透视图

总结

■灵活性

要使足关节获得足够背屈活动度，在距小腿关节前面需重视距骨前脂肪垫，在其后面需重视跗长屈肌及其周边结构。此外，踝腿关节与距下关节的运动情况与负重位足关节灵活性具有高度相关性。因此，保证胫骨后肌腱及腓骨肌腱具有良好的滑动性、保证跗骨窦具有良好的柔软性十分重要。

要使足关节获得足够跖屈活动度，则需保证通过距小腿关节前面的伸肌腱、腓深神经等神经及血管具有良好的滑动性。此外，在临床上需重视出现于距小腿关节后面的三角骨以及跗长屈肌的撞击问题。

■稳定性

各种韧带在维持稳定时发挥重要作用，而韧带易损伤，因此在临床上多成为问题。但在物理治疗角度来看，腓骨后肌与腓骨肌群、足部固有肌等动态稳定结构较韧带更为重要，应着眼于强化上述肌肉的肌力。

2 改善足关节及足部功能所需的解剖学知识

(1) 距骨前脂肪垫

位于距骨前方的伸肌群（趾长伸肌、踇长伸肌、胫骨前肌）的腱各自在**伸肌支持带**（纤维鞘）之中向远端延伸，其周围存在滑液鞘。小腿伸肌群肌腱的滑液鞘在深层形成关节囊的纤维层，在更深层处转化为距骨前脂肪垫（▶图8-8，p.174），即需重视距骨前脂肪垫周边疏松结缔组织中发生的“基质损耗”问题（▶图8-20）。

(2) 跗骨窦与伸肌支持带、趾短伸肌及踇短伸肌的关系

跗骨窦：距骨下面的距骨沟与跟骨上面的跟骨沟相对形成的空间

跗骨窦为距下关节前、中关节面的后面到后方，距下关节后关节面的前面到前方范围所包围形成的空间（▶图8-21）。其夹在距下关节的前关节面、中关节面与后关节面之间。最近研究显示，跗骨窦的关节囊与距跟骨间韧带及伸肌下支持带相连续。

笔者曾观察到，踇短伸肌及趾短伸肌起始于**项韧带**及伸肌下支持带的例

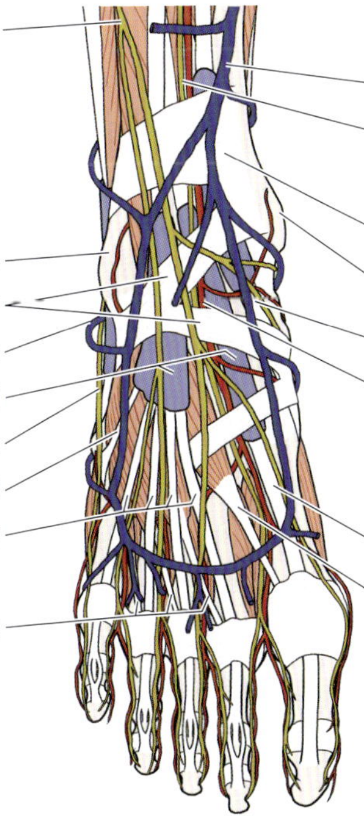

▶图8-20　足背的腱与滑液囊

［河上敬介，荒川高光：第8章 局所解剖学と体表解剖学．野村嶬（編集）：標準理学療法学・作業療法学 専門基礎分野 解剖学第5版．p477，図8-100，医学書院，2020より］

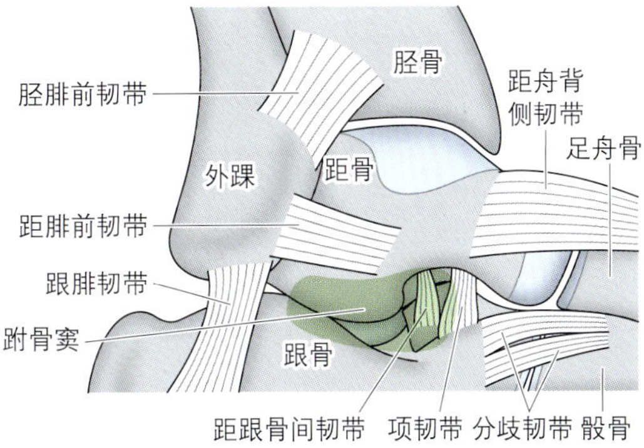

▶图8-21　跗骨窦（外侧面）

子。而项韧带是构成跗骨窦的关节囊的一部分（▶图8-22）。

伸肌下支持带于跗骨窦处与距跟关节关节囊相连续，且为䠀短伸肌与趾短伸肌起始点。因此，当由于距小腿关节内翻或遭受戳伤导致跗骨窦周围受损时，与伸展性较低的致密结缔组织，即伸肌下支持带及距下关节关节囊相比，䠀短伸肌、趾短伸肌更易受损。此外，有望通过治疗䠀短伸肌、趾短伸肌来改变伸肌下支持带的张力状况。

（3）距小腿关节周边处䠀长屈肌的局部解剖学

䠀长屈肌起始于腓骨后面，其于胫骨后肌后方处向内侧延伸。胫后动脉、静脉及胫神经位于内侧处，趾长屈肌在内侧深层延伸。腓骨短肌腱位于趾长屈肌外侧，**跟腱脂肪垫**（KFP）位于䠀长屈肌浅层及跟腱之间，䠀长屈肌腱周围的滑液鞘深层存在关节囊。上述结构之间存在大量疏松结缔组织（▶图8-23）。跟腱脂肪垫分为几部分，将各处脂肪组织隔开的结构，无非是疏松结缔组织。因此，对分布于跟腱脂肪垫周边，将其分隔为数个部分的疏松结缔组织状态进行判断至关重要。

在治疗跟腱断裂等病症时，需保证䠀长屈肌停止腱的滑液鞘、跟腱脂肪垫及其周边连续的疏松结缔组织（神经及血管）的可动性，而要达到此目的需要着眼于消除外膜中“基质损耗”的状态。

（4）胫骨后肌与腓骨长肌停止腱处的局部解剖学

胫骨后肌腱在小腿深层屈肌群中的最深层延伸，其在内踝后下方改变停止腱走向，通过**跟舟韧带**表层。内踝后方呈滑车状，其改变胫骨后肌停止腱的方

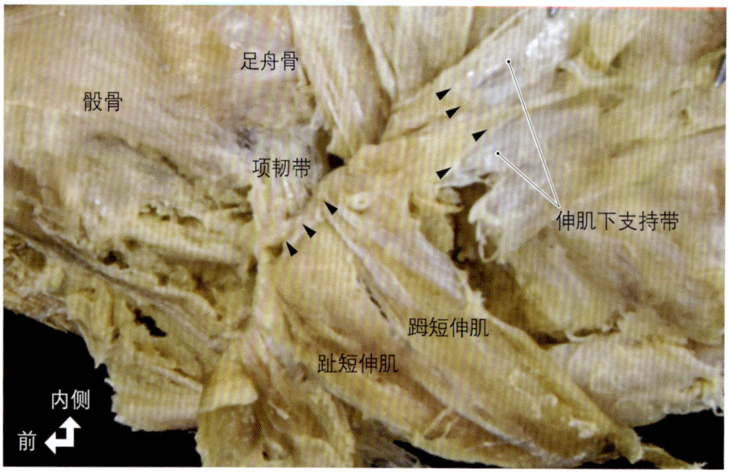

▶**图8-22　䠀短伸肌与趾短伸肌的伸肌下支持带以及其在项韧带的起始点**
上图分别切断伸肌下支持带及䠀短伸肌、趾短伸肌的停止点，将其向近位外侧外翻，以观察䠀短伸肌及趾短伸肌的里面状况。标三角处可见，䠀短伸肌、趾短伸肌于伸肌下支持带及项韧带处起始

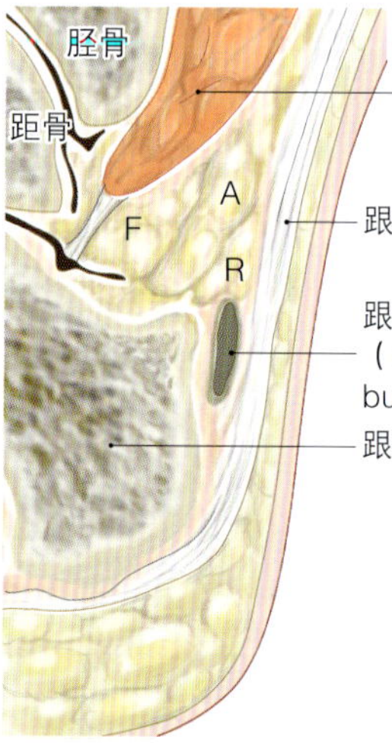

▶**图8-23　跟腱脂肪垫（KFP）**
A：跟腱部分
F：䠀长屈肌部分
R：跟腱楔部分（retrocalcaneal wedge）

向。胫骨后肌停止于足舟骨、内侧楔骨及第一跖骨底，胫骨前肌、腓骨长肌亦于此处停止（▶图8-24）。相对于足舟骨、内侧楔骨及第1跖骨底，胫骨前肌从上方向内侧环绕，于底面停止，而胫骨后肌从内踝后方伸出停止腱于上述底面停止。此外，腓骨长肌腱在通过外踝后方后，从第5跖骨底外侧绕向底面，在足底最深层即各跖骨底面外侧向内侧延伸，停止于足舟骨、内侧楔骨及第1跖骨底处。同时，**腓骨长肌**与胫骨后肌构成同一停止腱。因此，胫骨前肌将足舟骨、内侧楔骨及第1跖骨向内侧上方牵引，胫骨后肌将上述停止部向后方牵引，腓骨长肌将该停止部向外侧牵引。胫骨前肌、胫骨后肌及腓骨长肌的停止部大致在**内侧纵弓顶点**处。腓骨长肌具有维持横弓稳定的作用。

因此，当足部内侧纵弓及横弓降低，可推测胫骨前肌、胫骨后肌或腓骨长肌中的一个或几个发生了问题。同时，通过恢复胫骨前肌、胫骨后肌或腓骨长肌的灵活性，可能有利于维持足部内侧纵弓及横弓的稳定性。

（5）腓肠神经的走行（▶图8-25）

通常，**腓肠神经**的知觉支遍布到小趾外侧尖端。此外，虽有个人差异，但一般认为腓肠神经与**足背外侧皮神经**（腓浅神经分支）有交汇，并向内侧脚趾发出知觉支。腓肠神经在腓骨长肌及腓骨短肌浅层处与小隐神经一同延伸，通过外踝后方后上行。其在跟腱外侧贯穿筋膜后，进入腓肠肌与小腿筋膜之间。小隐神经在筋膜表层继续延伸，而腓肠神经则进入筋膜深层。

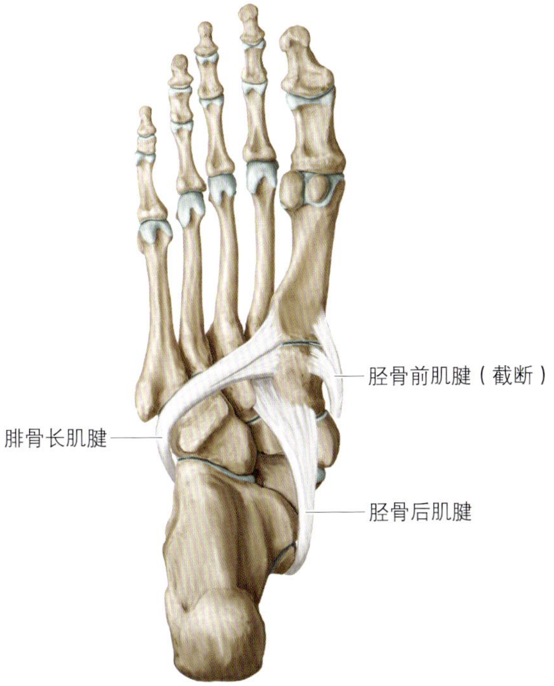

▶图8-24　足底的腱

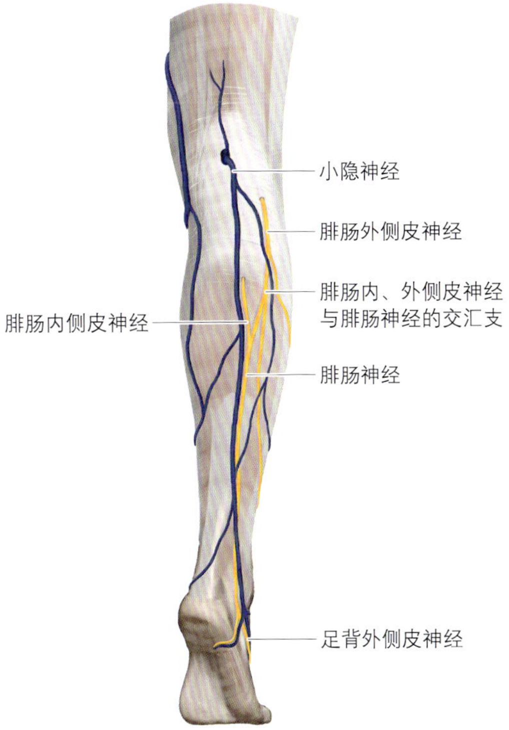

▶图8-25　腓肠神经

小腿筋膜主要结构为致密结缔组织。腓肠神经与腓肠肌内侧头及外侧头之间上行。腓肠神经由作为胫神经分支的腓肠内侧皮神经及作为腓总神经分支的腓肠外侧皮神经的交汇支组成。虽存在个人差异，但可以认为腓肠神经主体为胫神经分支。

（6）足部固有肌群

足部固有肌群（intrinsic muscles of the foot）是解剖学中对足部肌肉的称呼，其指起始点与停止点皆在足部之中的肌群，大致可分为足背肌群与足底肌群。

足底肌群中，包括鱼际肌、小鱼际肌及跖肌（▶图8–26）。此外，足底肌肉整体分为4层。由于人类足底关节基本不会大幅度运动，因此可认为足部固有肌群，特别是足底肌肉对维持距小腿关节及距下关节以上的足部稳定性具有重要作用。

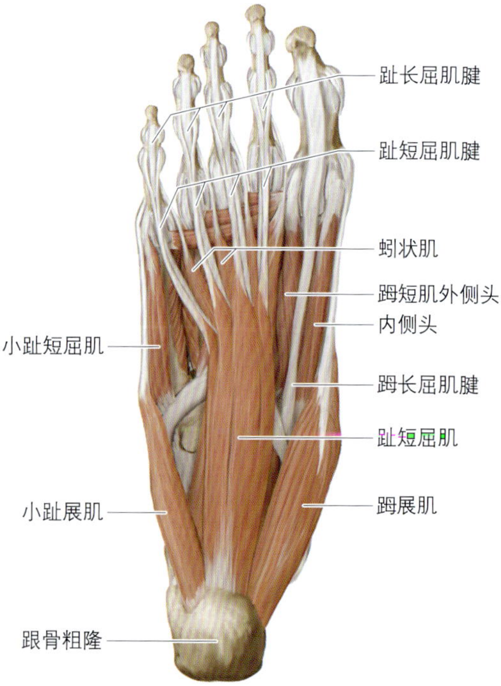

▶**图8–26　足底肌肉（足部固有肌）表层**
（坂井建雄：標準解剖学．p331，図7–20A，医学書院，2017より）

浅层肌与深层肌

近期，锻炼学中将肌肉分为**浅层肌与深层肌**。前者位于人体表层，体积较大，能够使关节进行大幅度运动。后者则位于人体深层，主要发挥支撑人体中心，维持人体姿势的功能。笔者常收到诸如如何分辨浅层肌和深层肌的疑问。但要注意，浅层肌和深层肌并不是解剖学术语，并且很难断定某类肌肉仅具备驱动关节或维持人体姿态的功能。

从字面上看，“浅层肌”“深层肌”似乎可以表示解剖学中的“表层”与“深层”。但在解剖学中，表层肌肉并不能与驱动关节的肌肉画等号。例如**面肌**是脸部最表层的浅层肌，但几乎不参与关节运动。其他，诸如位于前臂最表层的**掌长肌**也不参与关节运动，位于股部最表层的**缝匠肌**其驱动关节的功能甚至不如位于其深层的股四头肌。至于深层肌，典型代表为**膈膜**，其功能为进行呼吸。位于前臂深层的**指深屈肌**在手指屈曲时发挥主要作用，作为股后面深层肌的**半膜肌**与作为内收肌群最深层肌肉的**大收肌**都主要负责驱动关节的作用。综上所述，所谓“浅层肌”“深层肌”无法用解剖学说明。

在上述认识下将视线转到足底肌群，可发现足底的四层肌肉主要起**稳定足部**的作用，即无论其属于表层肌肉还是深层肌肉，其整体都发挥着维持人体姿势的功能。位于足底表层的趾短伸肌、踇展肌及小趾展肌可称为“浅层肌”，但不能否定其维持足部稳定的作用。笔者认为，应逐一判断足底肌群的功能，以维持足部稳定为目的进行锻炼，即对足底肌群进行适当平衡的训练，使其能保证足部具有适当的灵活性并具有充分的稳定性。

3 改善足关节及足部功能的超声引导下疗法

（1）针对踝关节前胫距脂肪垫及伸肌腱的疗法

当足关节背屈，**伸肌腱**在距小腿关节处向上运动，产生空隙。距骨前脂肪垫进入上述空隙，朝近位滑动。因此，距骨前脂肪垫的状态异常会导致距小腿关节前面产生撞击。此外，距骨前脂肪垫属于腓深神经、胫前动脉、静脉周边的结缔组织组成成分，存在于关节周边，其在关节运动时保证神经及血管的灵活性。由于距骨前脂肪垫状态异常会导致神经及血管的滑动性降低，因此其可被视作导致足关节前面慢性疼痛及跖屈、背屈活动度受限的原因。

针对踝关节前脂肪垫及伸肌腱的疗法

以足关节跖屈、背屈中间位作为初始肢体位，使患者自主反复进行脚趾伸展运动及足关节背屈运动。治疗师在患者做足关节背屈时，将位于胫骨前肌腱及趾长伸肌腱深层的距骨前脂肪垫向近位及表层移动（▶图8-27）。若发现患者足部灵活性较低，可于患者足关节最大背屈位处，在各肌腱上移的状态下从其深层侧方对脂肪垫进行压迫并施加剪切力。此外，治疗师需触诊位于踇展肌腱及胫骨前肌腱之间的腓深神经，以促进伴随足关节跖屈时神经向远端的滑动为目的，压迫神经周边的结缔组织，指导患者进行足关节跖屈及脚趾屈曲运动。

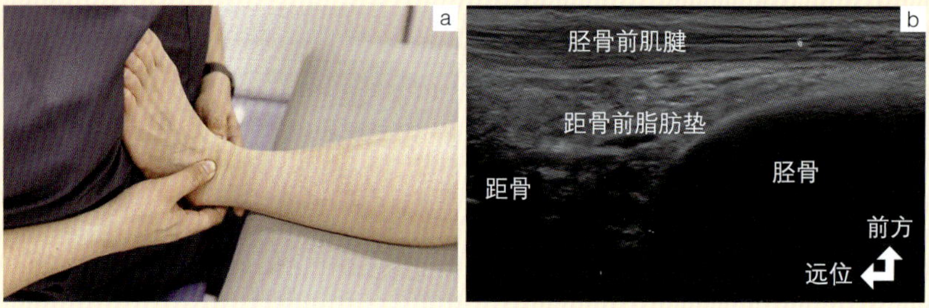

▶图8-27

视频8-27

（2）针对踇长屈肌的疗法

跟腱脂肪垫（KFP）、胫神经及胫后动脉、腓骨短肌、后方关节囊分别存在于踇长屈肌表层、内侧、外侧及深层。因此，上述结构之间的结缔组织发生异变时，会导致踇长屈肌滑动性降低。由于踇长屈肌广泛分布于距小腿关节后面，因此当其滑动性降低时，会极大程度限制背屈运动。此外，诸如芭蕾舞者及足球运动员，因其经常进行踇趾屈曲及足关节跖屈运动，会由于过度使用踇长屈肌导致腱鞘炎。踇长屈肌发生滑膜炎或其周围结缔组织肥厚化，会导致在跖屈时踝关节夹入足关节后方的问题。要防止踝关节发生背屈限制及夹入问题，需要预防踇长屈肌及其深层的结缔组织状态异变。

针对踇长屈肌与跟腱脂肪垫之间结构的疗法

自踇长屈肌内侧、外侧及表层进行治疗，在深层获得与表层一样的柔软性后继续治疗。在踇长屈肌内侧触诊**腓神经和胫后动脉**、**静脉**，在用手指压迫神经周围的状态下指导患者进行自主踇趾屈曲、伸展运动（▶图8-28）。

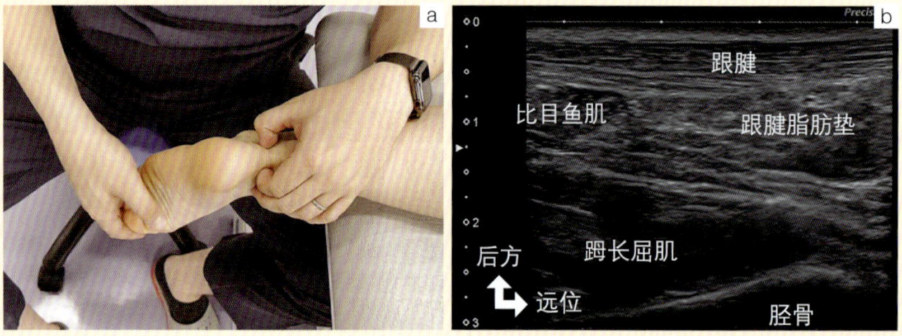

▶图8-28

视频8-28

针对踇长屈肌及腓骨短肌、跟腱脂肪垫之间结构的疗法

确定踇长屈肌与**腓骨短肌**的分界处，从足关节后外侧将手指插入患者腓骨短肌深层部，进行足部外展，使腓骨短肌收缩（▶图8-29a）。将腓骨短肌向前外侧移动，使其尽可能远离踇长屈肌。

治疗**跟腱脂肪垫**时，确定位于跟腱深层相当于踇长屈肌表层的区域，由内侧及外侧进行夹持，以使踇长屈肌滑动为目的指导患者进行踇趾屈曲、伸展运动（▶图8-29b）。当脚趾伸展，踇长屈肌向远端滑动时，跟腱脂肪垫的深层部分也向远端滑动。但由于其表层部分不移动或会向近位稍做移动，因此治疗时要对跟腱脂肪垫分为浅层部分与深层部分，使其分别向近位及远端移动。

治疗**踇长屈肌深层部分**时，需自足关节外侧对踇长屈肌向内侧方向施加压迫力。这是因为若从内侧进行压迫，会压迫到胫神经，易产生痛感，并且很难对深层部分进行充分治疗，因此从外侧进行治疗效果更佳。

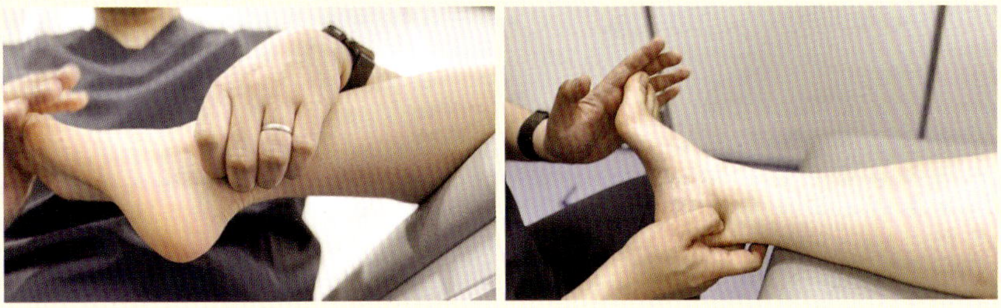

a. 对踇长屈肌及腓骨短肌之间结构进行治疗　b. 对踇长屈肌及跟腱脂肪垫之间结构进行治疗

▶图8-29

视频8-29a

视频8-29b

（3）针对胫骨后肌腱的疗法

胫骨后肌腱在内踝后下方呈滑车状，通过**跟舟韧带**（SL）表层。当滑车的滑液囊产生炎症或病变胫骨后肌发生过紧张时，内踝后方的滑车处的摩擦应力将增大。此外，在负重位时，内侧纵弓降低，距舟关节的外展、背屈的力学对线增大后，胫骨后肌腱将被迫向远端过度滑动，导致对内踝后方滑车部的摩擦应力增大，同时也导致对位于胫骨后肌与跟舟韧带之间的结缔组织施加的压力及摩擦力增大。

针对于滑液囊的炎症，治疗师应与医生合作在减轻炎症的同时应用物理治疗改善胫骨后肌腱的滑动性。

提升胫骨后肌腱滑动性的疗法

胫骨后肌腱在足关节内翻时向内侧移动。因此可在足关节内翻的同时，徒手使患者的胫骨后肌腱向内侧移动（▶图8-30）。此外，考虑到负重位时的背屈限制，需要修正距舟关节的力学对线。笔者在临床中使用踏板及束带，确认修正距舟关节力学对线时的背屈角度。

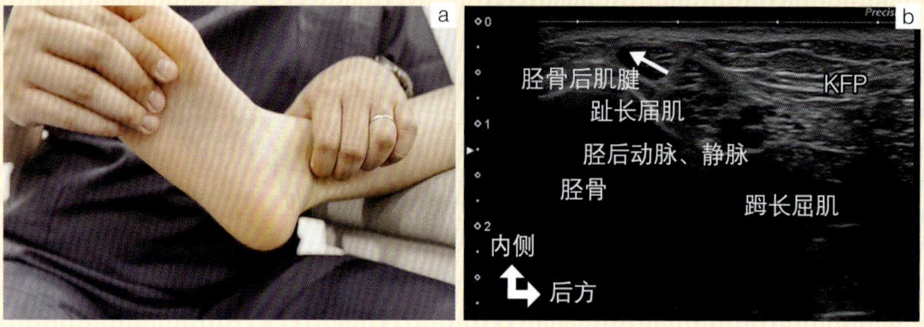

▶图8-30

视频8-30

（4）针对腓骨肌腱的疗法

腓骨长肌、**腓骨短肌**在外踝后下方呈滑车状，其腱的走向改变。该部位发生腱鞘炎后，类似于胫骨后肌腱的情况，会导致摩擦应力增大，产生背屈限制。

针对腓骨肌腱的疗法

促进腓骨长肌、短肌的肌肉收缩时，需改变施加抑制力的位置。由于腓骨长肌在足部外侧向第1跖骨底侧环绕，因此要向第1跖骨底侧施加抑制力，使患者做足关节的跖屈及外展运动（▶图8-31a）。而**腓骨短肌**附着于第5跖骨底之上，因此需对第5跖骨底施加抑制力，使患者在足关节轻度跖屈位时进行足部外展运动（▶图8-31b）。重复进行上述步骤促进肌肉的收缩与松弛，减轻肌肉紧张。

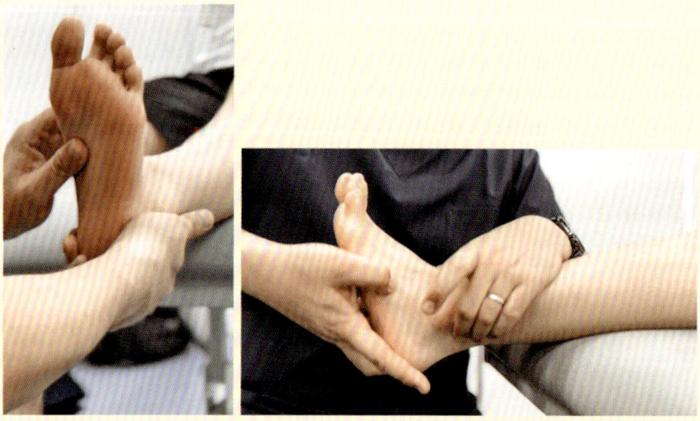
a. 腓骨长肌的收缩与松弛 b. 腓骨短肌的收缩与松弛
▶图8-31

视频8-31a

视频8-31b

针对腓骨长肌-比目鱼肌之间的疗法

腓骨长肌具有足关节外翻作用。因此，在肌腹中央部将手指插入与腓骨长肌及其相邻的比目鱼肌之间，通过使足关节进行外翻运动，能够活动腓骨长肌与比目鱼肌之间的部分（▶图8-32）。

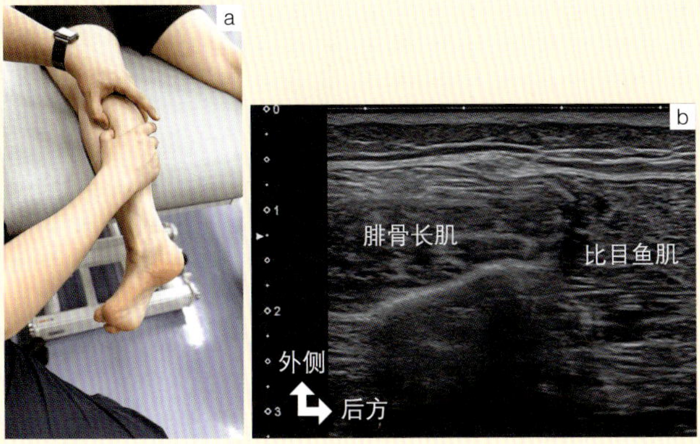

▶图8-32

视频8-32

此外，由于荷重足弓低下时，通过对作为弓保持肌的腓骨长肌施加伸展应力来增强摩擦应力。因此，在降低腓骨长肌、腓骨短肌的肌肉紧张的同时，支持外侧纵足弓，由此减弱腓骨长肌的张力，减轻摩擦应力。

（5）针对腓肠神经的训练

腓肠神经在跟腱外侧下行，于跟腱脂肪垫外侧表层延伸。由于腓肠神经也分布于跟腱处，因此可感知跟腱的伸展情况以及痛觉。其在跟腱脂肪垫外侧表层下行，因此当跟腱脂肪垫发生异常时，也会导致腓肠神经滑动性降低。

提升腓肠神经滑动性的疗法

腓肠神经在外髁后方皮下的浅层部，能够在腓骨肌腱与跟腱之间予以触诊。因此，通过以错位的方式进行自跟腱拉离腓肠神经的操作，能够治疗腓肠神经周围的疏松结缔组织（▶图8-33）。

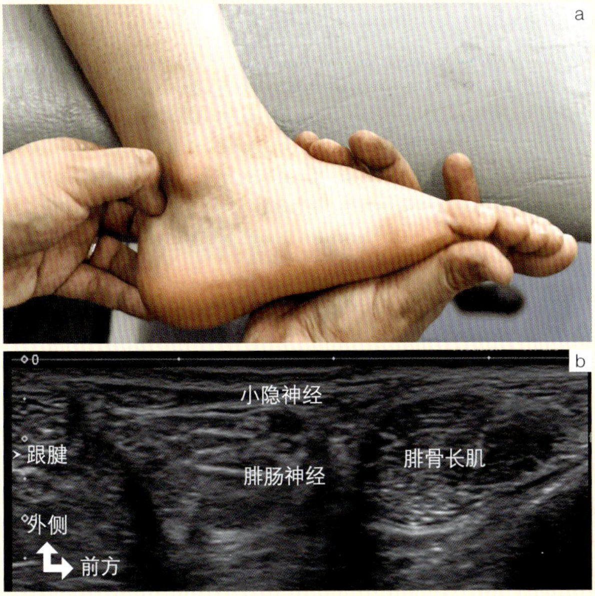

▶图8-33

视频8-33

（6）针对跗骨窦的疗法

跗骨窦中存在疏松结缔组织以及伸肌下支持带。由于其近位存在距腓前韧带（ATFL），该韧带损伤后的治愈过程中会产生瘢痕以及结缔组织肥大化情况。上述情况会导致伸肌下支持带张力变大，导致背屈运动时伸肌腱无法顺利上移，产生背屈限制。

针对跗骨窦处疏松结缔组织的疗法

踇短伸肌及趾短伸肌附着于跗骨窦远端侧，因此可通过徒手方式，伴随着脚趾的伸展运动诱导患者跗骨窦处的疏松结缔组织随着伸肌群一同向远端滑动（▶图8-34）。

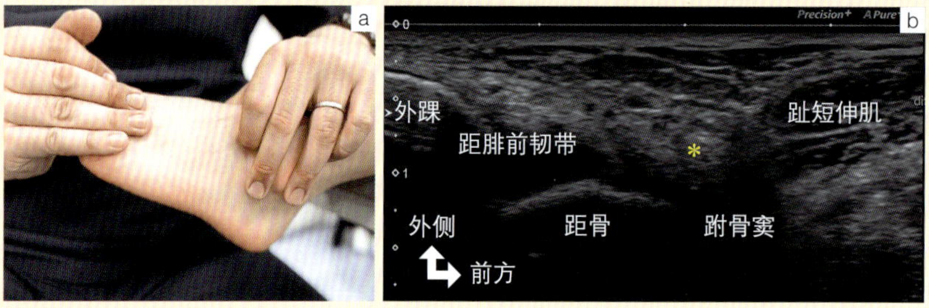

▶图8-34
标*处为跗骨窦表层的疏松结缔组织

视频8-34

（7）足部非固有肌的训练

针对胫骨后肌、腓骨长肌及短肌的训练

在足部非固有肌中对胫骨后肌、腓骨长肌及短肌的训练至关重要（▶图8-35）。在非负重位进行**胫骨后肌**训练时，需考虑到胫骨前肌的补偿运动，将患者足关节置于跖屈位，对内翻运动施加抑制力（▶图8-36）。

针对小腿三头肌的训练

小腿三头肌训练在维持足关节稳定中具有重要意义，可在站立位进行提踵锻炼（▶图8-37）。**提踵训练**的运动范围设定在自最大跖屈位至背屈位之间，通过固定节律进行训练（每秒1次），可使跟腱及筋膜受到被动性刺激，有望使肌肉纤维束长度增加。此外，进行提踵运动时，在外展位时腓骨肌群及腓肠肌外侧头（视频8-37b）肌肉活跃度增高，而在内收位时胫骨后肌及趾长屈肌（视频8-37c）的肌肉活跃度增高。

视频8-37b

视频8-37c

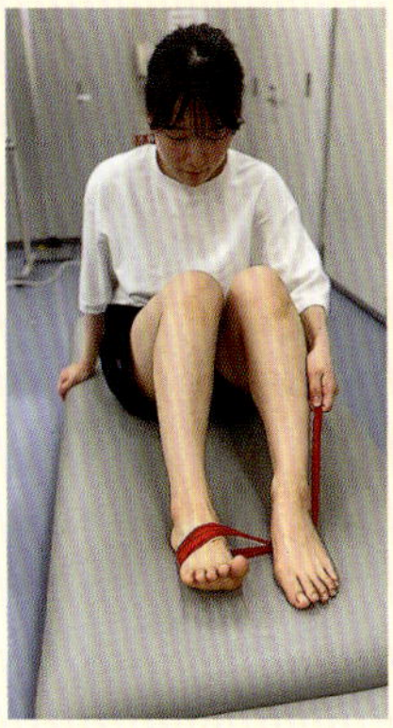

▶图8-35 腓骨长肌训练

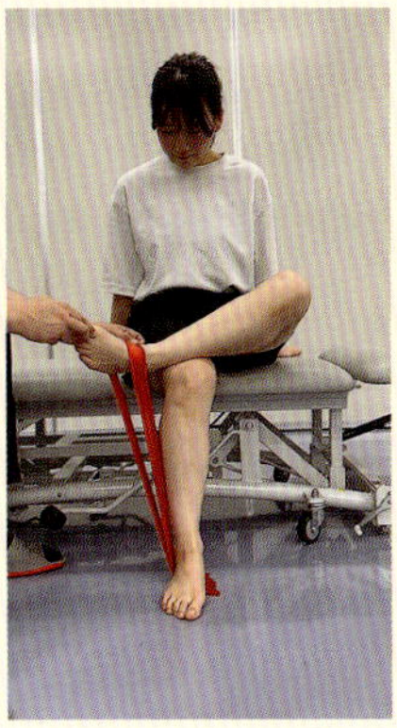

▶图8-36 胫骨后肌训练

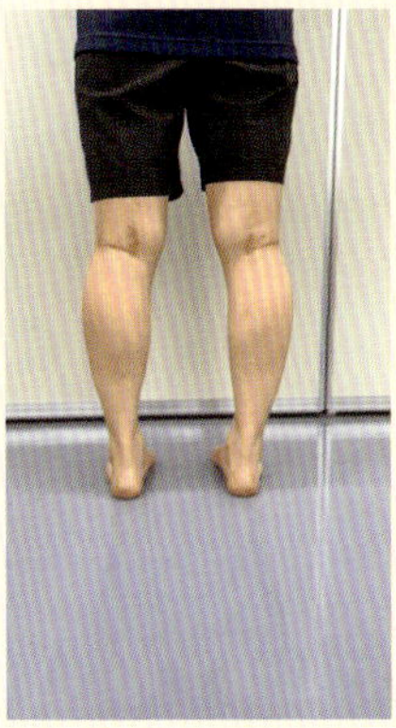

▶图8-37 提踵锻炼

视频8-35

视频8-36

视频8-37

（8）足部固有肌的训练

脚趾抓毛巾法、脚趾屈曲法、脚趾张开法是惯用的足部固有肌锻炼方法。2017年的系统回顾调查显示，治疗足底腱鞘炎时，通过锻炼足部固有肌可改善其机能，减轻其疼痛。

缩足运动（short foot exercise）

最近，**缩足运动**（SFE）在物理治疗中受到瞩目。该运动是在不屈曲脚趾的情况下使内侧纵足弓上举（▶图8-38）。针对缩足运动的研究显示，在为期4周的介入治疗后，患者行走时其胫骨前肌、腓骨长肌的肌肉活跃度有所降低，但不会造成变形，也不会对足关节力矩造成影响。

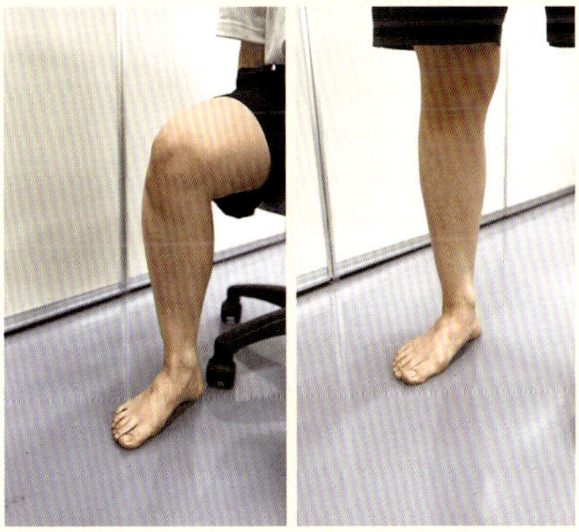

a. 坐位　　b. 站立位

▶图8-38

视频8-38a

视频8-38b

另一方面，冈村的研究报告显示，为期8周的介入治疗对足部力学对线、行走时后足部的内翻、外翻的活动度产生了影响。此外，治疗足部力学对线障碍时，在8周内同时进行矫正鞋垫疗法及缩足运动，发现踇展肌断面面积情况以及踇屈肌肌力情况得到改善。可见，一定期间的缩足运动会使踇展肌及足部力学对线发生变化，并对行走造成影响。

Gooding等对缩足运动时的肌肉活动进行了研究，其通过MRI对缩足运动、脚趾张开运动、踇指伸展训练、第2～5趾伸展运动前后情况进行对比，评估踇展肌、趾短屈肌、小趾展肌、足底方肌、小趾短屈肌、踇收肌斜头、踇短屈肌、骨间足底肌、骨间背侧肌、蚓状肌的活动状态。结果显示，缩足运动时小趾展肌活跃性最高，活跃度较平时平均增加34.9%。同时，踇展肌的活跃度也增加了29.7%。

而在脚趾张开运动中，小趾展肌的肌肉活跃度增加量最大达到35.2%，其次为踇收肌斜头活跃度增加31.5%，小趾短屈肌平均增加30.2%活跃度。因此，当想要提高小趾展肌及踇收肌斜头的肌肉活跃度时，较缩足运动，脚趾张开运动更为有效。此外，Taddei等对足部固有肌进行了包括缩足运动的多种复合锻炼，其研究显示踇展肌、小趾展肌、踇短屈肌、趾短屈肌的体积状况得到改善，并且跑步状态下的前方推进力情况也得以改善。

综上所述，在对足部固有肌进行训练时，不可止步于将足部固有肌作为一个整体进行训练，还要针对性地对特定肌肉进行特定训练法，在此前提下进行复合锻炼。

参考文献

[1] Asla RJ, et al: Six DOF in vivo kinematics of the ankle joint complex: Application of a combined dual-orthogonal fluoroscopic and magnetic resonance imaging technique. J Orthop Res 24: 1019-1027, 2006.

[2] Roach KE, et al: In Vivo Kinematics of the Tibiotalar and Subtalar Joints in Asymptomatic Subjects: A High-Speed Dual Fluoroscopy Study. J Biomech Eng 138: 0910061-0910069, 2016.

[3] Nester CJ: Lessons from dynamic cadaver and invasive bone pin studies: do we know how the foot really moves during gait? J Foot Ankle Res 2: 18, 2009.

[4] Koo S, et al: Plantar-flexion of the ankle joint complex in terminal stance is initiated by subtalar plantar-flexion: A bi-planar fluoroscopy study. Gait Posture 42: 424-429, 2015.

[5] Kido M, et al: Effect of therapeutic insoles on the medial longitudinal arch in patients with flatfoot deformity: a three-dimensional loading computed tomography study. Clin Biomech (Bristol, Avon) 29: 1095-1098, 2014.

[6] Lundgren P, et al: Invasive in vivo measurement of rear-, mid- and forefoot motion during walking. Gait Posture 28: 93-100, 2008.

[7] Faber FW, et al: Mobility of the first tarsometatarsal joint in relation to hallux valgus deformity: anatomical and biomechanical aspects. Foot Ankle Int 20: 651-656, 1999.

[8] Rolling BA, et al: Biomechanics of the first ray. Part Ⅳ: the effect of selected medial column arthrodeses. A three-dimensional kinematic analysis in a cadaver model. J Foot Ankle Surg 41: 278-285, 2002.

[9] 亀山泰, 他: ランニングにおける母趾MTP 関節の動作解析. 日本臨床バイオメカニクス学会誌 17: 451-455, 1996.

[10] Edama M, et al: The effects on calcaneofibular ligament function of differences in the angle of the calcaneofibular ligament with respect to the long axis of the fibula: a simulation study. J Foot Ankle Res 10: 60, 2017.

[11] Campbell KJ, et al: The ligament anatomy of the deltoid complex of the ankle: a qualitative and quantitative anatomical study. J Bone Joint Surg Am 96: e62, 2014.

[12] Clanton TO, et al: Radiographic Identification of the Deltoid Ligament Complex of the Medial Ankle. Am J Sports Med 43: 2753-2762, 2015.

[13] Won HJ, et al: Morphological variations of the deltoid ligament of the medial ankle. Clin Anat 29: 1059-1065, 2016.

[14] Akhbari B, et al: Characterization of ankle kinematics and constraint following ligament rupture in a cadaveric model. J Biomech Eng 141: 1110121-1110128, 2019.

[15] 柿ケ原拓哉, 他: 3次元剛体バネモデルを用いた足部靱帯機能の低下と扁平足発生の関係の力学的解析. 臨床バイオメカニクス 34: 217-224, 2013.

[16] Solan MC, et al: Ligamentous restraints of the second tarsometatarsal joint: a biomechanical evaluation. Foot Ankle Int 22: 637–641, 2001.
[17] Castro M, et al: Lisfranc joint ligamentous complex: MRI with anatomic correlation in cadavers. AJR Am J Roentgenol 195: W447–W455, 2010.
[18] McKeon PO, et al: The foot core system: a new paradigm for understanding intrinsic foot muscle function. Br J Sports Med 49: 290, 2015.
[19] Folkowski P, et al: Intrinsic pedal musculature support of the medial longitudinal arch: an electromyography study. J Foot Ankle Surg 42: 327–333, 2003.
[20] Angin S, et al: Contributions of foot muscles and plantar fascia morphology to foot posture. Gait Posture 61: 238–242, 2018.
[21] Zhang X, et al: Comparison of foot muscle morphology and foot kinematics between recreational runners with normal feet and with asymptomatic over–pronated feet. Gait Posture 54: 290–294, 2017.
[22] Kudo S, et al: Comparison of foot kinematics and the morphology of intrinsic musculature of the foot using a foot–type classification based on function. J Phys Ther Sci 32: 238–242, 2020.
[23] Yamaguchi R, et al: Anatomy of the tarsal canal and sinus in relation to the subtalar joint capsule. Foot Ankle Int 39: 1360–1369, 2018.
[24] Tuijthof GJ, et al: Determination of consistent patterns of range of motion in the ankle joint with a computed tomography stress–test. Clin Biomech (Bristol, Avon) 24: 517–523, 2009.
[25] Doral MN, et al: Functional anatomy of the Achilles tendon. Knee Surg Sports Traumatol Arthrosc 18: 638–643, 2010.
[26] Kudo S, et al: Effect of plyometric training on the fascicle length of the gastrocnemius medialis muscle. J Phys Ther Sci 32: 277–280, 2020.
[27] Akuzawa H, et al: The influence of foot position on lower leg muscle activity during a heel raise exercise measured with fine–wire and surface EMG. Phys Ther Sport 28: 23–28, 2017.
[28] Huffer D, et al: Strength training for plantar fasciitis and the intrinsic foot musculature: A systematic review. Phys Ther Sport 24: 44–52, 2017.
[29] Kim J, et al: Effects of a 4–week short–foot exercise program on gait characteristics in patients with stage Ⅱ posterior tibial tendon dysfunction. J Sport Rehabil 30: 120–128, 2020.
[30] Okamura K, et al: Effects of plantar intrinsic foot muscle strengthening exercise on static and dynamic foot kinematics: A pilot randomized controlled single–blind trial in individuals with pes planus. Gait Posture 75: 40–45, 2020.
[31] Jung DY, et al: Effect of foot orthoses and short–foot exercise on the cross–sectional area of the abductor hallucis muscle in subjects with pes planus: a randomized controlled trial. J Back Musculoskelet Rehabil 24: 225–231, 2011.
[32] Gooding TM, et al: Intrinsic foot muscle activation during specific exercises: A T2 time magnetic resonance imaging study. J Athl Train 51: 644–650, 2016.
[33] Taddei U, et al: Effects of a foot strengthening program on foot muscle morphology and running mechanics: A proof–of–concept, single–blind randomized controlled trial. Phys Ther Sport 42: 107–115, 2020.

扫码看配套视频

配套视频

深入讲解书中内容

先扫这个码

0001LJV4TKBJFN2

扫码授权▲（仅限2人认证）

<注意点>

· 在移动设备未购买流量固定费用服务的情况下，可能会产生高额流量费用，请注意。

· 本视频可能会在无通知的情况下出现变更、修正，还可能下架，请知悉。

· 由于是随书附赠的视频，本视频不属于用户服务的适用对象，请知悉。